SpringerWienNewYork

Christian Sommer

Operationstechniken in der Fußchirurgie

Eine praktische OP-Anleitung

SpringerWienNewYork

Dr. med. Christian Sommer
Dr. Sommer FussClinic, Luzern und Zürich, Schweiz
www.fussclinic.ch

Springer WienNewYork ist ein Unternehmen von
Springer Science+Business Media
springer.at

Umschlagbild: Dr. med. Marketa Sommer, Luzern, Schweiz

Gedruckt auf säurefreiem, chlorfrei gebleichtem Papier

Mit 314 Farbabbildungen
SPIN: 12685929

Bibliografische Information der Deutschen Nationalbibliothek
Die Deutsche Nationalbibliothek verzeichnet diese Publikation in der Deutschen Nationalbibliografie, detaillierte bibliografische Daten sind im Internet über <http://dnb.d-nb.de> abrufbar.

ISBN 978-3-211-99422-1 SpringerWienNewYork

VORWORT

Die Fußchirurgie hat in der Orthopädie über Jahre wohl zu Unrecht ein Schattendasein gefristet, bedenkt man die Komplexität dieses Stütz- und Bewegungsorgans. Neuere Statistiken belegen, dass fast die Hälfte der Patienten den Orthopäden wegen Fußproblemen aufsuchen. Zum einen sind es die häufig als harmlos verkannten Vorfußprobleme, namentlich Fehlstellungen der Zehen und Fehl- und Überbelastungen der metatarsalen Köpfchen. Zum andern haben Instabilitätsprobleme, Fehlstellungen und Arthrosen im Bereich von Mittel- und Rückfuß in den letzten Jahren massiv zugenommen. Schäden von Sport und Alltag, namentlich nach Unfällen, zeigen häufig Spätfolgen. Zudem haben neuere Bildverfahren zu markanten Fortschritten in der Diagnostik von Fußproblemen geführt. So ist es heute für den Nicht-Facharzt und selbst den allgemein tätigen Orthopäden kaum noch möglich, dem fortschreitenden Wissen in der Fußchirurgie zu folgen und entsprechend den Patienten zu beraten.

Das vorliegende Werk ist eine ausgezeichnete Orientierungshilfe, diesbezüglich eine Lücke zu schließen. Es ist aus der Praxis für die Praxis entstanden, aus der Hand eines erfahrenen Fußspezialisten. Dr. med. Christian Sommer hat sich nach seiner Weiterbildung zum Orthopäden in den letzten 2 Dekaden intensiv mit dem Fuß und Sprunggelenk beschäftigt. Ein Forschungsaufenthalt am renommierten Biomechaniklabor der Universität Calgary (Leiter Prof. Dr. sc. Benno Nigg) erweiterte sein Grundverständnis in die Anatomie und Biomechanik des Fußes und Sprunggelenkes. Klinische Weiterbildungsstellen an verschiedenen renommierten Institutionen der Schweiz und abschließend auf der Fußchirurgie an der Wilhelm Schulthess-Klinik (Chefarzt: Dr. med. P. Rippstein) komplettierten seine Grundkenntnisse. Heute betreibt der Autor eine private Orthopädische Praxis für Fußchirurgie in Luzern und Zürich.

Mit der vorliegenden Arbeit hat es Dr. Sommer verstanden, das bereits in zweiter Auflage bestehende Buch über die Grundlagen der Fußchirurgie mit einem Werk für angehende Fußchirurgen zu ergänzen und entsprechend der Zielgruppe neu zu gewichten.

Ein Buch kann nie vollständig sein; trotzdem, der Leser findet auf fast alle Fragen, die sich im Alltag stellen, eine Antwort. Damit kann es allen, die sich für den Fuß und das Sprunggelenk interessieren, wärmstens empfohlen werden. Es bleibt dem Autor für seine Dedikation und sein Engagement zu gratulieren.

Liestal, 20. Juli 2011 — Prof. Dr. med. Beat Hintermann

DANKSAGUNG

Meinen Dank aussprechen möchte ich:

Meiner Frau Dr. med. Marketa Sommer für die kritische Bearbeitung des Manuskriptes und die Gestaltung der Grafiken und Fotografien. Ohne ihre Mithilfe wäre dieses Buch nie entstanden.

Herrn Professor Dr. med. Beat Hintermann, Facharzt für Orthopädische Chirurgie und Traumatologie des Bewegungsapparates, der mir anlässlich unseres gemeinsamen Forschungsaufenthaltes in Calgary mit seiner Energie und Schaffenskraft den Weg in die Fußchirurgie aufgezeigt hat.

Herrn Dr. med. Urs Bösch, Facharzt für Plastisch-Rekonstruktive und Ästhetische Chirurgie, Herrn Dr. med. Franz Freuler, Facharzt für Orthopädische Chirurgie und Traumatologie des Bewegungsapparates, Herrn Dr. med. Ulrich Kallenbach, Facharzt für Anästhesie und Herrn Dr. med. Urs Peyer, Facharzt für Allgemeine Chirurgie, für die fachliche Unterstützung.

INHALT

1. Einleitung 1

2. Grundlagen 7

2.1 Allgemeine Operationsrisiken 8
2.2 Anästhesie 17
2.2.1 Allgemeinanästhesie 18
2.2.2 Regionalanästhesie 18
2.2.3 Maßnahmen zur postoperativen Schmerzbekämpfung 23
2.2.4 Komplikationen 23
2.3 Lagerung 30
2.4 Blutleere, Blutsperre und Diathermie 30
2.5 Präparation, Nahttechnik und Narbenpflege 31
2.5.1 Präparation 31
2.5.2 Nahttechnik und Nahtmaterial 33
2.5.3 Narbenpflege und Keloidprophylaxe 36
2.6 Implantate 36
2.7 Postoperative Nachbehandlung 39
2.7.1 Thromboseprophylaxe 39
2.7.2 Verbände 40
2.7.3 Gipse 40
2.7.4 Vorgefertigte Lagerungsschienen, Bandagen und Orthesen 44
2.7.5 Schuhe 45
2.7.6 Hilfsmittel 45
2.7.7 Komplikationen 46

3. Spezieller Teil 49

3.1. Vorfuß 50
3.1.1 Hallux valgus 50
3.1.2 Hallux valgus interphalangeus 70
3.1.3 Hallux rigidus 73
3.1.4 Arthrose Interphalangealgelenk 82
3.1.5 Sesamknöchelchen 86
3.1.6 Unguis incarnatus 89
3.1.7 Kleinzehendeformationen 93
3.1.8 Metatarsalgie 112
3.1.9 Köhler'sche Krankheit 117
3.1.10 Bunionette-Deformität 123

3.2 Fußwurzel 127
3.2.1 Arthrose Lisfranc 127
3.2.2 Os tibiale externum 134
3.3 Rückfuß 138
3.3.1 Arthrose oberes Sprunggelenk 138
3.3.2 Arthrose unteres Sprunggelenk 150
3.3.3 Arthrose Chopart 154
3.3.4 Haglund-Exostose 160
3.4 Komplexe Fehlstellungen 162
3.4.1 Knick-Senkfuß 162
3.4.2 Hohlfuß 170
3.5 Nerven 175
3.5.1 Morton-Neurom 175
3.5.2 Tarsaltunnelsyndrom 179
3.5.3 Baxter-Nerv 182
3.5.4 Nervus peronaeus superficialis 184
3.6 Sehnen 187
3.6.1 Sehne des Musculus peronaeus brevis und longus 187
3.6.2 Sehne des Musculus tibialis anterior 191
3.6.3 Sehne des Musculus tibialis posterior 194
3.6.4 Sehne des Musculus flexor hallucis longus 200
3.6.5 Achillessehne 203
3.7 Bänder 230
3.7.1 Bänder des lateralen oberen Sprunggelenkes 230
3.7.2 Ligamentum deltoideum und Spring Ligament 238

4. Empfohlene Literatur 245

5. Anhang: Der Hallux-Goniometer 247

6. Sachverzeichnis 249

1 EINLEITUNG

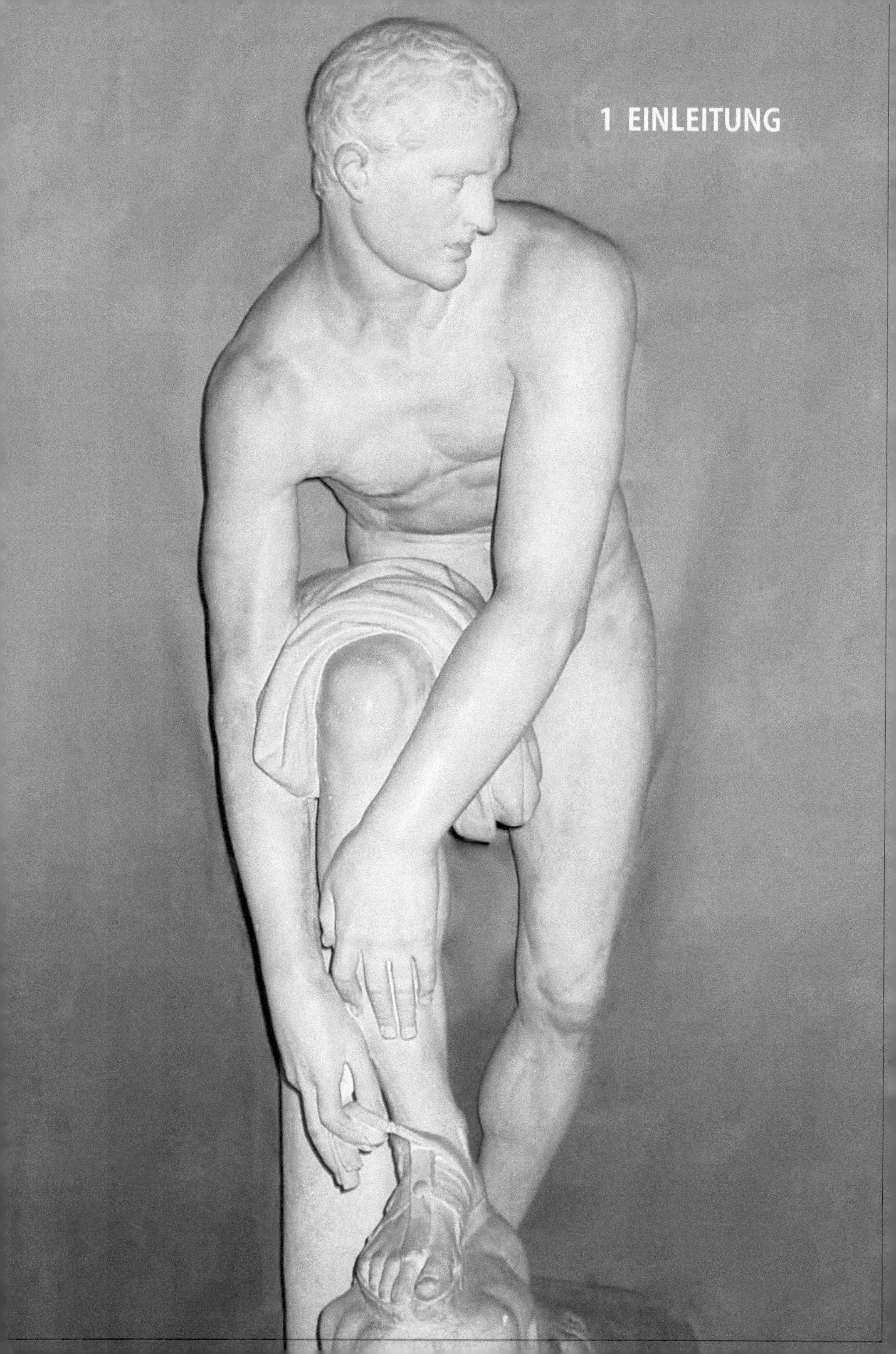

Die Fußchirurgie als Spezialgebiet der Orthopädischen Chirurgie hat sich in den letzten zehn Jahren als Subspezialität etabliert. Im Gegensatz zur Handchirurgie oder der Plastischen- und Wiederherstellungschirurgie bestehen aber kein eigenständiger Facharzttitel und kein standardisiertes Ausbildungscurriculum.
Die Fußchirurgie ist aufgrund der komplexen Anatomie, Biomechanik und Ästhetik eine der anspruchsvollsten Disziplinen innerhalb der Chirurgie am Bewegungsapparat. Das Operationsspektrum erstreckt sich von unterhalb des Kniegelenkes bis zu den Kleinzehen, von der Chirurgie peripherer Nerven über die Sehnen bis hin zur „Knochenarbeit".

Nach der Diagnose und der Operationsindikation stellt sich dem Operateur eine Vielzahl von technischen Lösungsmöglichkeiten. Die Fachliteratur vermittelt aufgrund wissenschaftlich untermauerter Lösungsansätze meist nur schematische Operationsprinzipien, deren praktische Umsetzung im Operationssaal oft schwierig ist.
Das vorliegende Buch versucht diese Lücke zu schließen und schlägt eine Brücke zwischen Theorie und Praxis. Es beschränkt sich bewusst auf die häufigsten Fußeingriffe und begleitet den Leser durch die Operationen, von der präoperativen Phase bis hin zur Nachbehandlung. Dabei sollen weniger die wissenschaftlichen als viel mehr die vielen einzelnen praktischen Schritte im Detail berücksichtigt werden. Denn ihre Summe ist für den Erfolg einer Operation entscheidend.

Die hier beschriebenen Methoden zur Behandlung häufigster Krankheitsbilder werden vom Autor seit Jahren angewendet und permanent weiterentwickelt. Dies erlaubt eine einheitliche Denkweise und Beschreibung der Operationen.
Viele Entscheide und Handlungen in der Medizin und vor allem in der Chirurgie sind geprägt von persönlichen Fähigkeiten, Erfahrungen und Vorlieben des Arztes. Dieses Buch und die hier beschriebenen Abläufe und Techniken erheben keinen Anspruch auf Allgemeingültigkeit und Vollständigkeit. Es kann die praktische Erfahrung mit Erfolg und Misserfolg nicht ersetzen. Es soll Bewährtes darstellen, Neues aufzeigen, zur Diskussion anregen und für die operationstechnischen Herausforderungen am Fuß sensibilisieren.

Zehn Regeln für den Fußchirurgen

Neben den reproduzierbaren chirurgischen Aspekten der Fußchirurgie spielen auch viele „soft factors" eine Rolle. Ein paar Gedanken sind in den nachfolgenden 10 Regeln für die Fußchirurgie festgehalten:

1. **Gesamtheitliche Betrachtung des Fußes**
   Der Fuß dient als Bindeglied zwischen Boden und Körper. Wie die Zahnrädchen eines Chronometers sind die einzelnen Elemente des Bewegungsapparates miteinander verbunden. Fußprobleme haben automatisch eine Auswirkung auf andere Regionen des Bewegungsapparates und umgekehrt. Bei der Diagnostik von Fußproblemen ist mit einem Auge immer an die größeren mechanischen Zusammenhänge zu denken.

2. **Die Anamnese und Klinik sind wichtiger als High Tech-Untersuchungen**
   Das Stellen der wesentlichen Fragen ist die Kunst der Anamnese. Mit zunehmender Berufserfahrung nimmt die Bedeutung von High Tech-Untersuchungen ab. Sie werden dann nicht als Screeningmethode bei unklaren Befunden eingesetzt, sondern bei gezielten Fragestellungen. Zusammen mit der Klinik lässt sich mit der Anamnese meist abgrenzen, ob es sich um eine Pathologie der Füße, Beine oder des Rückens handelt und welche Organsysteme betroffen sind.

3. **Spezielle Untersuchungen mit klarer Fragestellung**
   Heute bietet die Radiologie eine Vielzahl von technisch hochstehenden diagnostischen Hilfsmitteln an. Sie werden entweder zum Ausschluss eine Pathologie, zur genaueren Beurteilung einer Problemzone oder aus forensischen Gründen eingesetzt. Nicht immer entspricht ein auffälliger Befund einer tatsächlich vorhandenen Schmerzzone (falsch positive Befunde). Auf der anderen Seite lassen sich längst nicht alle Pathologien am Fuß mit modernen Diagnostika festhalten (falsch negative Befunde). Je genauer der Radiologe über die Fragestellung im Bild ist, desto genauer wird seine Beurteilung ausfallen.

4. **Nerven nicht vergessen**
   Nerven überziehen den Fuß wie ein Spinnennetz. In der Tiefe passiert eine große Zahl von motorischen und sensiblen Nerven anatomische Engpässe oder kreuzt markante Bindegewebsstrukturen Nervenschmerzen am Fuß sind häufig. Sie werden selten diagnostiziert, weil man sie nicht sieht und bildgebend schlecht darstellen kann. Oft kann auch der Neurologe elektrophysiologisch keine Diagnose erheben. Ruhe- oder Nachtschmerz, die hohe Schmerzintensität und das diffuse Ausbreitungsgebiet der Schmerzen sind oft Hinweise auf eine neurologische Affektion.

5. **Einlagen nur bei klarer Diagnose verordnen**
   Einlagen werden häufig auch ohne klare Diagnose verordnet. Oft aber helfen sie nicht oder werden gar nicht getragen. Sie sind sinnvoll bei flexiblen Rückfußdeformitäten oder wenn eine Druckumverteilung erzielt

werden soll). Eine enge Kommunikation mit dem Orthopädieschuhmacher kann nur empfohlen werden.

6. **Ohne klare Diagnose keine Operation**
   Gerade am Fuß ist die Diagnostik sehr anspruchsvoll. Die Phase zur Erstellung der Diagnose am Fuß kann zeitaufwändig sein und braucht oft viel Geduld vom Patienten und Arzt. Lässt sich kein pathologisches Substrat fassen, lohnt sich eine interdisziplinäre konsiliarische Untersuchung oder die Beurteilung durch einen zweiten Fußspezialisten. Eine gute fachübergreifende Vernetzung (Fußchirurge, Infektiologe, Angiologe, Gefäßchirurg, plastischer Chirurg, Neurologe, Rheumatologe und Rückenspezialist) ist sehr wichtig. Die Operation kann in Angriff genommen werden, wenn die Problematik klar fassbar ist, eine bedeutende Funktionseinschränkung oder Schmerzen bestehen, die konservativen Therapieoptionen ausgeschöpft sind, die Operationsmethode eine hohe Erfolgsrate aufweist, der Operateur mit der Technik vertraut und der Patient motiviert ist.

7. **Geduld bringt Rosen**
   Chirurgen sind es gewohnt zu handeln und Verantwortung zu übernehmen. Sie und auch die Patienten neigen zur Ungeduld. Dies betrifft auch die Rekonvaleszenz nach dem Eingriff. Wichtig ist deshalb eine nicht voreilige Indikationsstellung für die Operation durch innerlichen oder äußerlichen Druck und eine realistische Zeitplanung für die prä-, peri- sowie postoperative Phase.

8. **Realistische Zeitangaben**
   Fußoperationen bedingen keinen langen Spitalaufenthalt, aber meist eine aufwändige Rehabilitation. Die Patienten tendieren dazu, die Eingriffe und die postoperative Rehabilitationszeit zu unterschätzten. Für das Operationsresultat ist die Einhaltung der Rehabilitationsziele wesentlich. Dazu braucht es auch die beruflich-private Planung von Patientenseite. Es lohnt sich, eher überlange Zeitangabe zu machen. Wenn sich der Verlauf dann schneller gestaltet, umso besser für alle Betroffenen.

9. **Engmaschige postoperative Kontrollen**
   Die ersten vier bis acht Wochen nach einem Fußeingriff sind entscheidet für das Operationsresultat. In dieser Zeit stehen die Wundpflege, die Entlastung, die knöcherne Durchbaurate und bei Vorfußeingriffen die Kontrolle der Zehenstellung im Vordergrund. Engmaschige Kontrollen durch den Operateur mit der Möglichkeit von feinen Korrekturen im Prozedere verringern die Komplikationsrate und verbessern das Resultat.

10. Bei Komplikationen doppeltes Engagement
Komplikationen sind selten aber für alle Betroffenen langwierig und belastend. Der Verunsicherung des Patienten muss mit offener und klarer Kommunikation und intensiviertem Engagement begegnet werden. Bei Unklarheiten lohnt es sich, frühzeitig konsiliarische Hilfe einzuholen. Dies schafft Vertrauen beim Patienten und lindert den Druck beim Chirurgen.

2 GRUNDLAGEN

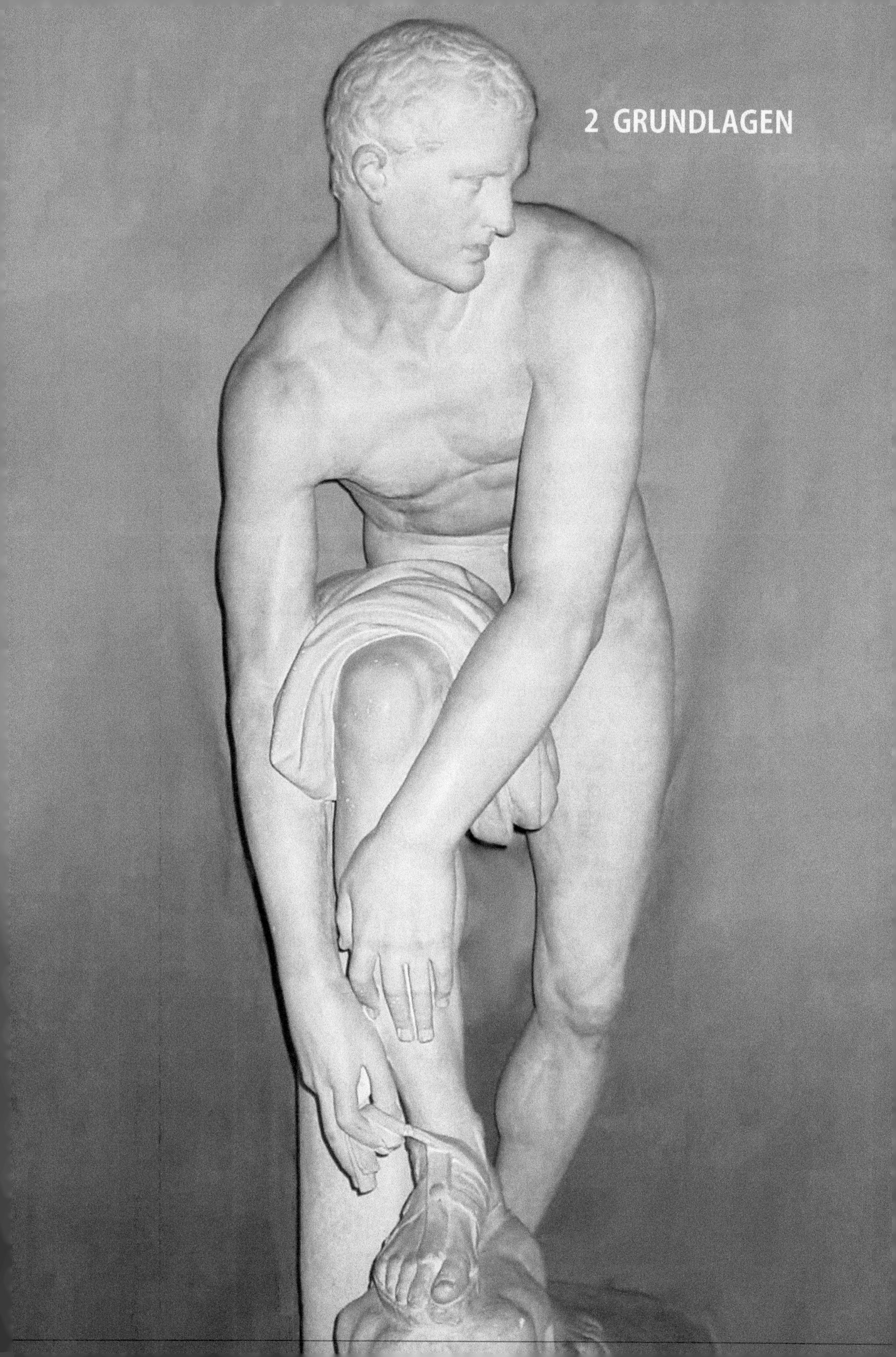

2.1 Allgemeine Operationsrisiken

Die Patientenaufklärung stellt einen äußerst wichtigen Teil einer Operation dar. Sie informiert den Patienten über Sinn, Art, Prognose und Risiken eines Eingriffes und bietet die Basis für das Einverständnis des Patienten dazu. Sie dient neben den juristischen Aspekten dem gegenseitigen Kennen lernen und der Vertrauensförderung.

Juristisch gesehen stellt jeder Eingriff am menschlichen Körper eine Körperverletzung dar und darf nur mit Einwilligung des Patienten vorgenommen werden. Es spielt keine Rolle, ob eine Blutentnahme oder eine große Operation geplant wird. Kann man bei einer fehlenden Weigerung des Patienten von seinem Einverständnis ausgehen, so muss er über Risiken und Gründe des Eingriffes aufgeklärt werden. Jeder Chirurg ist verpflichtet, seine Patienten im Rahmen seiner Behandlung über die Erkrankung, die geplante Diagnostik und die möglichen Therapiemaßnahmen aufzuklären. Bei elektiven Eingriffen müssen die Argumente für und gegen einen Eingriff ausführlicher abgewogen werden als bei notfallmäßigen Eingriffen. Als Faustregel gilt: Je dringender der Eingriff, desto geringere Anforderungen sind an den Umfang der Aufklärung zu stellen; je weniger dringend der Eingriff, desto größere Anforderungen sind an die Aufklärungspflicht zu stellen.

Die ärztliche Aufklärung beinhaltet Informationen über die Erkrankung und deren drohende Gefahren, die vorgesehenen diagnostischen und therapeutischen Methoden und deren Nutzen und Risiken, mögliche alternative Behandlungswege und das für die Gesundheit des Patienten erforderliche Verhalten (prä- und postoperativ).
Es wird zwischen Diagnose-, Behandlungs-, Risiko- und Verlaufsaufklärung unterschieden. Die Behandlungsaufklärung umfasst die Art der konkreten Behandlung (zeitliche Abläufe, Medikation, Injektionen, Operation, postoperative Abläufe) und die Tragweite des Eingriffs (die Folgen). Die Risikoaufklärung beinhaltet die Schädigungsrisiken einer routinemäßig durchgeführten, fehlerfreien medizinischen Behandlung (Eingriffskomplikationen oder sonstige schädliche Nebenfolgen des Eingriffs) sowie das Risiko, das mit dem Unterlassen eines Eingriffs verbunden ist.

Die objektive Beweislast über den Inhalt der Patientenaufklärung liegt beim Arzt. Es liegt daher im Interesse des Arztes, den Inhalt der Aufklärung lückenlos zu dokumentieren und sich dies auch vom Patienten bestätigen zu lassen. Bewährt hat sich neben der schriftlichen Dokumentation in der Krankenakte die Anfertigung einer handschriftlich ergänzten Operationsskizze, welche mit Datum und der Unterschrift des Patienten versehen ist. Die Skizze kann dem

Patienten in Kopie mitgegeben werden. Der Patient besitzt das Recht zur Einsichtnahme in die eigene Krankenakte.

Aufklärungsbestätigung und Vollmachtserklärung für Behandlung
Sie beabsichtigen, sich einer Operation, Infiltration oder Stoßwellenbehandlung zu unterziehen. Es liegt uns sehr daran, Sie vollumfänglich über die Art des Eingriffes, die Nachbehandlung, Erfolgschancen und Risiken zu informieren, damit Sie entscheiden können, ob Sie mit dem Eingriff einverstanden sind. Folgende Diagnosen wurden gestellt, die für den bevorstehenden Eingriff von Bedeutung sind: ....

Es ist folgender ärztlicher Eingriff vorgesehen: ....

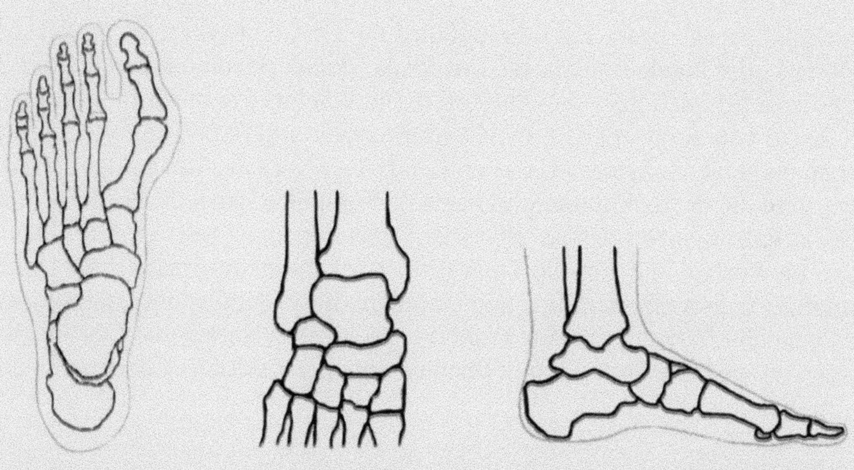

Allgemeine Operationsrisiken: Nachblutungen, Schmerzen, Infektionen, Thrombose/Embolie, Wundheilungsstörung, Narbenbildung, Gefühlsstörung, Gefäß- oder Nervenschädigung, Beweglichkeitseinschränkung operierter Gelenke, Material- oder Medikamentenunverträglichkeit
Spezielle Operationsrisiken: Knochenheilungsstörungen, Über-/Unterkorrekturen, Komplikationen bedingt durch vorbestehende Krankheiten oder Allergien

Bestätigung: Ich wurde über die Erfolgschancen und mögliche Restbeschwerden ausführlich und verständlich informiert. Ich wurde über mögliche alternative (andere) Behandlungsmöglichkeiten informiert. Ich wurde über mögliche Risiken informiert. Ich wurde über Konsequenzen informiert, falls ich den vorgeschlagenen Eingriff nicht machen lassen möchte.

Hiermit bestätige ich die Aufklärung und erteile die Vollmacht zur Durchführung des Eingriffes:

Ort, Datum	Dr. med. Hans Doktor	Muster Max, 01. 01. 1950
....	....	....

2.1.1 Patientenaufklärung

Medizinischen Handlungen an Patienten sind mit Risiken verbunden. Je invasiver die Therapie, desto größer ist die Möglichkeit einer Komplikation. Studien zeigen, dass bei stationären Aufenthalten im Krankenhaus im Schnitt mit bis zu 10% unerwünschten Ereignissen zu rechnen ist. Dies hat in ca. 1% Schäden und in 0,1% Todesfälle zur Folge. Im Zusammenhang mit Operationen am Bewegungsapparat ist mit folgenden Risiken zu rechnen: Narkoserisiko, Wundheilungsstörungen, Infektionen, verzögerte Knochenheilung und Pseudarthrose, Gefäß- und Nervenschädigungen, wiederkehrende Schmerzen, wiederkehrende Fehlstellung, störendes Implantatmaterial.

Narkoserisiko

Das Narkoserisiko bezeichnet die Gefährdung eines Patienten durch Narkose, regionale oder lokale Anästhesie. Das Risiko definiert sich einerseits über die Narkoseart als auch über den Patienten. Die Vollnarkose mit Intubation birgt das Risiko von Zahnschäden, der Fehlintubation und Aspiration. Bei den Regional- und Lokalanästhesien stehen Gefäß- und Nervenschädigungen, Hämatome, vasovagale Reaktionen und kardiale Komplikationen im Vordergrund.
Die Abschätzung des Narkoserisikos ist Sache des Anästhesisten. Der Chirurg sollte im Vorfeld die für die Operation relevanten internistischen Hintergrundinformationen beim Hausarzt einholen. Diese dienen dem Anästhesisten zur Risikoabschätzung und zur Wahl des geeigneten Narkoseverfahrens. Verwendet wird oft die Einteilung in Risikogruppen gemäß der American Society of Anesthesiologists (ASA):

ASA-Klassifikation

I normaler, sonst gesunder Patient
II leichte Allgemeinerkrankung ohne Leistungseinschränkung
III schwere Allgemeinerkrankung mit Leistungseinschränkung
IV schwere Allgemeinerkrankung, die mit oder ohne Operation das Leben des Patienten bedroht
V moribunder Patient

Wundheilungsstörungen

Wundheilungsstörungen treten je nach Literaturangabe in ca. 1% der Fälle nach Operationen auf. Heilt die Kutis und Subkutis nicht nach 10 bis 14 Tagen ab, spricht man von einer verzögerten Wundheilung. Selten sind tiefere Gewebsschichten betroffen. Meist ist eine lokale Durchblutungsstörung, eine zu große äußere mechanische Reizung, eine vermehrte Spannung des Gewebes um die Operationsnarbe oder eine Immunsuppression der Grund für die verzögerte Wundheilung. Bei gesunden Patienten heilen praktisch alle

Wundheilungsstörungen ohne gravierende Folgen spontan ab. Nur selten muss der Heilungsprozess durch chirurgisches Wunddébridement unterstützt werden. In diesen Fällen ist die Wunde oftmals tief und tangiert hypotrophe Gewebstypen wie Sehnen oder Ligamente. Besteht ein Zusammenhang mit liegendem Osteosynthesematerial, muss dieses frühzeitig entfernt werden. Wundheilungsstörungen in Zusammenhang mit Prothesen stellen ein potentiell schwieriges und aufwändig zu behandelndes Problem dar.

Infektionen

Infektionen sind eine glücklicherweise seltene Komplikation in der Orthopädie. Sie entstehen lokal infolge gestörter Hautschranke oder hämatogen.
Der Fuß zeigt nach Operationen als exponiertes Organ an der Körperperipherie eine etwas erhöhte Infektrate. Die Pathogenese der lokalen Infekte ist meist die gleiche wie diejenige von Wundheilungsstörungen, Systemerkrankungen (Diabetes mellitus, Perfusionsstörungen) stehen hierbei im Vordergrund.
Es können folgende Infektionen am Fuß unterscheiden werden: die Cellulitis, der oberflächliche Abszess, der tiefe Abszess, die Low-grade Infektion, die Osteomyelitis, der diabetische Infekt und die Pilzerkrankung.

Die Cellulitis ist die Infektion der Kutis und der Subkutis. Typische Zeichen sind Schmerz, Schwellung und Rötung. Meist tritt sie akut auf und wird durch eine Hautläsion verursacht, wodurch Hautkeime unter die Kutis einwandern. Die Problematik bleibt meist lokal begrenzt. Liegt ein fluktuierender Befund vor, muss an die Möglichkeit eines oberflächlichen Abszesses gedacht werden. Gegen Hautkeime werden normalerweise Antibiotika eingesetzt. Bei großen Abszessen muss eventuell durch Inzision des Abszesses Pus entleert werden. Neben der lokalen Therapie ist bei allen Infekten die temporäre Ruhigstellung des betroffenen Körperteiles wichtig.

Reicht der Infekt tiefer als zur Subkutis, spricht man von einem tiefen Abszess. Oft ist die Faszie durchbrochen und in schweren Fällen auch ein Gelenksraum betroffen. Im Gegensatz zu oberflächlichen Infektionen kommt es oft zu Fieber und verändertem Blutbild. Bei tiefen Abszessen muss möglichst rasch eine tiefe Wundinzision durchgeführt und Gewebsproben für die histologische Untersuchung und die Erstellung eines Antibiogrammes entnommen werden. Es empfiehlt sich, das prä-, peri- sowie postoperative Prozedere mit einem versierten Infektiologen abzusprechen. Insbesondere die Art und Anzahl der intraoperativ zu entnehmenden Proben und die Antibiose vor, während und nach der Operation muss koordiniert werden.

Die Low-grade Infektion ist eine chronisch verlaufende Minimal-Infektion, die z.B. in den Grenzflächen zwischen einer Prothese und dem umgebenden Knochen auftreten kann. Im Gegensatz zur akuten Infektion, die den Körper mit den typischen Anzeichen einer Infektionskrankheit (wie z.B. sehr hohes Fieber) überschwemmen kann, sind bei Low-grade Infektionen nur wenige pathogene Keime vorhanden. Die Serologie kann trotz positivem Szintigraphiebefund negativ sein.

Unter der Osteomyelitis versteht man eine akute oder chronische Knocheninfektion, wobei die chronische Form schwieriger zu erfassen ist. Die Osteomyelitis kann direkt durch Eindringen von Keimen in den Knochen oder hämatogen entstehen. Zur Sicherung der Diagnose kann die Magnetresonanztomografie oder die Dreiphasen-Skelett-Szintigraphie behilflich sein. Der Schweregrad der Infektion wird mitbestimmt durch die Tiefe der betroffenen Gewebsschichten und die Aggressivität der Keime. Die Osteomyelitisbehandlung gestaltet sich oftmals langwierig und invasiv. Je nach Befund wird die Antibiose mit einer chirurgischen Intervention kombiniert, um einen Abszess oder abgestorbenes Gewebe zu entfernen. Bei chronischen Formen muss unter Umständen sogar die Entfernung des infektiös veränderten Knochens in Betracht gezogen werden, um eine weitere Infektausbreitung zu verhindern. Für den Fuß bedeutet dies eine Teilamputation.

Diabetische Infektionen stellen eine schwerwiegende Komplikation dar. Meist finden sich bei Diabetikern Mischkeime. Anaerobe Erreger als Auslöser von Wundbrand sind sehr gefürchtet. Die Schwere von diabetischen Infektionen widerspiegelt sich in der 40mal höheren Amputationshäufigkeit im Vergleich zur Normalbevölkerung. Schwere Infekte mit Beteiligung von tiefen Gewebsschichten und Zerstörung von Gewebsstrukturen können lebensbedrohlich werden. Diabetische Infekte müssen interdisziplinär angegangen werden.

Protheseninfekte (z.B. bei der OSG-Prothese) stellen in Analogie zur Hüft- oder Knieprothetik ein schwieriges und langwierig zu behandelndes Problem dar. Die hämatogene bakterielle Streuung spielt hierbei eine wichtige Rolle. Protheseninfekte sind in der Frühphase via arthroskopische Spülung und Débridement in Kombination mit einer resistenzgerechten Antibiose (Antibiogramm!) behandelbar. Die Antibiotika werden in Absprache mit dem Infektiologen initial meist unter stationären Bedingungen intravenös verabreicht. Je nach klinischem Befund, Laborparameter (C-reaktives Protein) und Erreger kann auf eine länger dauernde perorale Antibiose gewechselt werden. Bei Spätinfekten oder im Falle einer Low-grade Infektion müssen die Prothesenkomponenten entfernt und Gewebeproben für die bakteriologische und histologische Analyse entnommen werden. Die Ruhigstellung der Gelenkslücke erfolgt über einen Platzhalter (Spacer), z.B. mit antibiotikahaltigem handmoduliertem Knochenzement oder einem Fixateur externe. Bei gutem Verlauf von Klinik und Laborparametern wird die Prothese einige Wochen später reimplantiert.

Chirurgische Richtlinien bei der Infektbehandlung

- Zusammenarbeit mit dem Infektiologen, Internisten, Gefäßchirurgen, plastischen Chirurgen
- Chirurgische Revision mit Débridement, Drainage
- Materialentnahme vor der Antibiotikatherapie: Wundabstrich, Sekret, Gewebsprobe, Implantatmaterial
- Antibiose (peroral oder intravenös) primär empirisch, Umstellung auf resistenzgerechte Antibiose gemäß Antibiogramm nach Materialentnahme
- Ruhigstellung/Entlastung der Extremität (dorsale oder ventrale Schiene, bei großflächigen tiefen Infekten auch ein Fixateur externe)
- Vakuumpumpen können je nach Lokalisation und Infektproblematik die Granulation bei Heilung per secundam fördern
- Verlaufsbeurteilung durch BSR-/CRP-Werte

Antibiotikaresistenz

Die Entstehung von Resistenzen wird durch unkontrollierte Antibiotikagabe und durch Orte ständiger Antibiotikaapplikation (Spitäler, Altersheime etc.) begünstigt. Besonders gefährdet sind Intensivstationen.

Der Staphylococcus aureus zählt zu den wichtigsten Erregern nosokomialer Infekte. Er ist sehr widerstandsfähig gegenüber Austrocknung und kann eine Reihe von Resistenzen gegenüber Antibiotika aufweisen. MRSA-Stämme sind gegen alle β-Lactam-Antibiotika (z.B. Penicillin) resistent und zum Teil multiresistent (Tetracycline, Aminoglycoside, Makrolide). Nachdem Vancomycin als das Mittel der Wahl gegen MRSA eingesetzt wurde, sind auch hier Resistenzen aufgetreten. Folgende Bezeichnungen resistenter Stämme sind aktuell bekannt: MRSA (Methicillin-resistenter Staphylococcus aureus), ORSA (Oxacillin-resistent), VISA (Vancomycin-intermediate), VRSA (Vancomycin-resistent).

Die Prävalenz der MRSA-Fälle liegt in Mitteleuropa im Schnitt bei etwa 1–4 % in Akut- und Rehabilitationskliniken. Der Anteil der MRSA-Infekte variiert stark zwischen den Ländern und zeigt in Europa ein Nord- Südgefälle.

MRSA werden mit so genanten Reserveantibiotika behandelt. Nachdem bereits gegen Vancomycin Resistenzen aufgetreten sind, kommen alternativ Tigecyclin und Daptomycin zum Einsatz. MRSA-Patienten sind zu isolieren und das Pflegepersonal muss erhöhte hygienische Schutzmaßnahmen einhalten.

Auch nicht resistente Staphylokokken, etwa der Atemwege, können sich der Wirkung von Antibiotika entziehen. Diese Erreger sind in der Lage, in Körperzellen einzudringen und dort, geschützt vor Antibiotika und dem Immunsystem des Wirtes, ihren Stoffwechsel auf ein Minimum zu reduzieren. Breiten sie sich wieder aus, kommt es zum Rezidiv im Rahmen der chronischen Entzündung.

Verzögerte Knochenheilung und Pseudarthrose

Im Frühstadium einer ausbleibenden Knochenheilung spricht man von einer verzögerten Knochenheilung (delayed union). Bleibt die Konsolidation über den Zeitraum von 6 Monaten aus, spricht man von einer Pseudarthrose. Die Ursachen der Pseudarthrose sind einerseits mechanische Faktoren wie Weichteilinterpositionen, geringe Frakturspaltkompression, Dislokation, zu frühe Mobilisation. Daneben spielen internistische Krankheitsbilder wie systemische Erkrankungen (z.B. Diabetes mellitus), arterielle Verschlusskrankheit, Infektion oder Gewebeverlust eine Rolle. Häufig betroffen sind die langen Röhrenknochen sowie die Metatarsalia. Pseudarthrosen führen zu einer dauerhaften Funktionseinschränkung und zu anhaltenden Schmerzen.

Es werden zwei Formen unterschieden: die hypertrophe, vitale und aktive Pseudarthrose und die atrophe, avitale Pseudarthrose. Die aktive Pseudarthrose ist gut vaskularisiert und zeigt eine hohe Osteoblastenaktivität. Sie kommt in der Regel durch Optimierung der lokalen mechanischen Bedingungen zur Ausheilung. Zur Anwendung kommen entweder eine innere (Osteosythese) oder äußere Ruhigstellung (Schiene, Gips, Stiefel, Fixateur externe). Bei der avitalen Pseudarthrose bleibt die ossäre Konsolidation infolge Hypovaskularität, nekrotischer Fragmente oder Infektion aus. Die Behandlung beinhaltet in jedem Fall die chirurgische Revision mittels Osteosynthese, die Entfernung avitaler und/oder infizierter Knochen kombiniert mit einer großzügigen ossären Anfrischung und Spongiosaplastik. Zusätzlich kann BMP (bone morphogenic protein) zur Anwendung kommen. Bei florider Infektion muss unter Umständen ein zweizeitiges Vorgehen gewählt werden. Dabei wird in einem ersten Schritt der Infekt durch Ruhigstellung (meist Fixateur externe), einem Débridement und hochdosierter Antibiose beseitigt. Bei guter Klinik und Normalisierung des CRP kann in einem zweiten Schritt die eigentliche Pseudarthrosenoperation durchgeführt werden.

Gefäß- und Nervenschädigungen

Die Füße sind als Endglieder von einem Geflecht von Venen und Arterien durchzogen. Neben den Hauptgefäßbündeln existiert eine Vielzahl kleinerer Gefäße, welche die oberflächlichen mit den tiefen Gewebsschichten verbinden. Dank diesen Kommunikanten werden Fußoperationen trotz unvermeidbarer Verletzung kleiner Gefäße gut toleriert. Besondere Vorsicht ist dann geboten, wenn am Fuß zwei sich in ihrer Zirkulation ergänzende Operationsgebiete angegangen werden (z.B. gleichzeitige Operation von dorsal und plantar) oder eine Grunderkrankung mit Minderdurchblutung vorliegt (Diabetes, Arteriosklerose, venöse Insuffizienz). Bei massiver Arteriosklerose der femoralen Gefäße muss unter Umständen auf den Gebrauch einer Oberschenkelblutsperre verzichtet und eine epimalleoläre Blutsperre angelegt werden. Zu empfehlen ist eine präoperative Risikoabschätzung durch den Angiologen.

Weit häufiger als eine unbeabsichtigte iatrogene Gefäßläsion ist die postoperative Hämatombildung bei ungenügender Gefäßkoagulation (meist schmerzhaft aber harmlos) oder infolge Antikoagulantien (potentiell risikobehaftet). Thrombocytenaggregationshemmer wie Acetylsalicylsäure und Clopidogrel (Plavix), Rivaroxaban (Xarelto), Heparine und Cumarine kommen auf internistischer Seite zum Einsatz.
Aus praktischer Sicht können bei sorgfältiger Operationstechnik die meisten Eingriffe unter Heparin, Rivaroxaban und Acetylsalicylsäure (ASS) durchgeführt werden. Ist es jedoch aus internistischer Sicht vertretbar, werden diese Medikamente idealerweise rund eine Woche präoperativ abgesetzt.
Clopidogrel bewirkt eine irrreversible, nicht antagonisierbare Thrombozytenaggregations-Hemmung. Aus diesen Gründen sollte es immer mindestens 7 Tage präoperativ abgesetzt oder durch Heparin/ASS substituiert werden. Liegt der Clopidogrelmedikation eine gravierende Problematik zu Grunde, muss die Operation eventuell in Bereitschaft der Intensivstation geplant werden (Zentrumsklinik). Auch Operationen unter Cumarinen sollten vermieden werden. Auch sie lassen sich gut mit Heparin und/oder ASS substituieren.
Die meisten Hämatome heilen unter Hochlagerung, Ruhigstellung mit einer Schiene und Stockentlastung ohne Folgen ab. Komplikationen reichen von Blasenbildung, Wundheilungsstörung bis zur Wunderöffnung mit/ohne Sekundärinfektion. Das Behandlungsspektrum variiert je nach Problematik von der einfachen Wundpflege über die Hämatomausräumung mit p.s.-Heilung bis hin zur Lappenplastik.

Nerven werden bei sorgfältiger Operationsplanung und Präparationstechnik selten geschädigt. Sie können jedoch infolge einer atypischen anatomischen Lage akzidentell durchtrennt, gequetscht oder durch Halteinstrumente überdehnt werden. Für sensible Nervenäste bedeutet dies Gefühllosigkeit oder Phantomschmerzen im betroffenen Areal, für motorische Aeste Bewegungseinschränkung. Postoperative lokale Schmerzen oder Hypersensibilität können die Folge des Einnähens eines Nervs oder seine Vernarbung im Operationsgebiet sein. Hier kann nur eine Revisionsoperation mit Befreiung des Nerven Abhilfe schaffen.

Wiederkehrende Schmerzen

Wiederkehrende Beschwerden nach Operationen bedeuten, dass entweder die Indikationsstellung unvollständig oder falsch war, die Operation unsachgemäß durchgeführt wurde oder dass sich eine Komplikation ergeben hat. Dementsprechend richtet sich die zu treffende Maßnahme nach der zu Grunde liegenden Problematik.
Auch bei korrekter Indikationsstellung kann ein starker Hauptschmerz die Nebenproblematik überdecken. Diese wird erst nach Beseitigung des Haupt-

schmerzes erkenn- und damit therapierbar. Bei den Nebenschmerzen sind Primär- von Sekundärschmerzen zu unterscheiden. Primärschmerzen sind mit der Hauptdiagnose assoziiert. Sekundäre Nebenschmerzen entstehen als Folge des Hauptschmerzes. Sie entstehen im Rahmen von schmerzbedingter Fehlbelastung. Sind noch keine strukturellen Gewebsveränderungen vorhanden, sind diese Sekundärschmerzen oft konservativen Therapien zugänglich, nachdem der Hauptschmerz beseitigt ist. Treten die wiederkehrenden Schmerzen nach einer längeren schmerzfreien Periode auf, sind sie oftmals durch Implantate bedingt oder stehen in Zusammenhang mit einer neuen Diagnose in unmittelbarer Nachbarschaft des Operationsgebietes. Implantate können sich infolge einer verzögerten Abstoßreaktion lockern oder im Rahmen einer Volumenreduktion des lokalen Gewebes prominent vorstehen und stören.

Wiederkehrende Fehlstellung

Wiederkehrende Fehlstellungen treten auf, wenn die Indikationsstellung unvollständig oder falsch war, die Operation unsachgemäß durchgeführt wurde oder sich eine Komplikation ergeben hat. Nicht immer kann die postoperative Reaktion des Gewebes und der Einfluss der Fußkorrektur auf das Abrollmuster des Patienten prognostiziert werden. Gerade nach größeren Stellungskorrekturen kann deshalb eine Nachkorrektur notwendig werden. Bei wiederkehrenden Fehlstellungen stört neben dem funktionell unbefriedigenden oftmals das optische Resultat. Die Patienten sind verunsichert. Ein gute Analyse der Problematik und offene Kommunikation bei der Lösungsfindung sind deshalb wichtig. Meist muss in diesen Fällen eine Revisionsoperation geplant werden. Bei Unklarheiten lohnt sich das Einholen einer Zweitmeinung.

Materialunverträglichkeit, Allergie

Materialunverträglichkeiten und Metallallergien sind noch nicht gänzlich erforscht. Es bestehen keine allgemeingültigen sicheren Diagnosemethoden. Metallimplantate setzen als Folge von Korrosion Metallionen im Körper frei. Diese können juckende oder schmerzende Hautirritationen bis hin zur Hautfistel, lokale aseptische Gewebsentzündungen, lokale Störungen der Infektabwehr, Wundheilungsstörungen, Reizkallus, Implantatlockerung, Plattenbruch und Pseudarthrose hervorrufen.

Für Implantate werden heute Materialien wie reines Titan, Titanlegierungen (mit Aluminium und Vanadium), Stahl (Nickel und Chrom) oder Chrom-Kobalt (Vallium, heute in Prothesen enthalten) verwendet. Isolierte Metalle sind heute sehr korrosionsfest, da deren Oberfläche durch eine Passivschicht geschützt ist. Wird diese Schicht durch Reibung zerstört, wird der Korrosionsprozess begünstigt.

Die bekannteste Metallunverträglichkeit ist die Nickelallergie. Bei jungen Frauen wird eine Häufigkeit von bis zu 40% beschrieben (Piercing!). Allergien auf Stahl sind relativ selten (ca. 4%). Reines Titan enthält Spuren von Eisen und ist mit Sauerstoff legiert. Titanimplantate enthalten durch den Fabrikationsprozess ca. 0.012–0.34% gebundenes Nickel. Es ist also nicht ganz ausgeschlossen, dass Patienten mit bekannter Nickelallergie eine Unverträglichkeitsreaktion zeigen. Dies gilt v.a. für Schrauben-Platten-Paarungen, welche Reibephänomenen (Fretting) unterliegen. Isoliert liegende Schrauben stellen aus praktischer Erfahrung keine Probleme dar.

Die mechanischen Vorteile müssen gegen das Risiko der Unverträglichkeit abgewogen werden. Stahl besitzt eine ausgezeichnete statische Zug- und Dauerfestigkeit, hat aber eine ausgeprägtere Korrosionstendenz. Titan hat je nach chemischer Zusammensetzung ebenfalls ausgezeichnete Zugkraft und eine hohe Biokompatibilität, ist aber aufgrund seiner geringeren Duktilität (häufigerer iatrogener Materialbruch durch Operateur) heikler. Besteht beim Patienten eine bekannte Allergie auf Elemente der Implantate, ist es generell angezeigt, auf Implantatmaterialien auszuweichen, die für den Patienten allergenfrei sind. Ist dies nicht möglich, sollte die Implantatentfernung nach erfolgter Knochenheilung eingeplant werden.
Neuerdings stehen auch metallfreie bioresorbierbare Implantate aus Polylactat und Polyglycolat zur Verfügung.

2.2 Anästhesie

Die Wahl des Anästhesieverfahrens hängt von verschiedenen Faktoren ab. Neben der geschätzten Operationsdauer, den körperlichen Voraussetzungen des Patienten, der Lagerung und der Dauer des Krankenhausaufenthaltes (ambulant, stationär) spielen auch der Wunsch des Patienten und die Vorliebe des Anästhesisten und des Chirurgen eine Rolle. Bei stationären Eingriffen kann die Art des Narkoseverfahrens in der Regel frei gewählt werden. Bei ambulanten Eingriffen wird zur raschen postoperativen Mobilisation die Technik der Larynxmaske oder eine Form der peripheren Nervenblockade bevorzugt. Letztere kann vom Fußchirurgen selbst durchgeführt werden, wobei das Anästhesieteam für unvorhersehbare Ereignisse in Bereitschaft stehen sollte. Unabhängig von der Art der Anästhesie müssen gerinnungshemmende Medikamente vor einem Eingriff abgesetzt oder substituiert werden. Gemäß der Deutschen Gesellschaft für Anästhesie und Intensivmedizin gelten folgende Richtlinien für das Absetzen des Medikamentes vor der Operation: Unfraktioniertes Heparin vier Std., niedermolekulares Heparin 12 Std. bei niedriger Dosierung bzw. 24 Std. bei therapeutischer Dosierung, Clopidogrel sieben Tage, Ticlopidin zehn Tage. Für die Dosierung von Acetylsalicylsäure bis 100 mg besteht keine Empfehlung, das Medikament abzusetzen.

2.2.1 Allgemeinanästhesie

Die Allgemeinanästhesie beinhaltet die Anästhesie des gesamten Körpers unter Ausschaltung oder Einschränkung des Bewusstseins (pharmakologisch induziertes, reversibles Koma) und die Unterdrückung der Schmerzempfindung. Die Vorstufe der Narkose ist die Sedierung. Während der Sedierung ist der angstbezogene Schmerzanteil ausgeschaltet, der Schmerz wird weniger schlimm empfunden.
In der nächsten Stufe, der Hypnose, geht die Weckbarkeit verloren und das Schmerzempfinden ist unterdrückt, die Schmerzabwehr ist noch vorhanden. Für die Zeit des Bewusstseinsverlustes besteht in der Regel eine komplette Amnesie. Erst bei der Narkose sind auch die Schmerzreflexe und die Schutzreflexe zur Freihaltung der Atemwege aufgehoben. Folgende Narkoseklassen werden unterschieden: Inhalationsnarkose, i.v.-Anästhesie und balancierte Anästhesie. Die Atemwege können mit folgenden Mitteln freigehalten werden: endotracheale Intubation, Gesichtsmaske, Larynxmaske, Larynxtubus und Combitubus. Ultrakurz wirksame Substanzen wie Propofol in Kombination mit Remifentanil lassen die Allgemeinanästhesie gut steuern und ermöglichen eine kurze Aufwachzeit des Patienten. Dadurch sind sie auch für ambulante Operationen geeignet.
Da die Allgemeinanästhesie eine gute Alternative zu einer inkomplett wirkenden oder anderweitig komplizierten Regionalanästhesie darstellt, ist der Patient auch bei einem geplanten regionalen Verfahren so vorzubereiten, dass ein Wechsel auf die Narkose unter sicheren Umständen möglich ist. Diese Vorbereitung beinhaltet auch die präoperative Nüchternheit 6 Stunden vor der Operation (Risiko der Aspiration von Mageninhalt). Klare Flüssigkeiten sind bis 2 Stunden vor der Operation erlaubt. Eine exzessiv lange präoperative Nüchternheit ist aber ebenso zu vermeiden. Sie erhöht die Sekretion von Magensaft, senkt damit den intragastralen pH-Wert und erhöht die Schwere einer möglichen Aspiration.
Idealerweise wird die Allgemeinanästhesie mit einem postoperativen Fußblock kombiniert.

2.2.2 Regionalanästhesie

Bei der Regionalanästhesie wird nur das Operationsgebiet unempfindlich gemacht. Sie verlangt im Gegensatz zur Allgemeinanästhesie ein gewisses Maß an Kooperation von Seiten des Patienten. Durch den Einsatz der Regionalanästhesie als alleiniges Anästhesieverfahren umgeht man die Risiken und Nebenwirkungen, die bei der Allgemeinanästhesie mit dem Ausfall der Schutzreflexe und der Beatmung assoziiert sind. Dies ist bei aspirationsgefährdeten Patienten (z.B. Adipositas, Magenentleerungsstörungen, Refluxkrankheiten, Schwangere) und bei Patienten mit Atemwegsproblemen (z.B. obstruktive Lungenerkrankungen, schwierige Anatomie der Atemwege, vorbestehende

Stimmbandlähmung) von Vorteil. Die Analgesie hält in der Regel weit über die reine Operationszeit hinaus an, ohne dass potente Analgetika verabreicht werden müssen. Bei ängstlichen Patienten oder langer Operationsdauer kann eine zusätzliche Sedierung angeboten werden.
Die Regionalanästhesie eignet sich nicht bei Infekten im Gebiet um die Einstichstelle und ist ungünstig bei Eingriffen in Bauchlage (erschwerte Notfallversorgung). Die Regionalanästhesie kann mit der Narkose kombiniert werden (Kombinationsanästhesie). Es werden rückenmarksnahe, periphere und intravenöse Verfahren unterschieden.

Rückenmarksnahe Regionalanästhesie

Spinalanästhesie

Mit der Spinalanästhesie wird im Lumbalbereich eine feine Kanüle in den Subarachnoidalraum eingeführt und ein Lokalanästhetikum gespritzt. Dadurch kommt es zu einer temporären Blockade des sympathischen Nervensystems, der Sensibilität und der Motorik der unteren Extremität. Man unterscheidet je nach Ausbreitung des Lokalanästhetikums zwischen tiefer, mittelhoher und hoher Spinalanästhesie. Die Wirkung kann durch die Barizität beeinflusst werden: Das hyperbare (durch Glucosezusatz höhere Dichte als der Liquor) Lokalanästhetikum sinkt der Gravitation folgend nach kaudal. Durch Lagerung kann die Ausbreitung der hyperbaren Lösung gesteuert werden. Kompression des Liquorraumes (Adipositas, Aszites, Schwangerschaft) beeinflusst diesen Vorgang.
Mit der Kanüle werden die Ligamente zwischen den Dornfortsätzen und die Dura mater perforiert und der Subarachnoidalraum punktiert. Hier wirkt das Lokalanästhetikum auf die Vorder- und Hinterwurzeln der Spinalnerven. Durch die Verteilung des Lokalanästhetikums werden alle Nervenfasern unterhalb der Punktionsstelle betäubt. Die Injektion findet auf Höhe der Cauda equina und damit ohne Verletzung des Rückenmarks statt (L3/L4, L4/L5). Die Spinalanästhesie ist technisch einfach durchzuführen, hat einen raschen Wirkungseintritt und gelingt dem Erfahrenen fast immer.
Absolute Kontraindikationen sind: Medikamentenunverträglichkeit, Infektionskrankheiten mit Bakteriämie, lokaler Infekt, erhöhter Liquordruck, erhöhte Blutungsneigung oder Gerinnungsstörung, Hypovolämie. Relative Kontraindikationen sind: chronische Rückenschmerzen, M. Bechterew, Antibiose bei systemischem Infekt, Aortenstenose, Herzklappenvitien, pulmonale Hypertonie.

Periduralanästhesie

Bei der periduralen Anästhesie werden Spinalnerven selektiv entsprechend der korrespondierenden Dermatome betäubt. Dabei wird die Dura mater nicht perforiert. Das Lokalanästhetikum wird über einen Katheter im periduralen Raum platziert. Die Lokalisation des Periduralkatheters bestimmt somit die

anästhesierte Zielregion. Die Periduralanästhesie ist technisch komplizierter durchzuführen als die Spinalanästhesie, hat einen langsameren Wirkungseintritt und resultiert nicht selten in einer unvollständigen Anästhesie von sakralen Segmenten. Der Vorteil der Periduralanästhesie gegenüber der Spinalanästhesie liegt in der Verweildauer des Katheters. Damit kann bei sehr langen Eingriffen oder falls nötig auch einige Tage postoperativ durch Nachspritzen des Lokalanästhetikums wirkungsvoll analgesiert werden.
Es gelten die gleichen Indikationen, Nebenwirkungen und Kontraindikationen wie bei der Spinalanästhesie.

Periphere Regionalanästhesie

Unter den peripheren Regionalanästhesien versteht man die Leitungsanästhesien. Dabei kann eine proximale Form (selektive Nervenblockade oberhalb des Kniegelenkes) von der distalen Form, dem eigentlichen Fußblock, unterscheiden werden. Der Fußblock nimmt in der Fußchirurgie einen wichtigen Stellenwert ein, weshalb ihm ein separates Kapitel gewidmet wird.
Die proximale Form der peripheren Regionalanästhesie eignet sich, wenn für die Operation eine Oberschenkelblutsperre angelegt werden muss und die Spinalanästhesie oder die Periduralanästhesie nicht angewendet werden können bzw. wenn postoperativ ein Katheter belassen werden muss. Hierfür muss der Plexus lumbalis als auch der Plexus sacralis blockiert werden. Typischerweise wird die inguinale Blockade des Nervus femoralis (3-in-1 Block) mit einer Blockade des Nervus ischiadicus kombiniert. Die Blöcke werden unter einer Nervenstimulation angelegt. Dies ist für den Patienten etwas unangenehm und zeitaufwändig. Das Verfahren kommt deshalb in der Fußchirurgie nur selten zum Einsatz.

Fußblock

Der Fußblock ist in den Händen des Geübten schnell und sicher. Eine Nervenstimulation ist nicht notwendig. Für einen kompletten Fußblock müssen insgesamt fünf Nerven blockiert werden; vier stammen aus dem Plexus sacralis (N. suralis, N. tibialis, N. peronaeus superficialis und N. peronaeus profundus) und einer aus dem Plexus lumbalis (N. saphenus). Außer dem N. tibialis und dem N. peronaeus profundus lassen sich alle Nerven mit subkutan gespritzten Anästhetika-Depots anästhesieren. Fußblöcke lassen sich hervorragend mit anderen Anästhesieverfahren kombinieren.

Blockade des Nervus suralis

Der Nervus suralis verläuft an der Wade auf der lateralen Faszie der Gastrocnemiusaponeurose. Er mündet hinter dem Malleolus lateralis und dem Calcaneus auf der Fascia superficialis und direkt neben der Vena saphena

parva in die Fußregion. Er versorgt die laterale Fußkante und die Außenseite der Kleinzehe sensibel. Zur Infiltration verwenden wir eine lange gelbe Kanüle, welche wir rechtwinklig abbiegen. So kann der oberflächlich gelegene Nerv parallel zum Nervenverlauf über eine längere Strecke infiltriert werden.
Lokalanästhetikum: 5 ml 1% Lidocain oder 5 ml 0.5% Bupivacain
Injektion subkutan zwischen Malleolus lateralis und Achillessehne (Abb. 6, 11, 12: E).

Blockade des Nervus saphenus

Der Nervus saphenus verläuft vor dem Malleolus medialis auf der Fascia superficialis direkt neben der Vena saphena magna. Er versorgt die mediale Fußkante bis zum metatarso-phalangealen Gelenk sensibel. Zur Infiltration verwenden wir eine lange gelbe Kanüle, welche wir rechtwinklig abbiegen. So kann der oberflächlich gelegene Nerv parallel zum Nervenverlauf über eine längere Strecke infiltriert werden.
Lokalanästhetikum: 5 ml 1% Lidocain oder 5 ml 0.5% Bupivacain
Injektion subkutan 1 cm oberhalb des Malleolus medialis um die V. saphena magna herum (Abb. 5, 9, 10: C).

Blockade des Nervus peronaeus superficialis

Der Nervus peronaeus superficialis tritt im unteren Drittel des lateralen Unterschenkels ca. 12 cm oberhalb des Malleolus lateralis durch die oberflächliche Unterschenkelfaszie. Palpatorisch lässt sich der Durchtrittsort im Sinne einer kleinen Delle palpieren. Seine Äste versorgen die Hautbezirke des Fußrückens. Er kann am Durchtrittsort der Faszie oder weiter distal durch die Platzierung einer breitflächigen subkutanen Quaddel anästhesiert werden. So werden auch die Seitenäste des Nervs sicher getroffen. Zur Infiltration verwenden wir eine lange gelbe Kanüle, welche wir rechtwinklig abbiegen. So kann der oberflächlich gelegene Nerv parallel zum Nervenverlauf über eine längere Strecke infiltriert werden.
Lokalanästhetikum: 5–10 ml 1% Lidocain oder 5 ml 0.5% Bupivacain.
Injektion: subkutan 5cm oberhalb des Malleolus lateralis oder am Faszien-durchtritt (Abb. 5, 9, 12: A).

Blockade des Nervus peronaeus profundus

Der Nervus peronaeus profundus verläuft vor dem oberen Sprunggelenk mit der A. tibialis anterior unter dem Retinaculum extensorum zum Fußrücken. Er versorgt die tiefen Gewebe am ventralen Rückfuß und Fußrücken sowie die Haut zwischen Dig I und Dig II sensibel. Der Nerv kann auf Höhe des oberen Sprunggelenkes infiltriert werden. Somit werden auch die kleinen distalen Abgangsäste mitbetäubt und die epimalleoläre Blutsperre wird etwas besser toleriert. Die subkutane Infiltration auf Höhe der Lisfranc'schen Gelenke I und

II eignet sich vor allem bei Operationen in der Hautfalte zwischen der Basis Dig. I und II.
Für die Injektion am ventralen oberen Sprunggelenk verwenden wir eine gerade gelbe Kanüle. Über dem Fußrücken reicht eine kleine schwarze Kanüle. Diese kann auch gebogen werden.
Lokalanästhetikum: 3-5 ml 1% Lidocain oder 0.25% Bupivacain. Für eine zusätzliche postoperative Analgesie wird eine höhere Konzentration (2% Lidocain oder 0.5% Bupivacain) verwendet.
Injektion: Tiefe Injektion auf Höhe des oberen Sprunggelenkes von ventral durch die Faszie lateral der Sehne des M. extensor hallucis longus und der A. dorsalis pedis unter Aspirationskontrolle direkt auf den Knochen (Abb. 5, 9: B).

Blockade des Nervus tibialis

Der N. tibialis verläuft auf der hinteren Fläche der Tibia hinter der A. tibialis posterior und medial der Achillessehne, um den Innenknöchel, unter dem Retinaculum flexorum. Unterhalb des Knöchels teilt er sich in den N. plantaris medialis und lateralis. Diese Aufzweigung liegt unmittelbar vor dem Ort, wo die Nerven die Faszie des M. abductor hallucis unterwandern. Der Nerv versorgt mit seinen Ästen die Haut der Fußsohle, die tiefen Gewebe und die Zehen plantarseitig (Nervi digitales plantares) sensibel.
Zur Infiltration wird eine lange gelbe Kanüle verwendet.
Lokalanästhetikum: 5 bis 10 ml 1% Lidocain oder 5 bis 10 ml 0.5% Bupivacain.
Injektion: in Rückenlage mit gestrecktem Knie und außenrotiertem, in 90° gespanntem Fuß hinter dem Malleolus medialis entweder im Bereich des Tarsaltunnels oder weiter proximal epimalleolär im Bereich der Sehne des M. flexor hallucis longus. Die Kanüle wird hier unter Aspirationskontrolle bis auf den Knochen geführt und dann um ca. 1 cm zurückgezogen, um das Anästhetikum breitflächig zu verteilen (Abb. 6, 10, 11: D).

Blockade der Nervi digitales

Jede Zehe wird von insgesamt vier sensiblen Nervenästen versorgt (zwei plantar, zwei dorsal). Bei der Technik nach Oberst werden die Zehen an deren Basis infiltriert. Idealerweise erfolgt die Infiltration durch einen Stich medial und einen Stich lateral der Zehenbasis in der Weichteilfalte. So können ipsilateral der oberflächliche und der tiefe Nervenast infiltriert werden.
Zur Infiltration wird eine lange gelbe Kanüle verwendet.
Lokalanästhetikum: 4 ml 1% Lidocain oder 5 ml 0.5% Bupivacain ohne Adrenalin-Zugabe!
Injektion: an der Zehenbasis je medial und lateral, wo ein subkutanes Depot von 0.5ml gesetzt wird. Die Kanüle wird tiefer bis zur Planta pedis vorgestoßen, wo eine zweite Quaddel injiziert wird. Beim Zurückziehen der Kanüle wird nochmals wenig Anästhetikum gespritzt (Abb. 7, 13: F).

Mortoninfiltration

Die sensiblen Plantarnervenäste verlaufen zwischen den Mittelfußknochen und verzweigen sich auf der Höhe der Mittelfußköpfchen. Ein Nervenast versorgt plantar eine Hälfte einer Kleinzehe sensibel.
Zur Infiltration wird eine lange gelbe Kanüle verwendet.
Lokalanästhetikum: 4 ml 1% Lidocain oder 5 ml 0.5% Bupivacain ohne Adrenalin-Zugabe.
Injektion: Die Metatarsaleköpfchen II/III oder III/IV werden palpiert und der Ort der Injektion am Dorsum pedis retrokapital zwischen den Köpfchen angezeichnet. Die Kanüle wird von dorsal nach plantar bis zur Planta pedis vorgestoßen, bis die Spitze der Kanüle palpiert werden kann. Die Kanüle wird ca. 5 mm zurückgezogen und das Anaesthetikum injiziert (Abb. 8, 14, 15, 16:G).

2.2.3 Maßnahmen zur postoperativen Schmerzbekämpfung

Die beste Maßnahme zur postoperativen Analgesie ist neben dem Fußblock die schonende Operationstechnik (Vermeiden von Hämatomen und Schwellungen) und die temporäre Ruhigstellung des Fußes. Bei stationären Eingriffen verordnen wir Bettruhe bis am Morgen des folgenden Tages.
Der Fuß wird dabei durch eine dorsale Schiene oder eine Orthese ruhig gestellt. Bei Vorfußeingriffen haben wir gute Erfahrungen mit einer Unterschenkelorthese gemacht. Diese agiert als Abrollhilfe mit Sohlenversteifung und umfasst auch die Wade. Dadurch sind die extrinsischen Fußmuskeln mit ruhiggestellt was ein Balancieren auf den üblichen Entlastungsschuhen verhindert und so einen wichtigen Beitrag zur postoperativen Schmerzbekämpfung darstellt.

2.2.4 Komplikationen

Narkosekomplikationen sind selten. Die Mortalität liegt bei ca. 5 von 100.000 durchgeführten Narkosen. Schwerwiegende Komplikationen sind Fehlintubation, Aspiration, Verschluss der Atemwege mit anschließender Unmöglichkeit der Ventilation und konsekutiver Hypoxie. Diese Fälle sind selten und können durch eine geeignete präoperative Vorbereitung (Erkennung von Risikopatienten, Präoxygenierung, Etablierung eines Algorithmus bei schwierigem Atemweg) vermieden werden. Weniger schwerwiegende Komplikationen sind die intubationsbedingte Heiserkeit, Stimmband- und Zahnschäden (Meldepflicht an Versicherung!), Schluckbeschwerden und Halsschmerzen, Übelkeit und Erbrechen.
Die für die Allgemeinanästhesie verwendeten Medikamente haben spezifische Risiken. Fast alle können zu relevanten hämodynamischen Beeinträchtigungen führen. Opiate und inhalative Anästhetika können zu postoperativer Übelkeit und Erbrechen führen. Allergische Reaktionen auf Anästhetika sind selten. Volatile Inhalationsanästhetika und depolarisierende Muskelrelaxantien

sind prädisponierende Faktoren für die maligne Hyperthermie und sollten nicht verwendet werden.

Das gravierendste Risiko von rückenmarksnahen Regionalanästhesie-Verfahren besteht in bleibenden Nervenschäden bis hin zur Querschnittslähmung. Diese Komplikationen sind glücklicherweise sehr selten. Störungen der Blutgerinnung können zu einem Hämatom, eine Verschleppung von Hautkeimen und im schlechtesten Fall zu einem Abszess im Spinalkanal führen. In diesen Fällen muss zur notfallmäßigen operativen Dekompression ein Neurochirurge zugezogen werden.
Weniger gravierende und häufigere Nebenwirkungen bei Spinalanästhesie und Periduralanästhesie sind Kopfschmerzen. Die Häufigkeit und das Ausmaß der Kopfschmerzen stehen in Zusammenhang mit der Kanülendicke. Ausgeprägte Formen resultieren meist aus einer Periduralanästhesie, wenn versehentlich die Dura mit dem dicken Katheter perforiert wird. Gelegentlich muss wegen einem postoperativen Harnverhalten die Blase katheterisiert werden. Weitere Komplikationen sind die arterielle Hypotension und die totale Spinalanästhesie mit intrakranielle Ausbreitung des Lokalanästhetikums. Im letzteren Fall wurde der Patient im Rahmen einer Spinalanästhesie unter Verwendung von hyperbarer Substanz falsch gelagert oder der Katheter liegt bei einer Periduralanästhesie unbemerkt spinal. Bei der Periduralanästhesie wird eine viel größere Medikamentendosis als bei der Spinalanästhesie gespritzt.
Bei der Spinalanästhesie sind folgende mögliche Nebenwirkungen zu erwähnen: Kreislaufschwankungen, Übelkeit, Rückenschmerzen, postpunktionelle Kopfschmerzen und Harnverhalten. Hämatome, Infekte oder Nervenschädigungen sind selten.

Bei der peripheren Regionalanästhesie kann die intraneurale Injektion trotz geringer Menge zur Nervenschädigung führen. Beim Auslösen von Parästhesien sollte deshalb die Kanüle neu gesetzt werden. Nach versehentlicher arterieller Punktion kommt es in erster Linie zur Hämatombildung mit Strömungsabfall in der Arterie. Dies kann bei Patienten mit peripherer arterieller Verschlusskrankheit zur Minderdurchblutung führen.

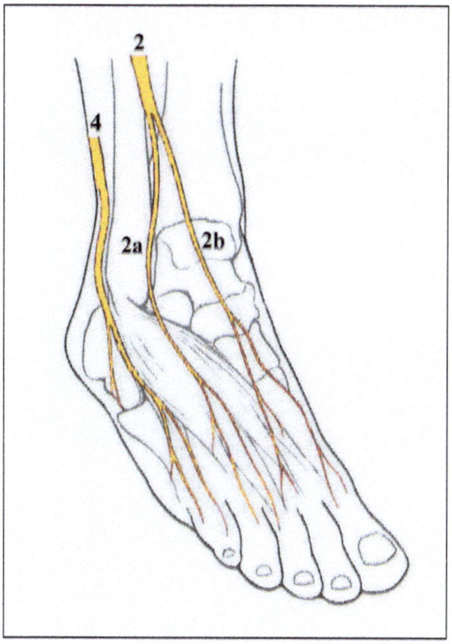

Abb. 1. **Innervation des Fußes lateral**

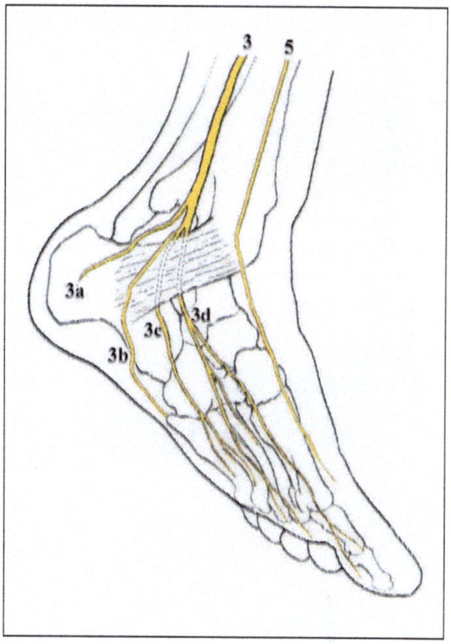

Abb. 2. **Innervation des Fußes medial**

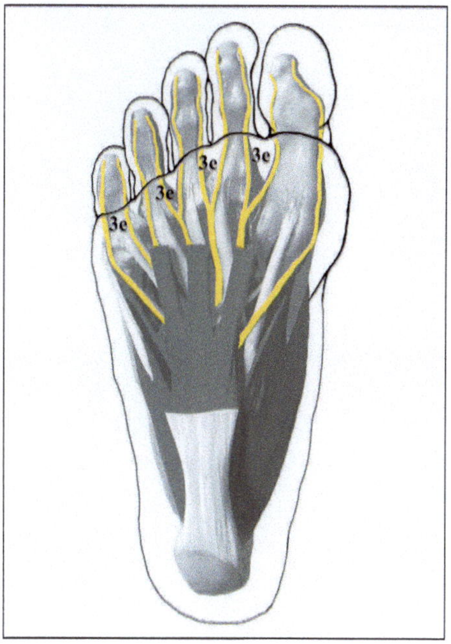

Abb. 3. **Innervation des Fußes plantar**

Legende:

2. N. peronaeus superficialis
2a. N. catuaneus dorsalis intermedius
2b. N. cataneus dorsalis medialis
3. N. tibialis
3a. Ramus calcanearis
3b. N. abductor digiti quinti (Baxter)
3c. N. plantaris lateralis
3d. N. plantaris medialis
3e. Nn. digitales plantares communes et proprii
4. N. suralis
5. N. saphenus

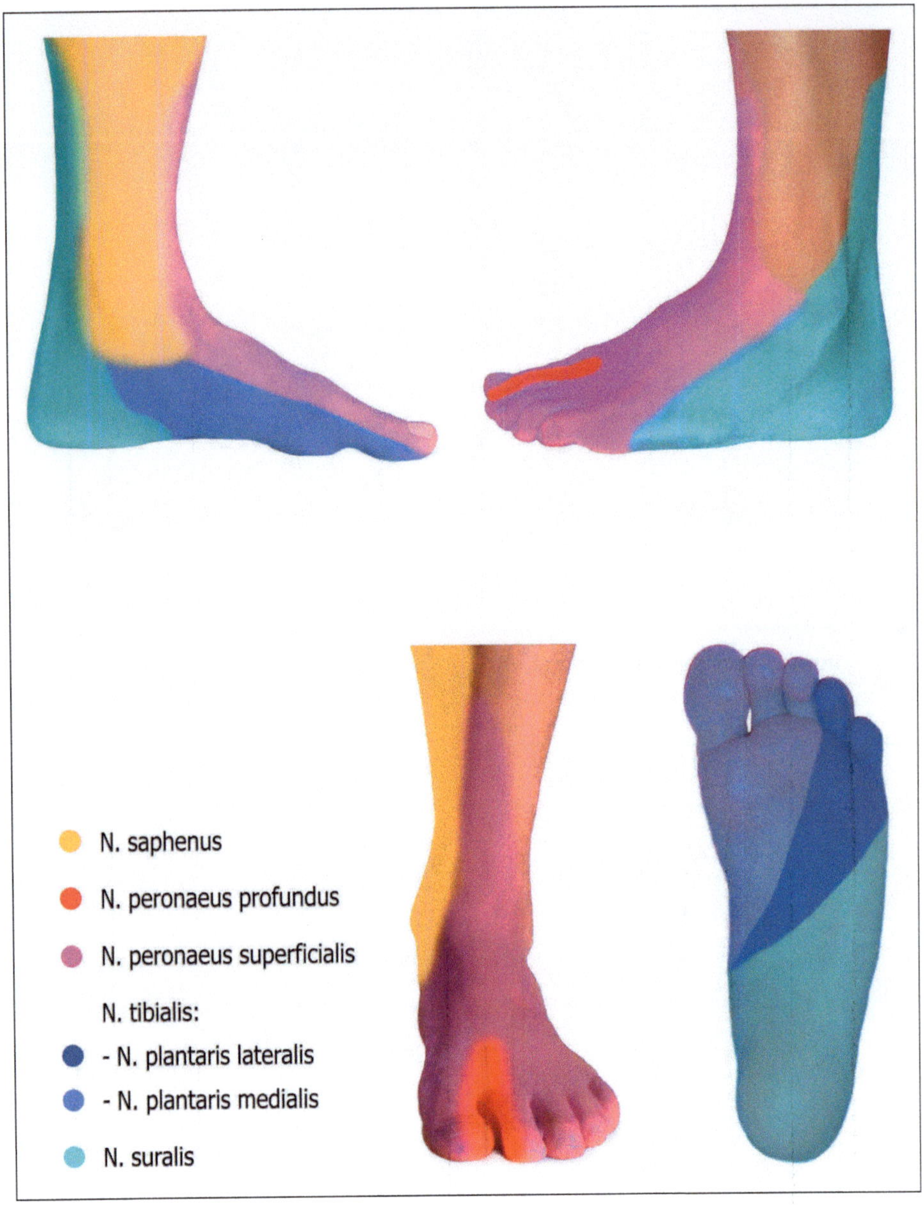

Abb. 4. Versorgungsgebiete der Hautnerven

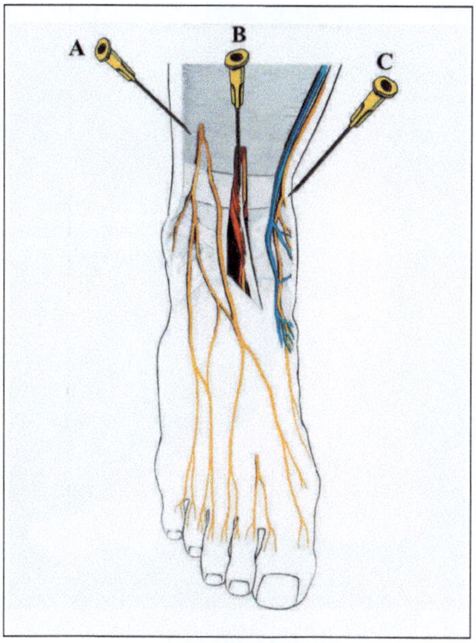

Abb. 5. vorderer Fußblock
A) N. peronaeus superficialis
B) N. peronaeus profundus
C) N. saphenus

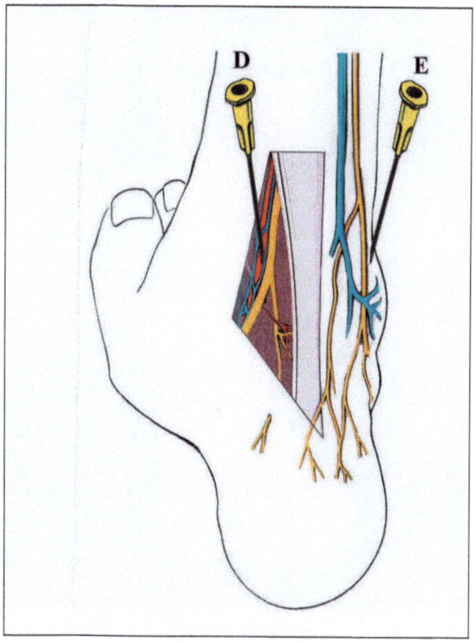

Abb. 6. medialer Fußblock
D) N. tibialis
E) N. suralis

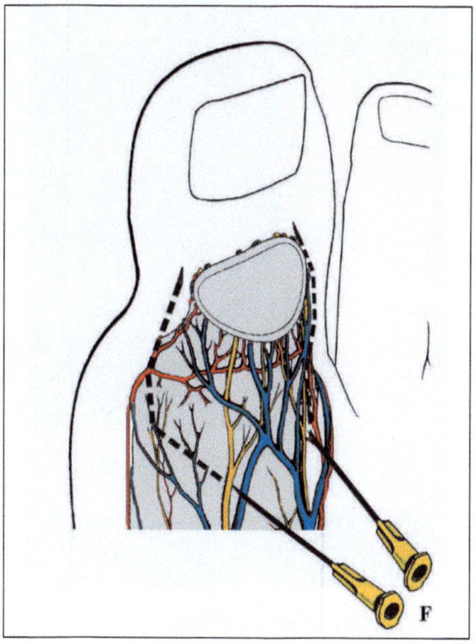

Abb. 7. Leitungsblock modif. nach Oberst F

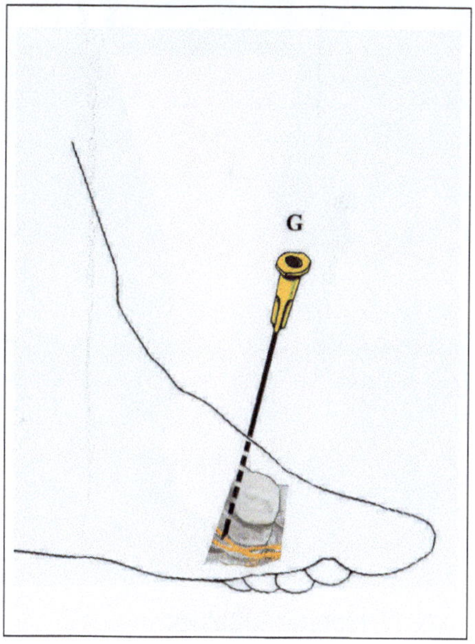

Abb. 8. Mortoninfiltration G

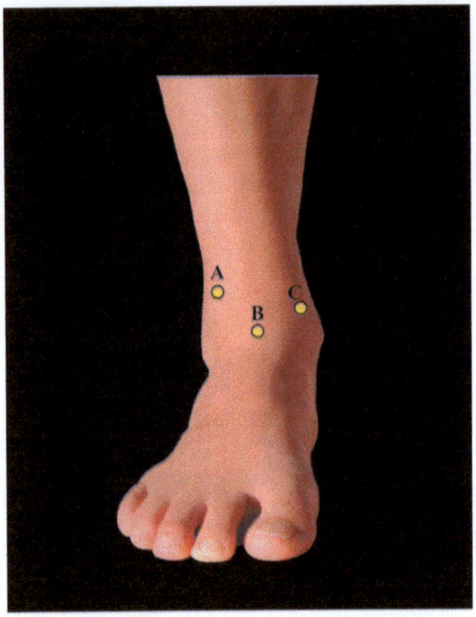

Abb. 9. vorderer Fußblock
A) N. peronaeus superficialis
B) N. peronaeus profundus
C) N. saphenus

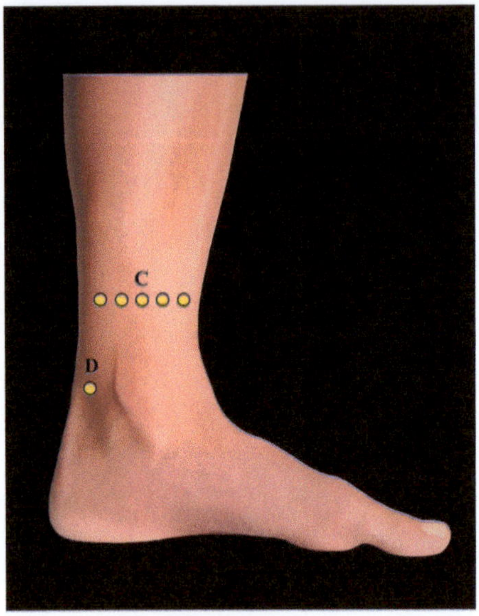

Abb. 10. medialer Fußblock
C) N. saphenus
E) N. tibialis

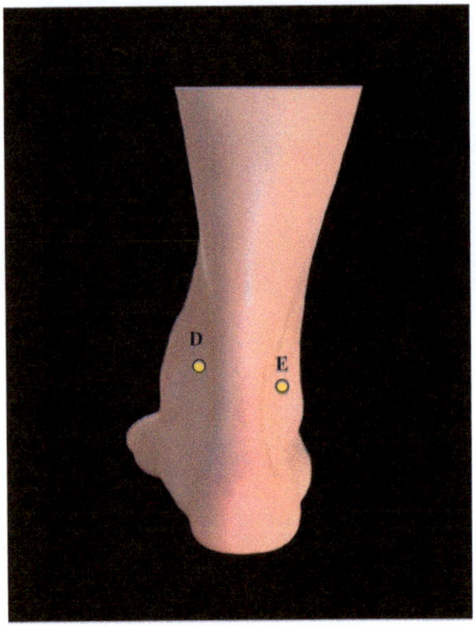

Abb. 11. hinterer Fußblock
D) N. tibialis
E) N. suralis

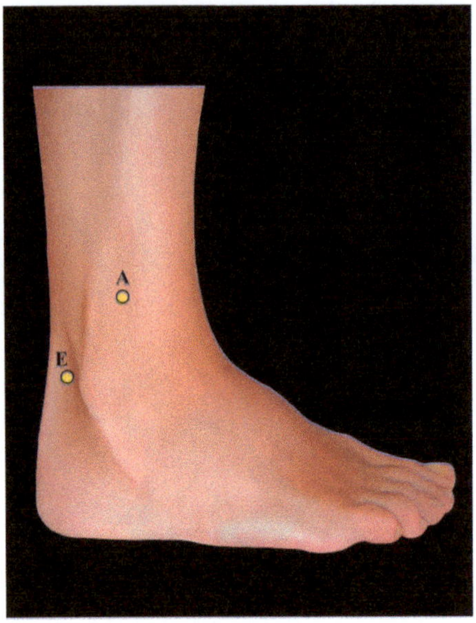

Abb. 12. lateraler Fußblock
A) N. peronaeus superficialis
E) N. suralis

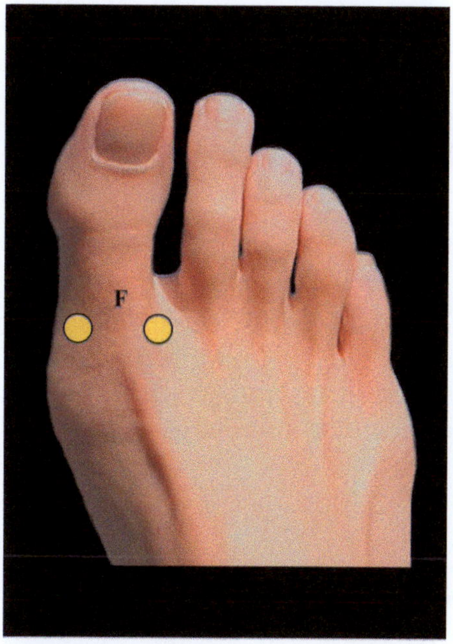

Abb. 13. Leitungsblock modif. nach Oberst F

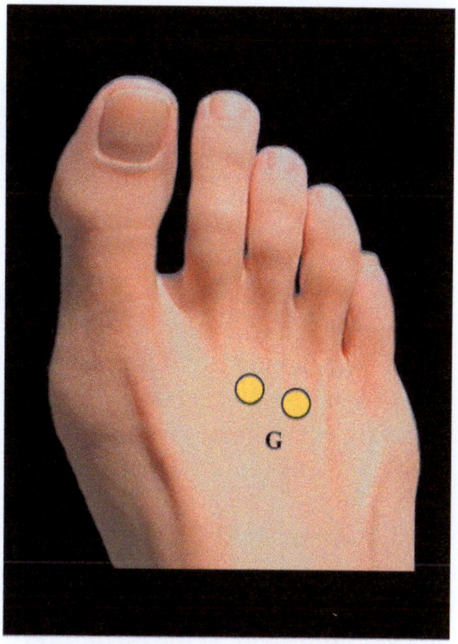

Abb. 14. Einstichstellen Infiltration Morton II/III und III/IV G

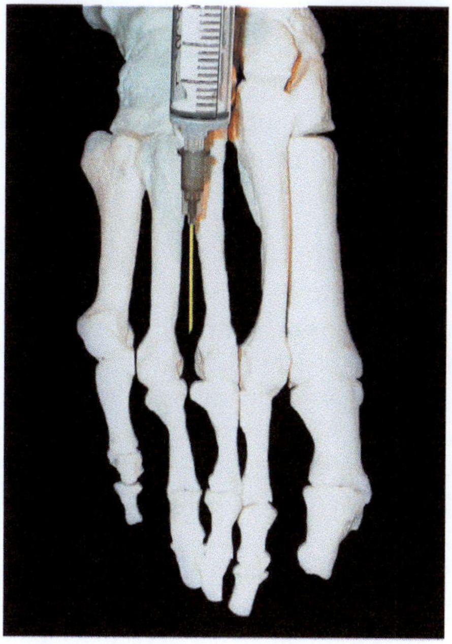

Abb. 15. Infiltration Morton III/IV

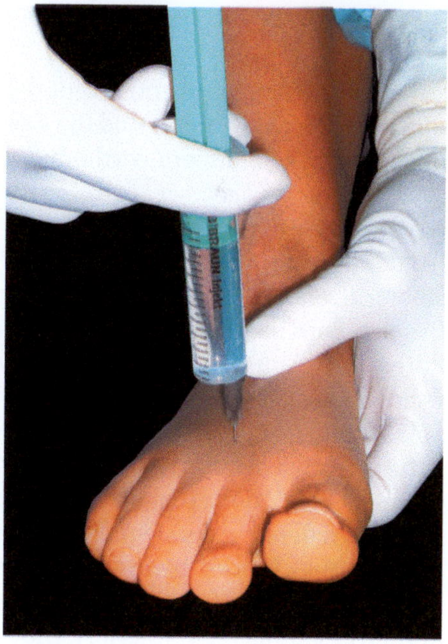

Abb. 16. Infiltration Morton II/III

2.3 Lagerung

Die Lagerung des Patienten liegt in der Verantwortung des Operateurs. Sie ist für den Zugang zum Operationsgebiet und für eine ergonomische Haltung des Operateurs wesentlich. Eingriffe am Fuß können für den Chirurgen rückenschonend sitzend durchgeführt werden. Die Lagerung erfolgt je nach Schnittführung und den Möglichkeiten der Anästhesie in Rücken-, Halbseiten-, Seiten- oder Bauchlagerung. Seitenstützen ermöglichen ein Kippen des Tisches oder Patienten. Gute Polsterungen sind für alle Kontaktflächen Tisch/ Patient wichtig. Bei der Abdeckung und Desinfektion ist darauf zu achten, dass Flüssigkeiten nicht unter die Polsterung gelangen, um Hautläsionen zu vermeiden. Das Vorgehen bei intraoperativen Umlagerungen muss mit dem OP-Team vor dem Eingriff geplant werden (Sterilität, Anästhesie).

2.4 Blutleere, Blutsperre und Diathermie

Die Operation unter Blutsperre bzw. in Blutleere ermöglicht eine gute Übersicht im Operationsfeld. Feine Strukturen wie Nerven, Gefäße und Sehnen können so exakter präpariert werden. Das Operationsresultat ist besser, Schmerzen (weniger Hämatombildung) geringer und die postoperative Mobilisation schneller.

Blutleere

Dabei wird zuerst das venöse Blut der Extremität mittels einer Esmarch'schen Gummibinde ausgepresst und die Extremität hoch gehalten, was zu einer Blutleere führt. Die Blutleere wird mit der Blutsperre kombiniert.

Blutsperre

Bei der Blutsperre wird die Blutzufuhr durch zirkuläres Abdrücken der Gefäße einer Extremität mit einer Blutsperrmanschette unterbrochen. Die Höhe des Druckes wird nach ärztlicher Ansage je nach Umfang der Extremität (zwischen 250 und 400 mmHg am Bein) eingestellt und überwacht. Die Blutsperre sollte nicht länger als zwei Stunden dauern. Bei längeren Operationen muss die Manschette zwischenzeitlich für 20–30 Minuten gelöst werden, damit die Extremität wieder mit Blut versorgt werden kann. Die Blutsperre kann am Oberschenkel oder epimalleolär durchgeführt werden. Am Oberschenkel ist sie so zu fixieren, dass sie nicht verrutscht.

Beim Fußblock oder beim iv-Block wird nur der Fuß ausgewickelt und die Blutsperrmanschette epimalleolär angelegt. Die Sperre wird hier von den Patienten erstaunlich gut toleriert. Die Fesseln sind vor allem bei Herren schlank und unregelmäßig konturiert. Um den Druck der Manschette epimalleolär

gleichmäßig zu verteilen, empfiehlt es sich, vorher eine elastische Binde oberhalb der Malleolen einige Male satt um die Fesseln gewickelt. Mit dieser Technik sind Eingriffe bis zu einer Stunde möglich. Je näher die Manschette zum Fuß angelegt wird, desto größer ist ihr Einfluss auf das Spiel und die Beweglichkeit der extrinsischen Fußsehnen, welche ihren Ursprung am Unterschenkel nehmen. Dieses eingeschränkte Sehnenspiel muss bei Sehnennähten (Vorspannung) und Sehnentransfers berücksichtig werden.
Bei Patienten mit Adipositas oder venöser Insuffizienz können die tiefen Gefäße nur ungenügend komprimiert werden. In diesen Fällen wird mit einer Esmarch'schen Binde der Unterschenkel ausgewickelt und – anstelle der Blutsperrmanschette am Oberschenkel – mit einer zweiten Esmarch'schen Binde der Unterschenkel unterhalb des Kniegelenkes zirkulär fest umwickelt und fixiert.

Diathermie

Die Kauterisierung von kleinen Gefäßen mit dem Elektrokauter (hochfrequente Wechselströme zur Vermeidung neuromuskulärer Kontraktionen) ermöglicht eine blutarme Operation, eine gute Sicht im Wundgebiet und führt zu keiner Keimverschleppung. Da Körpergewebe einen höheren elektrischen Widerstand haben als die metallene Elektrode, wird nur das umliegende Gewebe aufgeheizt. Die Elektrokoagulation wird mit monopolarer oder bipolarer Elektrode durchgeführt, wobei die bipolare Anwendung präziser und gewebeschonender ist. Die zu koagulierenden kleinen Gefäße werden präpariert, koaguliert und erst dann durchtrennt. Bei Kleinstgefäßen reicht eine punktförmige Koagulation. Größere Gefäße eignen sich meist nicht für die Elektrokoagulation sondern werden besser ligiert. Folgende Sicherheitsrichtlinien sind zu beachten:

- Die Neutralelektroden-Platte sollte ganz auf der trockenen Haut aufkleben
- Es sollte keine Flüssigkeit unter die Neutralelektroden-Platte laufen
- Die Platte sollte in der Nähe des OP-Feldes angebracht werden, um Belastungen des Körpers durch Stromrückfluss zu vermeiden
- Der Patient sollte keinen Kontakt mit Metall haben
- Die Unterlage, auf welcher der Patient liegt, muss trocken sein
- Haut-auf-Haut-Kontakte bei Patienten sollten (z.B. mit Tüchern) vermieden werden: Schweiß leitet Strom und führt so zu Verbrennungen

2.5 Präparation, Nahttechnik und Narbenpflege

2.5.1. Präparation

Die dünnen Gewebeschichten und das nur marginal vorhandene subkutane Fettgewebe machen den Fuß empfindlich gegenüber Weichteilstörungen. Prä- oder postoperativ vorhandene Flüssigkeitsansammlungen (Hämatome,

Ödeme) verteilen sich schlecht, persistieren lange und beeinflussen die Zirkulation. Die dünnen Gewebeschichten führen zwar viele Gefäßbündel, sind jedoch wegen ihrer reduzierten Dicke selbst nicht sehr gut vaskularisiert. Die periphere kaudale Lage des Fußes verstärkt diese Problematik. Zirkulationsstörungen, Dauerbelastung, exponierte Lage mit Reibung und Kontusionen, der Erregerkontakt mit der Umgebung und die schlechte „Erreichbarkeit" bei älteren oder adipösen Patienten machen die Füße anfällig für Infekte und Wundheilungsstörungen. Der Weichteilbehandlung muss eine spezielle Aufmerksamkeit zukommen.

Schnittführung

Die Schnitte sollten möglichst kurz sein, zwischen Gefäß- und Nervenbündeln liegen, Spaltlinien der Haut oder natürliche Grenzlinien berücksichtigen und nicht über exponierte Fußregionen führen. Außer bei Nervendekompressionen wird, wenn immer möglich, zwischen den Hauptgefäß- und Nervenbündeln in die Tiefe präpariert (internervous plane). Die Schnittführung in Richtung der Spaltlinien, also in Richtung der geringsten Hautdehnbarkeit, verbessert die Chance auf eine keloidarme Narbenbildung. Wo dies zur optimalen Situseinstellung nicht möglich ist, sollten mindestens große Anteile der Inzision den Linien folgen. Über den Gelenken der Zehen sollte zur Verhinderung von Narbenkontrakturen nicht gelenksüberschreitend gerade geschnitten werden. Hier muss der Verlauf der Spaltlinien über den Gelenken respektiert und die Narbenschrumpfung schon bei der Planung berücksichtigt werden. Inzisionen sollten nicht über den Malleolen, dem Os naviculare, der Basis des Metatarsale V, dorsokaudal am Tuber calcanei und genau dorsal über dem tarsometatarsalen Gelenk II geführt werden.

Präparationstechnik der Gewebeschichten

Die Gewebsschichten werden dargestellt, präpariert und beim Wundverschluss wieder einzeln verschlossen. Bei Revisionsoperationen sind die Gewebsschichten oftmals miteinander narbig verwachsen. Hier müssen die ursprünglichen Schichten für einen guten Wundverschluss wieder auspräpariert werden. So können vor allem Vernarbungen der Gleitschichten in Gelenksnähe oder um Sehnen herum reduziert werden. Wird bei Eingriffen am Knochen die erste Gewebeschicht epiossär effizient vernäht, kann bei sorgfältiger Präparation und Blutstillung auch bei größeren Rückfußeingriffen auf eine Drainage verzichtet werden. Oftmals wird trotz langem Schnitt trichterförmig (konvergierend) in die Tiefe präpariert. Das Geheimnis einer kurzen Schnittführung liegt jedoch in einer divergierenden Präparation der Gewebeschichten. Hierbei wird bis in die Ecken des Hautschnittes präpariert und die Schnittbreite bis in die Zielregion beibehalten. Ist die Haut gut verschieblich, kann der Hautschnitt mit der Präparation in die Peripherie des Operationsfeldes mitwandern.

Operation am Zielort

Am Zielort des Eingriffes soll die Vaskularisation des Zielorganes möglichst wenig kompromittiert werden. Dies gilt insbesondere für Knochen und für die Achillessehne. Die umfassende denudierende Präparation dieser Strukturen ist kontraindiziert. Möglichst viele gefäßführende Strukturen sind zu schonen. Diese Überlegungen sind Teil der Operationsplanung und werden die Lagerung des Patienten, die Schnittführung und das postoperative Prozedere beeinflussen.

2.5.2 Nahttechnik und Nahtmaterial

Bei Fußeingriffen kommen verschiedene Nahttechniken zum Einsatz. Je nach gewünschtem Effekt können Einzelknöpfe (Abb. 18) oder eine fortlaufende Nahttechnik (Abb. 17, 19) verwendet werden. Einzelknöpfe schaffen punktuelle Verbindungen, mit fortlaufenden Nähten kann eine gleichmäßige, dichte Adaptation erreicht werden. An Orten größerer mechanischer Beanspruchung kann mit der fortlaufenden Nahttechnik auch mit feineren Fäden eine gute mechanische Stabilität erreicht werden. Auch bei der Kutis und Subkutis kann fortlaufend oder mit Einzelknöpfen gearbeitet werden. Dabei sind Umwendelungsnähte (Abb. 17) von einfachen oder komplexen Rückstichnähten zu unterscheiden. Wir verwenden wo immer möglich fortlaufende Nähte mit feinen monofilen Fäden.
Beim schichtweisen Wundverschluss werden von der Tiefe zur Hautoberfläche hin die zuvor präparierten Gewebsschichten möglichst schonend und anatomisch korrekt verschlossen. Die Art und Stärke des jeweiligen Fadens wird aufgrund der Gewebsdicke, -elastizität und -spannung gewählt. Resorbierbares und nicht resorbierbares Fadenmaterial stehen zur Auswahl.

Resorbierbare Fäden können sich innert einer gewissen Zeit durch Hydrolyse im Gewebe auflösen. Bei diesem Prozess wird das Material in Milchsäure, Wasser, Glukose und Kohlendioxid gespalten und vom Körper abgebaut. Je nach gewünschter Funktionsdauer können Fäden mit verschiedenen Resorptionszeiten gewählt werden. Man unterscheidet zwischen der Resorptionsdauer und der Dauer, innert welcher sich Verknüpfungen lösen (kürzer). Beim Verschluss der Kutis mit resorbierbarem Fadenmaterial fällt die am Fuß recht schmerzhafte Fadenentfernung weg und wird ein kosmetisch schönes Resultat erzielt. Zudem entfällt im Rahmen einer Gipsapplikation das Problem der späteren Fadenentfernung oder eines Gipswechsels. Wir verwenden für fast alle Wundverschlüsse eine fortlaufende, intrakutane Naht mit resorbierbarem Faden (Abb. 19).
Nicht resorbierbare Fäden sind reißfester. Sie finden ihre Verwendung an mechanisch beanspruchten Orten oder aber beim Hautverschluss, wo sie nach abgeschlossener Wundheilung entfernt werden müssen.

Für den Hautverschluss können auch alternativ Hautklammern verwendet werden (Abb. 20). Dieser Wundverschluss ist schneller, die Klammerentfernung ist meist einfacher. Am Fuß sind sie vor allem im Bereich der Fußwurzel und des Rückfußes geeignet. Werden die Klammern innert 6 Tagen postoperativ entfernt und durch Steristrip ersetzt, ergeben sich gegenüber der Hautnaht kosmetisch keine Nachteile.
Mit dem Entfernen der Fäden wird der Wasserkontakt ohne Schutz wieder erlaubt.

Neben den Eigenschaften des Nahtmaterials unterscheidet man verschiedene Formen des Fadenaufbaus.
Monofile Fäden zeichnen sich durch eine glatte Oberfläche aus und besitzen so einen hervorragenden Gewebedurchzug. Die glatte Oberfläche verschlechtert allerdings die Knotensitzfähigkeit, die durch eine höhere Knotenanzahl wieder ausgeglichen werden muss. Dieser Nachteil reduziert sich, je dünner der Faden wird.
Polyfile Fäden sind mehrere ineinander geflochtene Filamente. Ihr Handling ist sehr geschmeidig und durch die raue Oberfläche besitzen sie einen guten Knotensitz. Ihr Gewebedurchzugsverhalten ist infolge Sägewirkung traumatischer.
Nachstehend eine Auflistung der von uns häufig verwendeten Fäden für Fußoperationen:

Monocryl	synthetisch, monofil, Resorption ca. 90 Tage Sehnen, Faszien, Subkutis, Kutis
Vicryl	synthetisch, polyfil, Resorption ca.70 Tage Subkutis, Bänder, Sehnen, Faszien
PDS	synthetisch, monofil, Resorption ca. 120 Tage Sehnen
Prolene	synthetisch, monofil, nicht resorbierbar Kutis
Synthofil	synthetisch, polyfil, nicht resorbierbar Bänder, Knochen

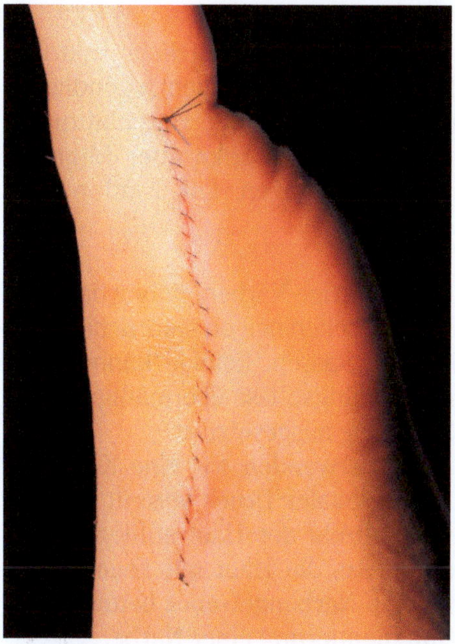

Abb. 17. Umwendelungsnaht

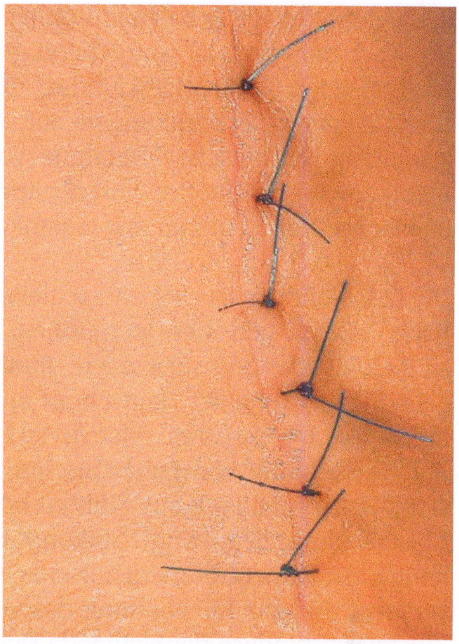

Abb. 18. Rückstichnaht

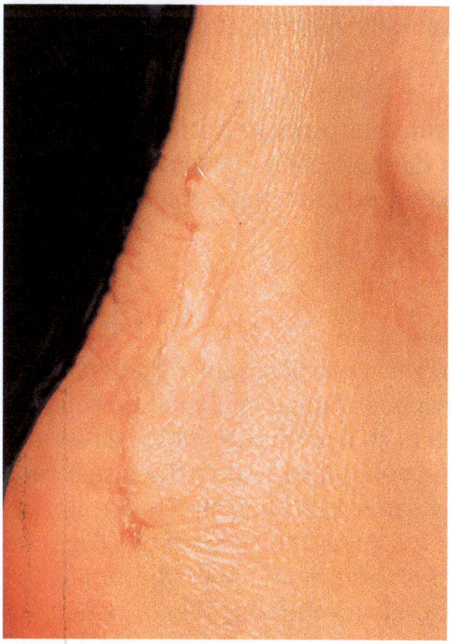

Abb. 19. Intrakutannaht

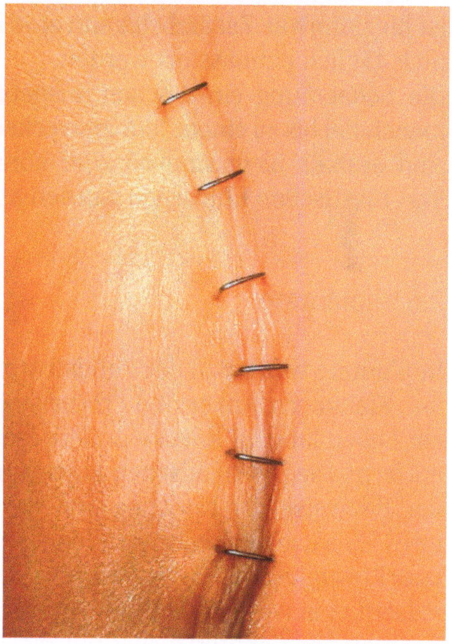

Abb. 20. Hautklammern

2.5.3 Narbenpflege und Keloidprophylaxe

Die Narbenbildung ist weitgehend genetisch festgelegt. Zusätzliche Faktoren können einen ungünstigen Einfluß auf die Narbenqualität haben: jugendliches Alter, Allgemeinerkrankungen wie Diabetes mellitus oder Durchblutungsstörungen, chronische Einnahme von Cortison, Zytostatika oder Migränemedikamenten, Nikotin, Verbrennungen, Entzündungen, Lokalisation über beanspruchten Regionen wie Gelenken.

Die Keloidbildung ist eine überschießende, wulstartige Narbenbildung der Haut nach Verletzungen oder Operationen. Einige Menschen neigen natürlicherweise zu Keloidbildung, insbesondere dunkelhäutige Rassen. Keloide können sich auch bilden, wenn der Hautschnitt in seiner Heilungsphase übermäßigen Zug-, Reibe- und Druckkräften oder zuviel UV-Strahlung ausgesetzt ist.
Zur Vermeidung von mechanischer Reizung verwenden wir eine Kompressions-Polsterbandage aus Silikon. Damit wird lokaler Druck verteilt und die Abschwellung begünstigt. Silikonpolster, die direkt der Haut aufliegen, enthalten ein Mineralöl medizinischer Qualität, das die Haut mit Feuchtigkeit versorgt und zur Rückbildung des vermehrten Narbengewebes beiträgt. UV-Blocker verhindern die bleibende Dunkelpigmentierung einer Narbe.
Bei Patienten mit bekannter Neigung zu starker Keloidbildung muss die Schnittführung unter Umständen adaptiert werden. Schnitte an der Planta pedis sind kontraindiziert. Die zusätzliche Narbenstabilisierung mit Steristrip ist hier sinnvoll. Zusätzlich kann eine Keloidsalbe durch kräftigen Druck mehrmals täglich einmassiert werden.
Die Behandlung eines schon ausgebildeten Keloids kann sich über Monate, manchmal bis zu einem Jahr erstrecken. Frühe chirurgische Narbenkorrekturen sind deshalb nicht sinnvoll oder können die Keloidbildung sogar verstärken. Von Plastischen Chirurgen werden Steroidunterspritzungen empfohlen.

2.6 Implantate

Implantate werden in der Fußchirurgie in Form von Schrauben, Platten, Drähten, Klammern, Anker und Prothesen verwendet. Einige Implantate verbleiben ein Leben lang im Körper, andere werden nach einer bestimmten Zeit wieder entfernt. Die physikalischen Eigenschaften von Implantaten richten sich nach der Bauweise der Knochen und der mechanischen Beanspruchung am Ort ihres Einsatzes. Faktoren wie dauerhafte mechanische Haltbarkeit (Zug- und Druckfestigkeit), Gewebeverträglichkeit, Korrosions- und Abriebbeständigkeit spielen eine wesentliche Rolle in der Materialverwendung. Diesen hohen Anforderungen konnten bisher nur metallische Werkstoffe wie Edelstahl, Kobalt-Chrom, Chrom-Nickel, Titan und Titan-Legierungen genügen.

Edelstahl ist seit seiner Patentierung 1926 als Implantat im menschlichen Körper das am weitesten verbreitete Implantatmaterial. Er besitzt eine ausgezeichnete statische Zug- und Dauerfestigkeit, ist biokompatibel, lässt sich gut bearbeiten und ist in der Herstellung relativ kostengünstig. Unter physiologischen Bedingungen ist Stahl allerdings korrosionsanfällig, was zur Freisetzung von Metallionen (v.a. Nickel und Chrom) ins umliegende Gewebe und damit zu negativen Gewebereaktionen führen kann.
Titan wird klinisch seit 1965 als Reintitan oder Titanlegierung verwendet. Es ist sehr gut biokompatibel, sehr korrosionsbeständig und hat je nach chemischer Zusammensetzung ebenfalls eine ausgezeichnete Zugkraft. Aufgrund der geringeren Duktilität (häufigerer iatrogener Materialbruch durch Operateur) ist seine Handhabung jedoch heikler. Titanlegierungen haben damit eine höhere Steifigkeit. Sie eignen sich für Implantate, bei denen eine hohe Steifigkeit gewünscht ist.
Keramische Werkstoffe und Polymere finden ihre Verwendung in tribologisch beanspruchten Komponenten beim endoprothetischen Gelenkersatz. Bioresorbierbare Implantate aus Polylactat und Polyglycolat werden heutzutage in der kraniofazialen Chirurgie, der Hand- und Fußchirurgie angewandt.

Die unterschiedliche Beschaffenheit der Knochen im Vor-, Mittel- und Rückfußbereich stellen hohe Ansprüche an die Implantate. Kortikale harte Röhrenknochen im Vorfußbereich und spongiöse voluminöse Knochen im Rückfußbereich verlangen nach unterschiedlichen Formen, Größen und Materialeigenschaften. Der Mittelfuß bzw. die Fußwurzel nimmt eine Zwischenstellung ein.

Nicht zuletzt spielt bei der Auswahl der Implantate auch die Diskussion um deren Preis eine zunehmend wichtige Rolle.

Für Schrauben werden entweder Stahllegierungen oder Titan, neuerdings auch resorbierbare Lactat-Glycolat-Polymere, verwendet. Schrauben können als Zug- oder Stellschrauben mit unterschiedlichem Gewinde eingesetzt werden. Folgende Eigenschaften sind aktuell erhältlich: selbstschneidend, doppelgewindig, kanüliert, abbrechbar, verblockend, konisch, kortikal, spongiös, mit oder ohne Kopf, mit kurzem oder langem Gewinde.
Im Vorfußbereich und an der Lisfranc'schen Gelenkslinie kommen vor allem Mini- oder Kleinfragmentschrauben aus Stahl oder Titan sowie Kirschnerdrähte zum Einsatz. Die Schrauben haben einen Durchmesser von 1,5 und 2,0 Millimetern. Moderne Vorfußschräubchen sind selbstschneidend, haben einen flachen oder keinen Kopf oder sind kanüliert. Sie liegen bündig mit der Knochenoberfläche, stören nicht und müssen meist nicht entfernt werden.

Für die Fußwurzel und den Rückfuß kommen Implantate der Dimensionen 3,5 bis 7,3 mm zum Einsatz. Meist werden im Rückfußbereich kanülierte Spongiosaschrauben der Dimension 6,5 bis 7,3 mm verwendet.

Die am Vorfuß verwendeten Platten sind aus Stahllegierungen oder Titan meist für Schrauben in den Dimensionen 2.0 bis 2.7 mm konzipiert. Sie können optional auch mit winkelstabilen Schrauben besetzt werden. In der Regel werden Stahl/Stahl bzw. Titan/Titan Paarungen verwendet. Es kommen gerade, T-, L- und kleeblattförmige Platten zur Anwendung. An der Fußwurzel bzw. am Rückfuß reichen die Plattendimensionen von 2.7 bis 3.5 mm. Für die Osteosynthese von Calcaneusfrakturen sind viele, teils komplexe Formen erhältlich.

Klammern dienen dem Zusammenhalt oder der Kompression von ossären Elementen. Sie sind meist aus Titan gefertigt und kommen an Orten zum Einsatz, wo das Einbringen von Schrauben schwierig ist. Ein typisches Beispiel ist die Arthrodese des calcaneocuboidalen Gelenkes. Ideal ist die Kombination der Klammern mit Schrauben, um eine dreidimensionale Stabilisierung zu erreichen.

Kirschnerdrähte sind meist aus Stahl. Am Vorfuß dienen sie typischerweise der temporären Fixation von Kleinzehen im Rahmen von Korrekturoperationen, zur provisorischen Fixation von Korrekturosteotomien oder Frakturelementen im Rahmen von Osteosynthesen. Es gibt sie mit oder ohne Gewinde, mono- oder doppelspitz und in verschiedenen Dimensionen. Sie dienen kanülierten Schrauben als Führung und finden infolge ihrer Elastizität auch beim Anbohren von glatten Flächen Verwendung.

Fadenanker sind meist aus Titan gefertigt. In der Regel sind die zu verwendenden (nichtresorbierbaren) Fäden vom Hersteller bereits eingeschlauft. Anker dienen zur Insertion oder Fixation von Ligamenten oder Sehnen an glatten Knochenflächen.

Die Prothetik in der Fußchirurgie hat sich bisher lediglich am oberen Sprunggelenk als Alternative zur Arthrodese durchgesetzt. Die prothetische Versorgung kleiner Gelenke (v.a. der Zehen) zeigt noch nicht regelmäßig gute Resultate. Die meisten OSG-Prothesen bestehen aus 3 Komponenten: (1) einer gerundeten Kappe für die Talus-Rolle aus Kobalt-Chrom-Legierung, (2) einer Platte für die Tibia-Gelenkfläche aus Kobalt-Chrom-Legierung und (3) einem frei beweglichen Polyethylen-Gleitkern. Die Tibia- und Taluskomponente werden zementfrei über eine poröse (porous coated) Beschichtung (z.B. Titan/Calciumphosphat) verankert. OSG-Prothesen der 4. Generation sind in Analogie zum Kniegelenk „unconstrained“ aufgebaut, d.h. der Gleitkern (inlay) gleitet frei zwischen den Komponenten.

2.7 Postoperative Nachbehandlung

Die postoperative Nachbehandlung ist für das Operationsresultat wesentlich. Im Unterschied zu den anderen Schwerpunktsbereichen der Orthopädischen Chirurgie sind in der Fußchirurgie viele Nachkontrollen notwendig. Neben der Überprüfung der Wundheilung geht es um die Sicherstellung einer möglichst raschen Mobilisation. Bei größeren Vorfußeingriffen ist die Mobilisation unter Vollbelastung mit Spezialschuhen/Orthesen ab dem ersten Tag postoperativ das Ziel. Bei ambulanten Eingriffen sollte dies in der Regel unmittelbar nach dem Eingriff möglich sein. Bei Eingriffen im Bereich der Fußwurzel oder des Rückfußes muss zumindest bis zur gesicherten Wundheilung eine provisorische Ruhigstellung erfolgen. Dann erfolgt je nach Operation und Vorliebe des Chirurgen der Übergang in eine Orthese oder Gips mit Entlastung, Teil- oder Vollbelastung. Die ersten 4 Wochen postoperativ gelten als die kritische Zeit („Chirurgische Phase"). Hier vollziehen sich die Wund- und ein großer Teil der Knochenheilung. Komplikationen nach dieser Phase sind selten und betreffen meist die ossäre Heilung (Non-Union). Bei Vorfußeingriffen wird meist unter Zuhilfenahme einer Röntgenkontrolle der Übergang in die freie Vollbelastung vollzogen. Typischerweise werden nach dieser Zeit auch die Kirschnerdrähte an den Zehen entfernt. Bei Rückfußeingriffen endet nach 4 Wochen meist die Gipsperiode, die postoperativ angelegten Orthesen können nach 4 Wochen meist weggelassen werden. Nach dieser „Chirurgischen Phase" folgt die „Therapeutischen Phase". Diese dauert je nach Eingriff nochmals 4 bis 8 Wochen. Hier steht der Übergang in die Vollbelastung ohne Hilfsmittel, die Abschwellung, die Gehschulung, die Kraft und Koordination im Vordergrund. In vielen Fällen ist die Physiotherapie sinnvoll.

2.7.1 Thromboseprophylaxe

Thrombosen treten vor allem in der unteren Extremität als tiefe Phlebothrombosen auf. Damit ist die Thromboseprophylaxe vor allem nach Fußeingriffen wichtig. Bei der Thrombogenese gilt die Virchowsche Trias: veränderte Blutzusammensetzung, reduzierte Strömungsgeschwindigkeit und Schädigung der Intima der Gefäßwand. Vor allem die reduzierte Strömungsgeschwindigkeit spielt in Zusammenhang mit der Fußchirurgie eine zentrale Rolle (Immobilisation, Bettruhe, Druck durch Verbände, Gipse und Orthesen). Als zusätzliche Risikofaktoren gelten orale Kontrazeptiva, Nikotinabusus, Adipositas, Status nach Phlebothrombosen. Komplikationen der Thrombose sind die Lungenembolie und das postthrombotische Syndrom. Die wichtigste Prophylaxe ist aktive und passive Bewegung, was die Notwendigkeit der raschen postoperativen Mobilisation unterstreicht. Zur kurzzeitigen postoperativen Thromboseprophylaxe eignen sich niedermolekulare Heparine oder neuerdings Rivaroxaban (Xarelto®). Letzteres kann peroral appliziert werden. Die

Applikation dieser Medikamente erfolgt in der Regel bis zur gesicherten Vollbelastung (Muskelpumpe). Zur langfristigen medikamentösen Prophylaxe ist Gabe oraler Antikoagulantien vom Cumarin-Typ, z. B. Marcoumar möglich. Aspirin eignet sich nicht zur Thromboseprophylaxe.

2.7.2 Verbände

Der erste Verband nach der Operation schützt das Wundgebiet mechanisch, verhindert das Eindringen von Keimen und absorbiert überflüssige Flüssigkeit. Er wird am ersten oder zweiten Tag nach der Operation gewechselt, da die untersten Lagen meist etwas einhärten. Um ein Verkleben des Verbandes mit der Hautnaht zu verhindern, können mit Paraffin beschichtete Fettgazen oder Schaumverbände verwendet werden. Beim ersten Verbandwechsel können Paraffingazen nochmals verwendet werden, da es auch noch im Rahmen der Mobilisation zu leichten Blutungen unter dem Verband kommen kann. Darüber wird nur noch eine dünne Lage steriler Kompressen gelegt und mit einer selbsthaftenden Binde fixiert.

Bei Verbänden am Vorfuß achten wir darauf, dass Kirschnerdrahtenden nach Kleinzehenkorrekturen bedeckt sind, um ein Einhängen oder unbeabsichtigtes Versenken der Drähte in den Zehen zu verhindern. Die Großzehe wird nach Korrekturoperationen größtenteils frei gelassen, um sie der Physiotherapie zugänglich zu machen.

Bei Verbänden im Mittel- und Rückfußbereich werden entweder selbsthaftende Verbände oder elastische Verbände in Dachziegeltechnik verwendet. Meist wird zur sicheren Stabilisierung des Verbandes das obere Sprunggelenk in den Verband miteinbezogen. Nach Achillessehnen-Operationen sollte der gesamte Unterschenkel eingebunden werden, um eine Randödembildung zu verhindern.

Bei Verbänden unter dem Gips sind zirkuläre Verbände sowie Klebepflaster zu vermeiden, da es bei Schwellung der Weichteile zu einer Einengung kommen kann. Die Operationsnarbe wird vorzugsweise mit einer nicht klebenden Kompresse bedeckt. Falls nötig kann diese mit einem Pflasterspray zusätzlich fixiert werden.

2.7.3 Gipse

Dank moderner Bandage- und Fixationstechniken kann die Mobilität der Patienten nach Operationen wesentlich beschleunigt und verbessert werden. Eine verbesserte Mobilität beugt Problemen einer langen Ruhigstellung (Schwellungen, übermäßiger Muskel- und Knochenschwund, Thrombose, Gelenkeinsteifungen usw.) vor und ermöglicht eine raschere Wiedereingliederung in den Arbeitsprozess.

Heute wird weitgehend Kunststoffgips verwendet. Er besteht aus einem Glasfasergitter, auf das ein Kunstharz aufgezogen wird. In Verbindung mit Luft und Wasser wird der Kunststoffgips rasch fest. Die Aushärtungszeit kann durch die Wassertemperatur beeinflusst werden. Je wärmer das Wasser, desto schneller die Aushärtung.
Kombiniert man verschiedene Kunststoffe miteinander, erhält man einen sogenannten kombinierten Gips. Dieser wird vor allem für umfassende, d.h. zirkuläre Gipse angewendet. Dabei wird ein harter Kunststoff mit einem weicheren kombiniert, der Fachmann spricht von einer semirigiden Technik. Diese Technik erlaubt eine exakte punktuelle Stützung durch die harten Stützlonguetten und einen hohen Tragkomfort durch die relativ weichen Binden, mit welchen die Longuetten um den Fuß bzw. Unterschenkel fixiert werden. Mit dem semirigiden Verfahren erhält die Fuß- und Wadenmuskulatur im Vergleich zum Weißgips oder zu rigiden Kunststoffverfahren einen Rest an Mobilität. Dies vermindert Druckstellen, den übermäßigen Abbau von Muskelvolumen und das Risiko für eine Thrombose. In der Nachbehandlung wird das Muskelvolumen wesentlich schneller wiederhergestellt, was einen früheren Übergang in die Vollbelastung ermöglicht.

Wir verwenden nach fast allen Operationen am Fuß eine postoperative dorsale Lagerungsschiene (Abb. 21). Diese wird unmittelbar im Anschluss an die Operation angepasst. Sie soll den operierten Fuß in der ersten Phase nach der Operation möglichst ruhig stellen und dient der effizienten Abschwellung, dem Schutz der Weichteile und der effizienten Analgesie. Dadurch konnte in unserem Kollektiv die Menge an Schmerzmedikamenten vor allem in den ersten zwei Tagen nach der Operation deutlich gesenkt werden. Die Lagerungsschiene wird bei unseren Vorfußeingriffen für die Dauer von etwa einer Woche nach der Operation als Nachtschiene mit nach Hause gegeben. Ist ein zirkulärer Gips geplant, wird die Schiene bis zur gesicherten Wundheilung bzw. Abschwellung getragen.
Für das Anlegen von Lagerungsschienen müssen einige Dinge beachtet werden. Der gesamte Unterschenkel sollte gut mit einem Frottéstrumpf und evtl. zusätzlicher Watte gepolstert werden, da eine postoperative Schwellung zu erwarten ist. In den allermeisten Fällen sollte der Fuß in einer Rechtwinkelstellung positioniert werden. Die Fixierung erfolgt mit elastischen Binden. Es empfiehlt sich, die Schiene distal bis über das Niveau der Zehenspitzen zu ziehen, um nach Vorfußkorrekturen einen ausreichenden Schutz der Zehen zu gewährleisten.

Soll der Fuß und/oder der Unterschenkel möglichst stabil fixiert werden, wird ein geschlossener zirkulärer Unterschenkelgips angepasst (Abb. 22). Bevor dieser angepasst werden kann, muss die Operationsnarbe trocken, geschlossen und die Schwellung weitgehend zurückgegangen sein. Nur so können Wundheilungsstörungen oder Druckstellen vermieden werden. Um Hautreizungen zu vermeiden, entfernen wir Hautklammern oder Fäden meist vor Gipsanpassung und sichern die Wundnaht mit Steristrip. Wichtig sind die regelmäßige Gipskontrolle und die genaue Verhaltensinstruktion des Patienten. Es muss unbedingt darauf geachtet werden, dass kein Wasser während des Duschens in den Gips gelangt, da die innere Polsterung nicht mehr trocknen kann. Feuchtigkeit kann die Haut und die Operationsnarben mazerieren. Insbesondere muss der Patient aufgefordert werden, sich bei Schmerzen oder Druckstellen unverzüglich zu melden.

Der gespaltene Kunststoffgips des Unterschenkels dürfte die Idealform des geschlossenen Gipses darstellen (Abb. 23, 24). Das Prinzip der Spaltung ermöglicht es, den Gips den sich veränderten Weichteilverhältnissen anzupassen ohne an Stabilität einzubüßen. Der gespaltene Gips erlaubt eine perfekte Passform, sehr guten Tragkomfort, optimale Stabilität, die Möglichkeit zur Hautkontrolle oder einer frühfunktionelle Physiotherapie. Eine frühzeitige Gipsversorgung wird möglich, auch wenn dies im Rahmen der Weichteilschwellung für einen herkömmlichen zirkulären Gips als noch zu früh erscheint. Gipswechsel können vermieden und so Kosten gespart werden. Die Verhaltensregeln für das Duschen, Schlafen und das Ausziehen des Gipses müssen dem Patienten klar sein. Diese Gipsform beding eine gute Compliance des Patienten.

Der Geisha-Schuh ist ein Spezialgips für Vorfußfrakturen (Abb. 25). Der Vorfuß soll geschützt und die Fußlängswölbung entlastet werden. Ein weicher Kunststoffgips wird mit einem rigiden Anteil zur Sohlenversteifung kombiniert. Der Fuß steht auf einer harten Platte, sodass die Zehen beim Abrollen nicht dorsalflektiert werden können. Die Plantaraponeurose kann sich nicht maximal anspannen, die Fußlängswölbung wird entlastet. Der Vorteil des Geisha-Schuhes liegt in seiner Eleganz. Er reicht nicht über die Knöchel, kann oft mit Alltagsschuhen kombiniert werden und wird somit hervorragend von den Patienten toleriert. Der Schuh wir meist gespalten und mit Klettverschlüssen versehen. Somit kann die Körperpflege vorgenommen oder bei Bedarf eine Therapie durchgeführt werden. Meist kann die Vollbelastung unmittelbar nach dem Aushärten des Gipses erlaubt werden, was eine Thromboseprophylaxe in der Regel überflüssig macht.

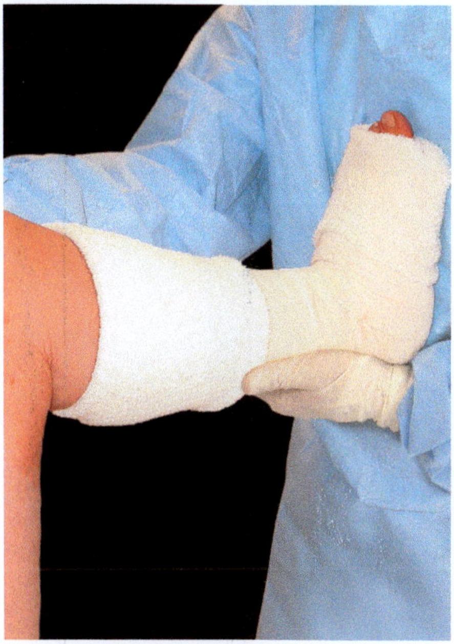

Abb. 21. Dorsale Lagerungsschiene

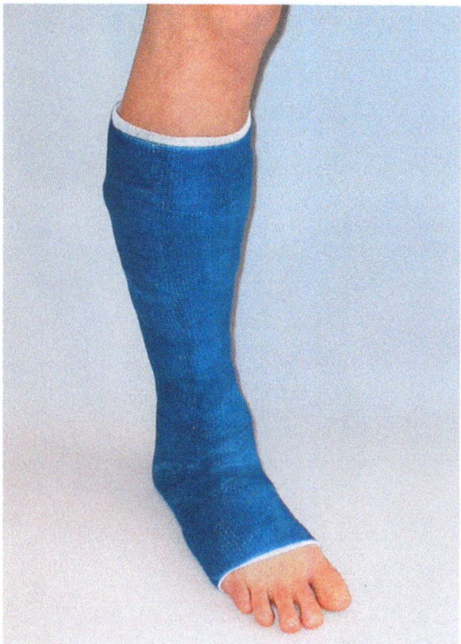

Abb. 22. Zirkulärer Gips

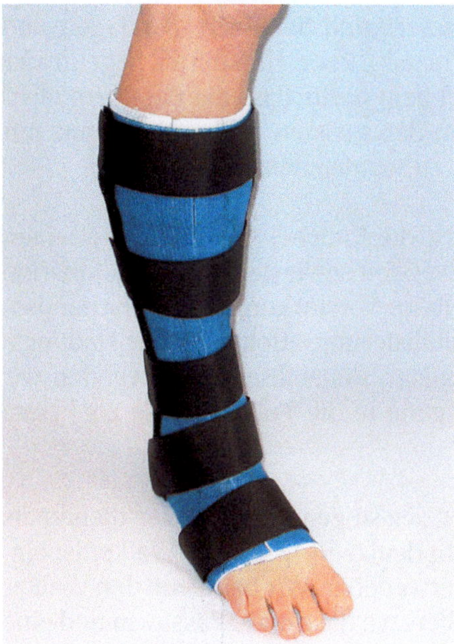

Abb. 23. Gespaltener Gips

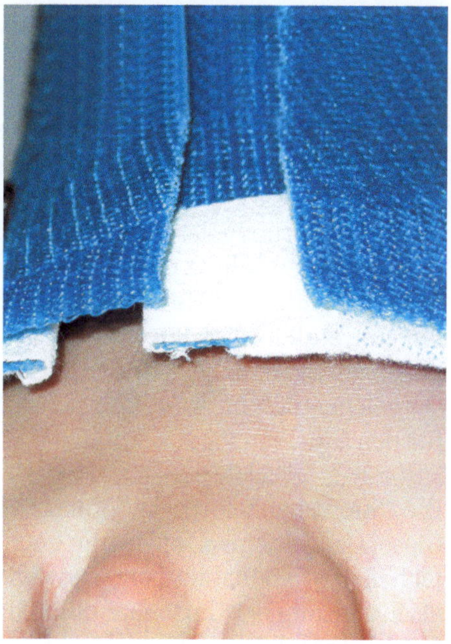

Abb. 24. Gespaltener Gips (Detail)

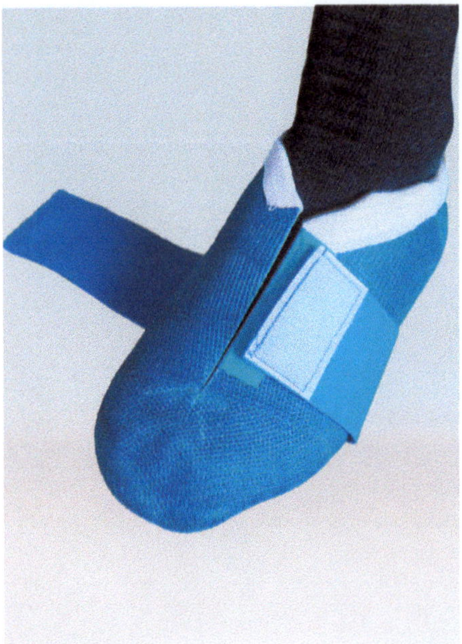

Abb. 25. Geisha-Schuh

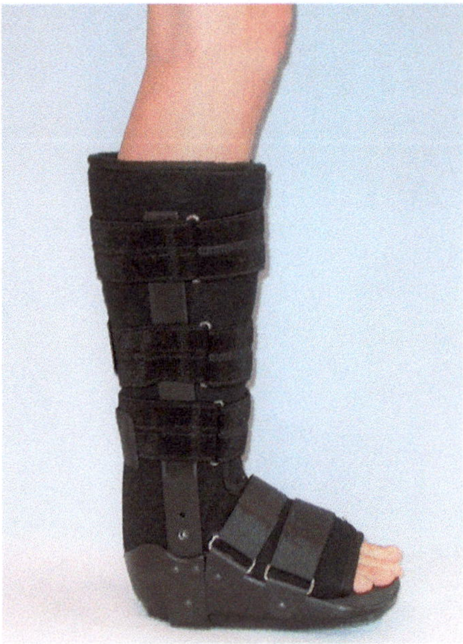

Abb. 26. Unterschenkelorthese

2.7.4 Vorgefertigte Lagerungsschienen, Bandagen und Orthesen

Eine unüberschaubare Anzahl von vorgefertigten Schienen, Bandagen und Orthosen stehen zur Verfügung. Der Vorteil dieser Hilfsmittel liegt in der Einfachheit der Anwendung, der Nachteil liegt darin, dass die Passform nicht individuell und damit die Wirksamkeit in den meisten Fällen nicht ganz mit einer gut angepassten Kunststoffschiene zu vergleichen ist.

Eine gute Sprunggelenksbandage umfasst die Knöchel fest und bietet einen ausreichenden Schutz gegen Inversion/Eversion sowie gegen Pro-/Supination des Fußes. Idealerweise sind auswechselbare Verstärkungshilfen vorhanden, um eine stufenweise Rücknahme des Stabilisierungseffektes in der Heilungsphase zu ermöglichen. In der postoperativen Rehabilitation verwenden wir sie gelegentlich in der Phase beim Übergang in die Vollbelastung als Ersatz für den Gips.

Die Unterschenkelorthese (Abb. 26) oder der so genannte Walker dienen als Gipsersatz. Ihr Einsatzspektrum entspricht dem des Gipses. Der Walker ist einfach in der Handhabung und ist wieder verwendbar. Wir benutzen den Walker als Ergänzung der Gipsbehandlung in Fällen, wo die exakte Passform und eine maximale Stabilisierung nicht vordringlich sind.

2.7.5 Schuhe

In der Phase nach der Operation kommen verschiedene Spezialschuhe zur Anwendung. Das Ziel dieser Schuhe ist es, den Behandlungsablauf zu optimieren und die Rehabilitationzeit möglichst zu verkürzen. Ihre typische Anwendungsperiode sind die ersten vier bis sechs Wochen nach der Operation. Wir unterscheiden Entlastungs- und Verbandsschuhe.

Entlastungsschuhe werden nach Vorfußoperationen eingesetzt. Sie ermöglichen die Vollbelastung ab dem ersten postoperativen Tag und somit eine schnelle Aktivierung der Waden- und Fußmuskeln. Das Hauptgewicht wird über den Rück- und Mittelfuß aufgenommen, beim Abstoßen fehlen Spitzenbelastungen auf die Zehenballen. Die vom Schuh aufgezwungene leichte Hackenfußstellung ermöglicht eine Vorfußentlastung von etwa 80%. Der Schuh wird bis zur gesicherten Knochenheilung getragen, im Schnitt also vier Wochen nach dem Eingriff. Um die Überhöhung des Entlastungsschuhes zu kompensieren, wird häufig ein Gegenschuh verwendet. Der Höhenausgleich verhindert einen Beckenschiefstand und beugt so Rückenschmerzen vor.

Verbandsschuhe sind ähnlich wie Sandalen konzipiert und verfügen meist über eine Sohlenversteifung. Sie können dem Volumen von Verbänden oder Gipsen angepasst werden.

2.7.6 Hilfsmittel

Füße neigen nach Verletzungen und Operationen zu Schwellungen, die gewöhnlich über mehrere Wochen andauern. Neben Physiotherapie, Lymphdrainage und Stützstrümpfen hat sich die frühzeitige Anwendung von Silikonbandagen nach Vorfußoperationen sehr bewährt. Ihre Wirkung basiert auf drei Ebenen: Abschwellung durch Kompression, Polsterung und Narbenmassage durch das Silikon. Als Beispiel seien folgende von uns häufig verwendeten Bandagen erwähnt: die Halluxbandage, das Metapolster, die Zehenkompressionsbandage und der Zehenplatzhalter.

Die Halluxbandage wird direkt nach der Fadenentfernung bei gesicherter Wundheilung, d.h. etwa zwei Wochen nach Hallux-Operation angepasst. Das Silikonpolster liegt direkt über der Halluxnarbe medial über dem Großzehengrundgelenk. Durch das Silikonpolster wird einerseits Reibung im Spezialschuh vermindert und andererseits die Narbe geschmeidig erhalten, was die Keloidbildung reduziert. Der abschwellende Kompressionseffekt auf den Vorfuß wird von den Patienten als sehr angenehm empfunden. Die maximale Tragdauer von 12 Stunden sollte nicht überschritten werden, ansonsten Mazerierungen der Haut oder Wundheilungsprobleme provoziert werden.

Das Metapolster polstert die Fußohle auf Höhe der Zehenballen. Es kann bei metatarsalgiformen Schmerzen eingesetzt werden und hilft oft besser als Einlagen. Nach Operationen an der Fußsohle, z.B. beim Morton-Neurom oder nach Kleinzehenkorrekturen, kann das Polster als Übergangshilfe in die Vollbelastung eingesetzt werden. Es wirkt schmerzlindernd und abschwellend durch Kompression. Das Silikon ist bei dieser Bandage eingewoben und hat keinen direkten Hautkontakt. Die maximale Tragdauer von 12 Stunden sollte nicht überschritten werden.

Die Zehenkompressionsbandage hat eine Innenbeschichtung mit Silikon, komprimiert und polstert die nach einer Operation lange geschwollenen Kleinzehen. Wir applizieren die Bandage nach gesicherter Wundheilung bei guter Verträglichkeit für einige Wochen. Die maximale Tragdauer von 12 Stunden sollte nicht überschritten werden.

Der Zehenplatzhalter wird in einigen Fällen verwendet, um die Zehenposition nach deren Korrektur in den ersten vier Wochen zu halten. Dies ist nötig in Fällen, wo die Kapsel-Bandstrukturen des Großzehengrundgelenkes keine genügende Spannung und Stabilität aufweisen, um die operativ erreichte Korrekturstellung zu halten. Diese Situation findet sich in einigen Fällen nach aufwändigen Korrekturen der Großzehe z.B. im Rahmen einer chronischen Polyarthritis. Hier dient das Interponat dann der Stabilisierung und Ausrichtung der Großzehe und zur Polsterung gegenüber der zweiten Zehe. Auch bei Druckstellen zwischen den Zehen sind die Zehnplatzhalter beliebt.

Der Toe alignement splint ist eine Zehenredressionsbandage. Er kommt zur Anwendung, falls die Zehen einen übermäßigen Zug in eine unerwünschte Richtung entwickeln. Der Splint funktioniert nach dem Prinzip der Dehnung. Durch konstanten Zug kann das Narbengewebe in den ersten Wochen nach der Operation aufgedehnt und ungünstige asymmetrische Spannungen abgebaut werden. Dieser Effekt ist effizienter als das manuelle Dehnen der Zehen. Ohne Operation oder später als 3 Monate postoperativ kann auf diese Weise kein Korrektureffekt auf die Kleinzehen erreicht werden. Die Fehlstellung ist dann fixiert. Das Gleiche gilt auch für die sogenannte Hallux-Nachtschiene. Eine fixierte Fehlstellung der Großzehe lässt sich durch einfaches Dehnen mit der Schiene nicht beheben. Wir empfehlen die Anwendung des Toe alignement splint für 2 bis 3 Monate nachts, um das Tragen von Alltagsschuhen zu ermöglichen.

2.7.7 Komplikationen

Ein zu enger Gips oder eine zu enge Bandage stellen die häufigste Komplikation in der Gipsbehandlung und Bandagenanwendung dar. Der Gips wird millimetergenau angepasst, um eine optimale Passform und Stabilität zu erreichen. Nicht immer kann die Reaktion der Weichteile genau vorausberechnet werden, sodass es im Gips zu schwellungsbedingten Druckstellen kommen kann. In dieser Zeit ist ein konsequentes Hochlagern des betroffenen Fußes in den Ruhepausen notwendig.

Übermäßige Feuchtigkeit kann durch Wundsekret, kleine Nachblutungen oder unsachgemäße Körperhygiene (Duschwasser) provoziert werden. Kleine Flüssigkeitsmengen können durch die unter dem Gips liegenden Polstermaterialien kompensiert werden, bei größeren Mengen bleibt der Gips feucht. Duschsäcke zum Beispiel ermöglichen einen recht sicheren Schutz gegen Duschwasser. Alternativ kann mit einfachen Plastiksäcken und einem dicken Klebestreifen mit wenig Aufwand ein Duschschutz hergestellt werden. Kommt es trotzdem zu einer Komplikation, sollte die Fachperson informiert werden. Sie entscheidet, ob das Problem mit dem Föhn oder mit einem Gipswechsel behoben werden muss.

Eine weitere Komplikation stellt die ungünstige Fußstellung dar. In den meisten Fällen wird der Fuß in einer Rechtwinkelstellung zum Unterschenkel eingegipst. Dies verhindert, dass asymmetrische Zugkräfte auf Bänder, Sehnen und Muskeln entstehen. Zudem erlaubt der rechtwinklig eingegipste Fuß ein flüssiges Abrollen.
Die am häufigsten gesehene Fehlstellung im Gips ist die Spitzfüßigkeit. Sie entsteht bei unsachgemäßem Halten des Fußes während des Gipsens und/oder beim Gipsen mit gestrecktem Kniegelenk. Bei gestrecktem Kniegelenk ist der Musculus gastrocnemius angespannt und zieht den Fuß über die Achillessehne in eine Spitzfußstellung. Es ist deshalb von Vorteil, den Fuß bei gebeugtem Kniegelenk zu gipsen und die Fußstellung vor der Aushärtungsphase nochmals genau zu kontrollieren. Spitzfußstellungen sollten nicht toleriert werden. Ein Gipswechsel ist in diesen Fällen praktisch immer notwendig.

Bei den heutigen Materialien kommt der Juckreiz nur noch selten vor. Manchmal kann eine Reizung der Operationsnarbe oder übermäßiges Schwitzen zu Juckreiz führen. Manipulationen mit Stricknadeln, Linealen und Ähnlichem sollten unterlassen werden. Dadurch wird die äußerste Hautschicht aufgekratzt und kann unter dem Gips infolge der reduzierten Luftzirkulation nicht mehr trocknen. Wird dies intensiv oder über einen längeren Zeitraum praktiziert, können größere Hautdefekte mit der Gefahr von Hautinfektionen entstehen.

Hautklammern sollten wenn immer möglich vor der Gipsanpassung entfernt werden, da sie sonst die Haut unter dem Gips mechanisch reizen könnten. Ist die Narbe zum Zeitpunkt der Klammernentfernung noch nicht belastungsstabil, kann diese mit Wundpflaster gesichert werden. Hautfäden können im Gegensatz zu den Klammern problemlos unter dem Gips auch über die übliche Zweiwochengrenze hinaus belassen werden.

3 SPEZIELLER TEIL

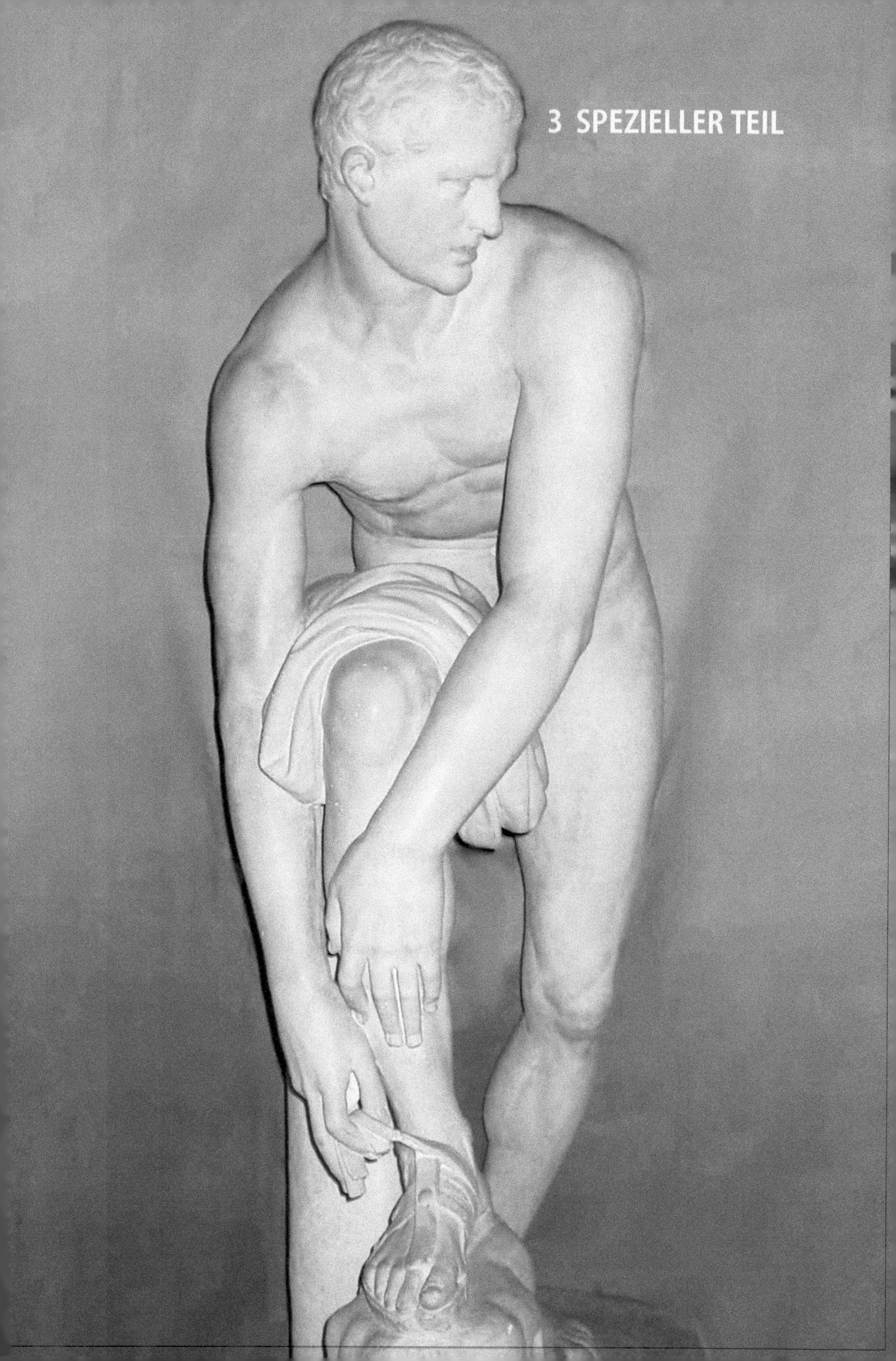

Die häufigsten Krankheitsbilder werden gemäß Ihrer Lokalisation in Vorfuß, Fußwurzel und Rückfuß eingeteilt. Die Grenze Vorfuß – Fußwurzel liegt auf Höhe der Lisfranc'schen Gelenkslinie, die Grenze Fußwurzel – Rückfuß an der Chopart'schen Gelenkslinie. Die einzelnen Krankheitsbilder werden nach dem folgenden Schema abgehandelt:

- Diagnostik
- Operationsprinzip
- Operationstechnik
- Nachbehandlung
- Komplikationen

3.1 Vorfuß

3.1.1 Hallux valgus

Grundsätzlich können zwei Gruppen von Hallux valgus Deformitäten unterschieden werden: Deformitäten mit kongruentem und solche mit subluxiertem Großzehengrundgelenk.

In der Gruppe mit kongruentem Großzehengrundgelenk ist die Anspannung der Plantaraponeurose nicht beeinträchtigt. Die Vorfußstabilität ist nicht kompromittiert. Im Vordergrund steht die Pseudoexostose des medialen Os metatarsale I-Kopfes mit Schmerzen in geschlossenem Schuhwerk.

In der Gruppe des subluxierten Großzehengrundgelenkes ist der Anspannmechanismus der Plantaraponeurose oft alteriert und somit die Stabilität des ersten Strahles reduziert. Die Folge ist häufig eine Transferproblematik auf den zweiten Strahl. Neben dem rein mechanischen liegt also ein funktionelles Problem vor; eine häufige Operationsindikation.

Diagnostik

Die klinische Untersuchung erfasst die Halluxdeformität selbst sowie weniger offensichtliche Probleme wie Hallux rigidus, Pathologien der Sesamknöchelchen, Osteochondrose, Transfermetatarsalgie, Subluxation im Metatarsophalangeal-Gelenk II, Morbus Köhler II, Morton'sche Neuralgie und die Rückfußmorphologie (Pes planovalgus).

Bei der radiologischen Untersuchung werden belastete Aufnahmen in der dorsoplantaren und seitlichen Projektion angefertigt. Die dp-Aufnahme ist für die Operationsplanung am wichtigsten. Beurteilt werden Arthrosezeichen, die Breite des Os metatarsale I-Knochens, der Hallux valgus-Winkel, der Intermetatarsale I/II-Winkel, die Gelenkskongruenz, die Lage der Sesamknöchelchen, das Alignement der Os metatarsale-Köpfchen sowie die Kongruenz der MT-Gelenke. Der distale Os metatarsale-Gelenkswinkel wird intraoperativ beurteilt. Das Röntgenbild ist hierfür zu ungenau. Je nach Fragestellung werden zusätzlich Schrägaufnahmen oder axiale Aufnahmen zur Beurteilung der Sesamknöchelchen angefertigt. Bei Verdacht auf Osteochondrose, eine Pathologie der Sesamknöchelchen oder eine M. Köhler II-Problematik kann ein Magnetresonanztomogramm nützlich sein.

Operationsprinzip

Neben der Korrektur der knöchernen Achsen muss das Großzehengrundgelenk zentriert und stabilisiert werden. Über 30 Operationsmethoden des Hallux valgus sind beschrieben. Unabhängig von der Methode müssen folgende Kriterien für eine erfolgreiche Korrektur berücksichtigt sein:

1. Balancierung des Großzehengrundgelenkes durch Lösen der kontrakten Kapsel und Bänder (und ev. Sehnen)
2. Korrektur der Knochenachsen
3. Ausrichten des Gelenkwinkels (DMAA)
4. Spannungsfreier Kapselverschluss

Die Wahl der richtigen Operationsmethode ist neben der korrekten Operationstechnik wegweisend für das Operationsresultat. Bei kongruentem metatarsophalangeale I-Gelenk mit normalem Intermetatarsale-Winkel I/II und schmerzhafter Pseudoexostose kann eine Weichteilprozedur mit Exostosenabtragung genügen.
Ist der Intermetatarsale-Winkel größer als etwa 11° muss zur Verhinderung eines Rezidivs meist eine MT I-Osteotomie durchgeführt werden. In der Literatur wird ein Intermetatarsale-Winkel von mehr als 30° als Indikation für eine proximale Osteotomietechnik beschrieben. Entgegen der gängigen Literatur empfehlen wir nicht die Beurteilung von absoluten Winkelgraden sondern der Schaftbreite. Mit einem breiten Os metatarsale I-Schaft können auch größere Intermetatarsale-Winkel mittels einer distalen Prozedur korrigiert werden. Solange bei maximaler Korrektur die Breite des MT I-Schaftes eine genügende Überlappung der Knochenfragmente erlaubt (min. 1/4 der Schaftbreite), ist eine distale Osteotomietechnik möglich. Ist dies bei größeren Intermetatarsale-Winkel nicht möglich, muss eine proximale Technik gewählt werden. In Grenzfällen entscheidet der intraoperative Situs. In den meisten Fällen ist eine Akin-Osteotomie sinnvoll.

Balancierung

Die Weichteillyse um das Großzehengrundgelenk ist einer der Hauptschritte der Hallux valgus-Korrektur. Sie ist nicht schematisch lernbar und muss intraoperativ erarbeitet werden. Bei bandlaxen Patienten ist große Vorsicht angebracht. Eine allzu großzügige Lyse der kontrakten Weichteile am lateralen Großzehengrundgelenk kann zu einer Instabilität und zum Hallux varus führen. Bei kontrakten Gelenken hingegen muss unter Umständen umfangreich periartikulär lysiert werden.

Die Weichteillyse am lateralen Großzehengrundgelenk muss stufenweise und in der Regel vor der Korrekturosteotomie erfolgen. Sie umfasst der Reihe nach folgende Strukturen: Laterale Gelenkkapsel – Aufhängeband des lateralen Sesamknöchelchens – Laterales Kollateralband, Sehne des M. abductor hallucis.

Distale Os metatarsale I-Osteotomie

Die Korrektur des Hallux valgus erfolgt möglichst über eine distale Os metatarsale I-Osteotomie. Ihr Vorteil liegt in der einfacheren technischen Handhabung und in der schnellen postoperativen Rehabilitation. In einem Spezialschuh kann der operierte Fuß ohne Gehstöcke kurz nach dem Eingriff voll belastet werden. Die Nähe zum Großzehengrundgelenk ermöglicht den Eingriff über einen einzigen Zugang durchzuführen.
Für die distale Osteotomie ist eine Vielzahl von Osteotomietechniken beschrieben. Am populärsten sind wohl aktuell die Scarf- und die Chevron-Osteotomie. Nachfolgend ist die Technik der distalen Osteotomie am Os metatarsale I anhand der Scarf-Osteotomie beschrieben. Diese ermöglicht dank der großen Kontaktfläche auch größere Intermetatarsale-Winkel zu korrigieren. Die Gefahr einer avaskulären Nekrose des Os metatarsale I-Kopfes ist durch die Schnittführung minimiert. Durch eine Modifikation kann auch ein valgischer distaler intraartikulärer Gelenkswinkel mitkorrigiert werden.
Die klassische Scarf-Technik wird mit spitzwinkligen Osteotomien beschrieben. In der Praxis hat sich die Modifikation mit einer rechtwinkligen „Z"-Osteotomie gut bewährt. Sie ist bei dünnem Schaft vor allem proximal-plantar einfacher anzulegen, ermöglicht auch eine Korrektur des distalen intraartikulären Gelenkswinkels und zeigt keine erhöhte Non-union-Rate. Ist der Schaft sehr schmal, kann der proximale Z-Schnitt ganz weggelassen werden. Der resultierende schräge L-Schnitt reduziert zwar die Osteotomiefläche, verhindert aber eine Sollbruchstelle des Schaftes. Der Schnitt sollte nach Möglichkeit mit einem Teil im spongiösen Anteil des Os metatarsale I-Kopfes liegen. Dies verhindert ein Verkippen der Osteotomiefläche im röhrenförmigen Schaftbereich (Troughing) und sichert eine möglichst rasche ossäre Konsolidation. Das distale Osteotomiefragment wird nach lateral verschoben und mit einem Kirschnerdraht provisorisch fixiert. Lage und Länge des Schnittes richten sich nach dem gewünschten Verschiebeeffekt. Als Faustregel gilt, dass der horizontale Schnitt umso länger ist, je größer der zu korrigierende Intermetatarsale-Winkel. Je nach Schnittführung kann eine dreidimensionale Drehung und Verschiebung durchgeführt werden. Auch Verkürzungen und Verlängerungen sind möglich. Die Kunst der Schnittführung liegt darin, durch die Korrektur des Os metatarsale I das Längenverhältnis zu den benachbarten Os metatarsale-Köpfchen nicht zu stören und eine ausgewogene Druckverteilung am plantaren Vorfuß wieder herzustellen. Beide Effekte sollten wenn immer möglich über die Korrektur am Os metatarsale I erfolgen, d.h. am „Verur-

sacher" des Problems und nicht über Osteotomien an den benachbarten Os metatarsale-Köpfchen.

In den allermeisten Fällen genügt eine reine Lateralverschiebung des distalen Osteotomiefragmentes über einen horizontal geführten Längsschnitt am distalen Os metatarsale I-Schaft (Abb. 27). Es kommt dadurch zu einer Wiederanspannung der Plantaraponeurose und somit Stabilisierung des ersten Strahles. Der erhöhte plantare Druck auf das Os metatarsale II (Transferproblematik) nimmt damit automatisch ab. Eine Plantarisierung des Os metatarsale I-Kopfes und/oder eine Korrekturosteotomie des Köpfchens II sind somit oft nicht nötig. Die korrigierte Position wird mit Minifragmentschrauben osteosynthetisiert und der Überstand abgetragen (Abb. 28).

Im Falle einer (seltenen!) ausgeprägten Instabilität des ersten Strahles in dorsoposteriorer Richtung liegt das Problem meist an einem instabilen Tarsometatarsale I-Gelenk. Ob der Grund an der Erschlaffung der Plantaraponeurose mit Ausleiern des tarsometatarsalen Gelenkes I liegt oder hereditär begründet ist, wird kontrovers diskutiert. Ist präoperativ unklar, ob eine relevante Instabilität des ersten Strahles vorliegt, sind zwei Lösungsansätze möglich:

1. Korrekturarthrodese des tarsometatarsalen Gelenkes I. Damit werden der Intermetatarsale-Winkel und die Instabilität in einem Schritt korrigiert. Zu beachten ist die gleichzeitige Verkürzung des Os metatarsale I.

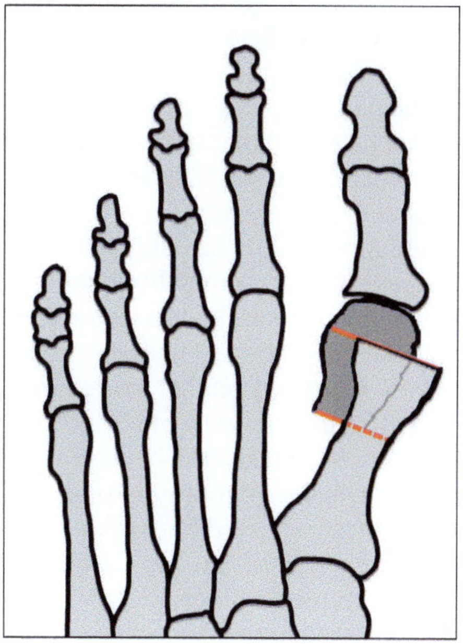

Abb. 27. Hallux valgus: distale Osteotomie

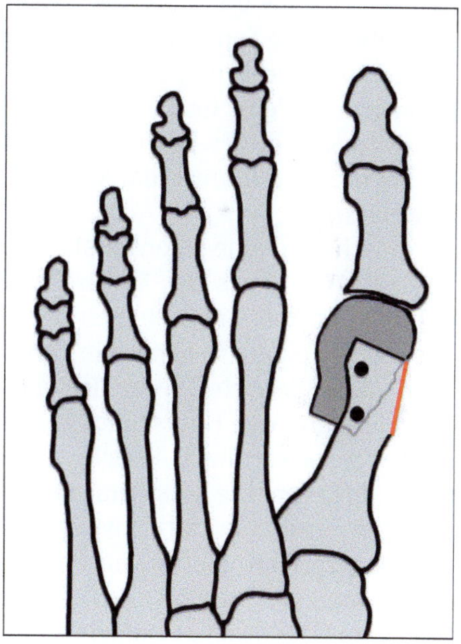

Abb. 28. Hallux valgus: Osteosynthese und Exostosenabtragung

2. Distale Korrekturosteotomie mit intraoperativer Einschätzung der Instabilität des ersten Strahles. Persistiert die Instabilität trotz der distalen Korrektur, müsste zusätzlich eine Arthrodese des tarsometatarsalen Gelenkes I in situ in Betracht gezogen werden. Eine schräge distale Osteotomie zur Plantarisierung des Os metatarsale I-Kopfes und Verstärkung der Verspannung der Plantaraponeurose ist grundsätzlich möglich, löst das Problem der Instabilität am tarsometatarsalen Gelenk I erfahrungsgemäß aber nicht in genügendem Maße.

Ein guter Parameter zur Beurteilung der Lateralisierung des Os metatarsale I-Kopfes ist ein intraoperatives Röntgenbild im dp-Strahlengang. Liegen die Sesamknöchelchen zentriert, ist die Korrektur genügend. In vereinzelten Fällen von sehr kontrakten Füßen gelingt es trotz intraoperativ guter Weichteilbalancierung nicht, die Sesamknöchelchen perfekt zu zentrieren. Stimmt das Ausmaß der Lateralisierung des Os metatarsale I-Kopfes visuell und auf dem Kontrollröntgenbild, kann dies erfahrungsgemäß ohne Folgen so belassen werden. Der Aufwand, die Sesamknöchelchen durch eine komplette periossäre Weichteillyse zu zentrieren, rechtfertigt in diesen Fällen nicht die Gefahr der Osteonekrose des Os metatarsale I-Kopfes.

Distale Os metatarsale I-Osteotomie mit Korrektur des Hallux valgus interphalangeus

Ist die Großzehe im Sinne des Hallux valgus interphalangeus gekrümmt und der Verlauf der Sehne lateralisiert, empfiehlt sich die Begradigung. Dies bewirkt eine Zentrierung der langen Beuge- und Streckersehne um das Großzehengrundgelenk und eine zusätzliche Entspannung des Gelenkes selbst. Die Korrektur des Hallux valgus interphalangeus stellt eine wichtige Rezidivprophylaxe dar. In unserem Krankengut kommt sie in über 90% der Fälle zur Anwendung.

Technisch wird eine gelenksnahe, medial zuklappende, unvollständige Osteotomie an der Basis des Großzehengrundgliedes (nach Akin) durchgeführt. Die Fixation kann über eine einzelne Schraube oder über eine Klammer oder Cerclage erfolgen. Je näher die Osteotomie am Gelenk, desto eher liegt sie im spongiösen Bereich. Die ossäre Heilung wird bei gelenksnaher Osteotomie optimiert und der Hautschnitt möglichst kurz gehalten. Initial wird nur ein kleines monokortikales Knochenfragment exzidiert, um keine Überkorrektur zu produzieren. Die Elastizität der lateralen Kortikalis erlaubt eine Überprüfung der Korrektur trotz unvollständiger Osteotomie. Es wird zurückhaltend nachreseziert bis die gewünschte Begradigung erreicht ist. Als Parameter dient neben der Ästhetik auch die Lage der M. extensor hallucis longus-Sehne über dem Großzehengrundgelenk. Mit der Akin-Osteotomie kann neben dem Hallux valgus interphalangeus auch ein Rotationsfehler der Großzehe mitkorrigiert werden. Hier wird bei der Osteotomie die laterale Kortikalis vollständig

durchtrennt. Die korrigierte Stellung wird dann mit einem feinen Kirschnerdraht gehalten und anschließend definitiv fixiert. Wir verwenden hierfür eine 2,0-Kortikalis-Zugschraube.
Die umgekehrte Akin-Osteotomie (reversed Akin) kann zur Korrektur eines Hallux varus angewendet werden (lateral zuklappend und vollständig).
Bei einer zusätzlichen beginnenden Rigidus-Problematik kann durch eine verkürzende Akin-Osteotomie der Druck im Großzehengrundgelenk deutlich reduziert werden. Im Gegensatz zur Verkürzung am Os metatarsale I kann zudem einer Transferproblematik vorgebeugt werden.
Es lohnt sich, die Basis des Großzehengrundgliedes auf Höhe der geplanten Osteotomie separat zu präparieren und die Kapselinsertion dorsal am Grundglied zu belassen. Dies vereinfacht den Kapselverschluss, reduziert die Narbenbildung und verhindert asymmetrische Züge auf die Großzehe durch die Weichteilnähte.

Distale Os metatarsale I-Osteotomie mit Korrektur eines valgischen distalen intraartikulären Gelenkwinkels

Bei vielen hereditären Hallux valgus-Deformitäten zeigt sich neben einem Metatarsus primus varus ein valgischer distaler intraartikulärer Gelenkswinkel (DMAA). Das Erkennen und die Korrektur dieser Gelenksfehlstellung sind für eine rezidivfreie Halluxkorrektur von großer Bedeutung. Die Ausrichtung der Gelenksfläche lässt sich auf den Röntgenbildern nicht immer sicher erkennen oder quantifizieren. Die Beurteilung des distalen intraartikulären Gelenkswinkels erfolgt deshalb intraoperativ nach der Arthrotomie.
Ein valgischer distaler intraartikulärer Gelenkswinkel kann im Falle eines nicht ausgeprägten Intermetatarsale-Winkel mit einer distalen Osteotomie korrigiert werden. Die Scarf-Osteotomie eignet sich wegen der großen knöchernen Kontaktfläche hierfür bestens. Neben der Reduktion des Intermetatarsale-Winkels durch die seitliche Verschiebung wird über eine gleichzeitige horizontale Verkippung des distalen Fragmentes nach medial die Gelenksebene des Os metatarsale I-Kopfes in der Horizontalen senkrecht zum Os metatarsale I-Schaft gedreht. Um die Verkippung zu ermöglichen, werden an den senkrechten Scarf-Osteotomien zwei V-förmige Knochenspickel entnommen (Abb. 29). Die Größe der Knochendreiecke entspricht der gewünschten Winkelkorrektur. Die technische Grenze ergibt sich aus der Überlappung der osteotomierten Knochen, welche sich durch die Schiebe-Drehbewegung im Vergleich zur reinen Schiebebewegung deutlich reduziert. Das eingedrehte Fragment wird mittels Schraubenosteosynthese fixiert und der überstehende Knochen abgetragen (Abb. 30). Bei ausgeprägter Korrektur muss beim Kontrollröntgenbild darauf geachtet werden, dass die laterale proximale Ecke des Drehfragmentes keinen Kontakt mit dem Schaft des Os metatarsale II erhält. Andernfalls muss diese Ecke reduziert werden. Grenzwertig große Intermeta-

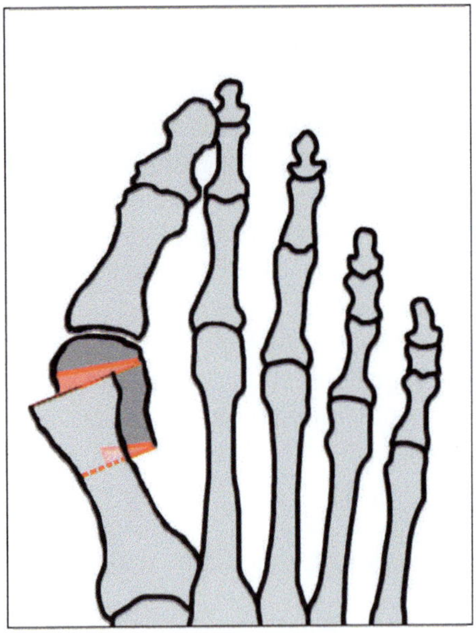

Abb. 29. **Hallux valgus: Osteotomie DMAA**

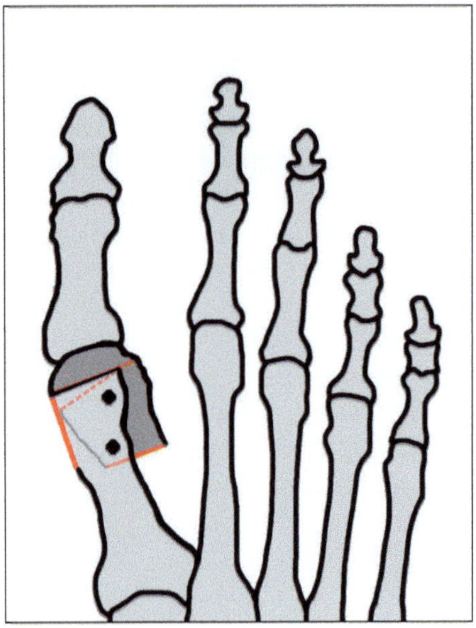

Abb. 30. **Hallux valgus: Fixation und Exostosenabtragung**

tarsale-Winkel, bei denen die distale, rein seitliche Verschiebeosteotomie gerade noch in Frage kommt, eignen sich nicht für eine gleichzeitige Korrektur des distalen intraartikulären Gelenkswinkels. Der Knochenkontakt reicht in diesen Fällen nicht mehr aus für eine stabile Osteosynthese.

Durch die distale Osteotomie (n. Reverdin) wird zuerst der distale intraartikuläre Gelenkswinkel korrigiert und durch die proximale Osteotomie (n. Ludloff) anschließend der Intermetatarsale-Winkel.
Die Reverdin-Osteotomie ist eine L-förmige Osteotomie, wobei die plantarseitige Z-Ecke der Scarf-Osteotomie wegfällt. Bei der Reverdin-Osteotomie wird wie bei der modifizierten Scarf-Osteotomie dem distalen Fragment gelenksnahe ein Keil entnommen und das Gelenksfragment nach medial eingedreht. Beim schrägen L-Schnitt muss plantarseitig kein zweiter Keil für die Innenrotation geschnitten werden. Die Ludloff-Osteotomie wird mit zwei, die Reverdin-Osteotomie mit einer oder zwei Schrauben der Stärke 2,0 fixiert.

Proximale Os metatarsale I-Osteotomie

Proximale Osteotomietechniken kommen bei großen Intermetatarsale-Winkel und bei Doppelosteotomien zur Anwendung. Sie sind technisch anspruchsvoll und aufwändig in der postoperativen Rehabilitation. Bei allen Methoden wird

zuerst die Arthrotomie am Großzehengrundgelenk mit Gelenksinspektion, die Beuteilung des distalen intraartikulären Gelenkswinkels und die laterale Weichteillyse durchgeführt. Über einen zweiten Zugang wird anschließend die Osteotomie am proximalen Os metatarsale I vorgenommen. Auch für die proximalen Osteotomien sind verschiedene Techniken beschrieben.
Man unterscheidet die proximalen Schaftosteotomien von den Korrekturarthrodesen am tarsometatarsalen Gelenk I. Die populären Vertreter der proximalen Schaftosteotomien sind die Ludloff-Osteotomie, die Crescentic-Osteotomie sowie die medial aufklappende Osteotomie.
Die Ludloff-Osteotomie und ihre Modifikationen werden von uns bevorzugt (Abb. 31–34). Ihre Vorteile sind die große ossäre Kontaktfläche, die vielfältigen Korrekturmöglichkeiten, die Möglichkeit der Änderung der Schnittebene und die einfache Fixationstechnik. Sie ermöglicht eine Verschiebung und Drehung der Fragmente in verschiedene Richtungen. Auch Verlängerungen und Verkürzungen des Os metatarsale I-Schaftes sind möglich, was vor allem für die Revisionschirurgie von Vorteil ist. Der Nachteil ist die relativ basisferne Osteotomie mit entsprechender Auswirkung auf den distalen intraartikulären Gelenkswinkel. Die Korrektur des distalen intraartikulären Gelenkswinkels kann bei allen Methoden distal gelenksnahe über eine modifizierte Reverdin-Osteotomie erfolgen.
Die Crescendic-Osteotomie ist v.a. im englischen Sprachraum verbreitet. Durch die abgerundete Osteotomie ergibt sich eine kugelgelenkähnlichen Situation: der Intermetatarsale-Winkel kann ohne Längenveränderung basisnahe korrigiert werden. Der Nachteil liegt in der anspruchsvollen Fixation und der kleinen ossären Kontaktfläche. Die aufklappende Osteotomie liegt wegen der aufwändigen Plattenosteosynthese basisfern. Die scharnierähnliche Eindrehung ergibt eine relevante Verlängerung des Os metatarsale I-Schaftes mit Druckzunahme im Großzehengrundgelenk, Veränderung des distalen intraartikulären Gelenkswinkels und einen nur punktförmigen Knochenkontakt. Der Erhalt des Knochenkontaktes am lateralen Schaft ist technisch anspruchsvoll und muss über eine Plattenosteosynthese gesichert werden. Es besteht die erhöhte Gefahr einer Fehlstellung in der Sagittalebene sowie einer ossären Non-Union.
Bei den Korrekturarthrodesen kommt die modifizierte Methode nach Lapidus am häufigsten zur Anwendung. Mechanisch ist die Korrektur des intermetatarsalen Winkels möglichst weit weg vom Großzehengrundgelenk, d.h. an der Basis des Os metatarsale I, am sinnvollsten. So muss wegen des langen Hebels basisnah ossär nur wenig korrigiert werden, und der distale intraartikuläre Gelenkswinkel ändert durch die Eindrehbewegung nach lateral nur geringfügig. Die modifizierte Lapidus-Prozedur kommt diesem Prinzip am nächsten. Sie ist jedoch technisch anspruchsvoll, reduziert die Beweglichkeit des ersten Strahles, zeigt eine erhöhte Non-union-Rate und verkürzt das Os metatarsale I.

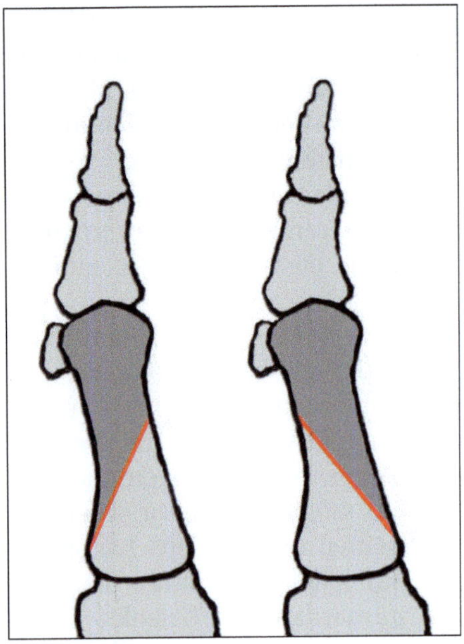

Abb. 31. Hallux valgus: proximale Osteotomien seitlich

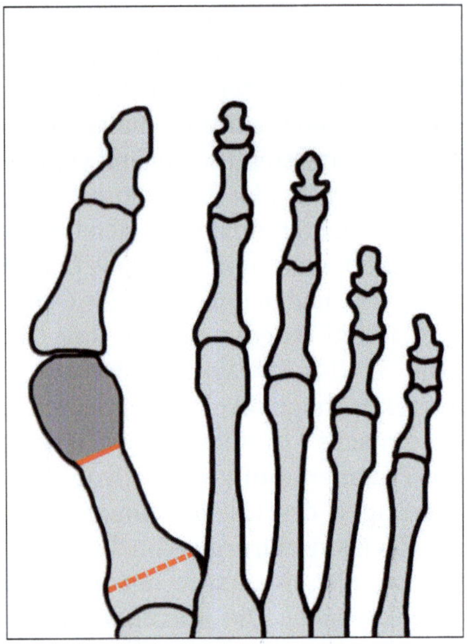

Abb. 32. Hallux valgus: proximale Osteotomien dp

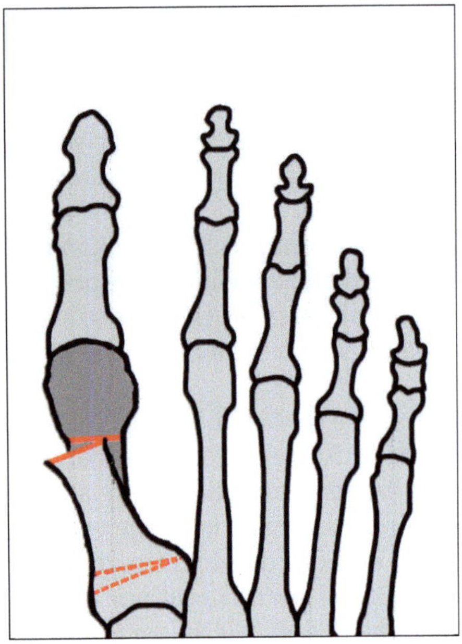

Abb. 33. Hallux valgus: Reduktion des Intermetatarsale-Winkels

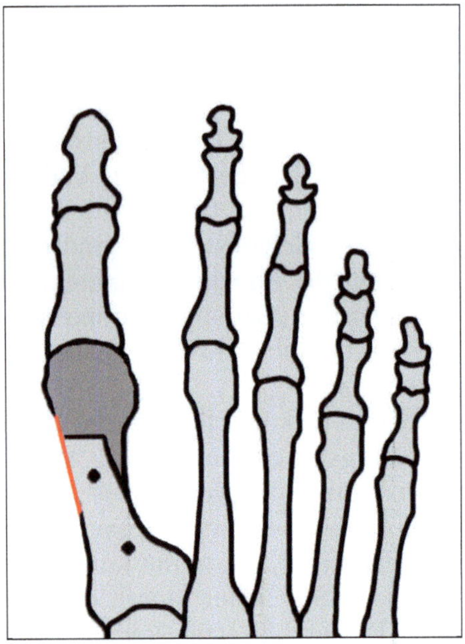

Abb. 34. Hallux valgus: Osteosynthese und Exostosenabtragung

Operation nach Keller-Brandes

Bei der Methode nach Keller-Brandes wird das Großzehengrundgelenk am Großzehengrundglied sowie am Os metatarsale I-Kopf teilreseziert. Der Eingriff eignet sich für Patienten mit nur wenig funktionellen Ansprüchen an das Großzehengrundgelenk. Der Eingriff ist schnell durchführbar, wenig belastend und wird meistens bei älteren Patienten mit dermatologischen oder infektiologischen Problemen in Zusammenhang mit einem Hallux valgus indiziert. Der Nachteil ist der markante Funktionsverlust des Gelenkes in der Abstoßphase.

Revisionschirurgie

Die meisten Unterkorrekturen lassen sich auf folgende Hauptprobleme zurückführen: ungenügende Weichteillyse, fehlende Korrektur des distalen intraartikulären Gelenkswinkels und inkorrekte Knochenverschiebung. Letztere resultiert in einer dreidimensionalen Fehlstellung des Os metatarsale I. In vielen Fällen ist es verkürzt, somit dorsalisiert, und der Intermetatarsale-Winkel ungenügend korrigiert. Bei der Revisionsoperation wird meist neben der Weichteillyse am lateralen Großzehengrundgelenk auch der Intermetatarsale-Winkel und der Hallux valgus interphalangeus Winkel zur Optimierung der Sehnenzüge nachkorrigiert. Mit ihrem großen Korrekturpotential eignen sich die Ludloff-Osteotomie oder ihre Modifikationen optimal für Revisionen in der Hallux-Chirurgie.

Schwieriger ist die Sanierung der Überkorrektur, d.h. eines Hallux varus (Abb. 51). Der Grund für die varische Fehlstellung der Großzehe ist meist die übermäßige laterale Weichteillyse und nicht die übermäßige Korrektur des Intermetatarsale-Winkels. Immer stellt sich die Frage, ob die Fehlstellung nur mit Korrektur der Weichteile gelingt oder ob auch eine knöcherne Korrektur zu kombinieren ist. Bei der reinen Weichteilkorrektur wird die mediale Gelenkkapsel des Großzehengrundgelenkes T-förmig verlängert (Abb. 52) und die laterale Gelenkkapsel im Sinne der Raffung zusammengezogen (Abb. 54). Die Großzehe wird für vier Wochen mit einem Kirschnerdraht über das metatarsophalangeale I-Gelenk temporär ruhiggestellt, damit auch die Weichteile in der gewünschter Position verheilen (Abb. 53).

Die sicherste Korrektur des Hallux varus erfolgt über die achsenkorrigierende Arthrodese des metatarsophalangealen I-Gelenkes.

Für die operative Revision der ossären Non-Union verwenden wir eine Plattenosteosynthese am Os metatarsale I. Eine Spongiosaplastik ist nicht nötig.

Bei der Revision nach einer Keller-Brandes-Operation mit destabilisierter Großzehe wird eine Arthrodese des Großzehengrundgelenkes durchgeführt. Bei massiven Verkürzungen kann zur Erhaltung einer harmonischen Druckverteilung an der Planta pedis auch eine Verlängerungsarthroplastik unter Verwendung eines Beckenkamminterponates notwendig sein.

Neben den Halluxbeschwerden können Transferschmerzen des zweiten Strahles vorliegen. Der Schlüssel zur erfolgreichen Revisionschirurgie liegt in der korrekten Repositionierung des Os metatarsale I in allen drei Dimensionen. Es geht darum, die Mechanik am Ort der Fehlstellung wiederherzustellen. Gelingt dies, sind Eingriffe am Os metatarsale II oft überflüssig, da die Ursache des Problems behoben ist.

Operationstechnik

Balancierung

Die Weichteillyse kann transartikulär von medial oder via einen separaten Schnitt dorsolateral des Großzehengrundgelenkes erfolgen. Die Großzehe wird hierfür maximal extendiert und nach medial gespannt. So lässt sich der laterale Gelenksraum für die Präparation vergrößern. Mit einem geraden oder gebogenen Messer kann nun transartikulär lysiert werden. Mit dem Stufenkonzept kann die Balancierung gut dosiert werden. Der erste Schnitt der Kapsulolyse erfolgt in dp-Richtung nur streng seitlich, das heißt, ohne den Schnitt nach zu weit plantar zu führen. Bei laxen Gelenken wird bereits jetzt der Entspannungseffekt auf das Großzehengrundgelenk überprüft. Reicht die Lyse noch nicht aus, erfolgt der nächste Schnitt nach proximal entlang der lateralen Sehne des M. flexor hallucis brevis. Dadurch werden die lateralen Bänder durchtrennt und die Sesamknöchelchen mobilisiert.

Bei strafferen Gelenken reicht diese Lyse noch nicht. Der laterale Schnitt wird weiter Richtung plantar geführt und so eine Tenotomie der M. adductor hallucis-Sehne an der Basis des Großzehengrundgliedes bewirkt. Muss jetzt in sehr rigiden Fällen noch mehr lysiert werden, empfiehlt es sich, den Os metatarsale I-Kopf mit dem McGlamry-Meißel lateral und plantar zu umfahren.

Bei sehr rigiden Gelenken kann entweder durch einen separaten Schnitt dorsolateral an der Basis der Großzehe eingegangen oder die Lyse durch die distale Os metatarsale I-Osteotomie hindurch vervollständigt werden. Nach vollständiger Weichteillyse und ossärer Achsenkorrektur sollte der Hallux beim Push-up-Test spontan orthograd auf dem Os metatarsale I-Kopf stehen und sich passiv ohne großen Widerstand in gleichem Maß ab- und adduzieren lassen. Die langen Beuger- und Streckersehnen verlaufen zentriert am Großzehengrundgelenk.

Distale Os metatarsale I-Osteotomie

Der Hautschnitt erfolgt medial des Großzehengrundgelenkes zwischen dem dorsalen und plantaren Gefäß-Nerven-Bündel bis etwa 4 cm proximal des Gelenkspaltes (Abb. 35). Die kleinen Blutgefäße werden vor ihrer Durchtrennung koaguliert. Der dorsomediale Nerv wird identifiziert und weggehalten. Die Gelenkkapsel wird längs eröffnet. Ist diese bereits massiv ausgedünnt oder perforiert, lohnt es sich, bereits jetzt die dünnen dorsalen Kapselanteile über Nähte oder Doppelungen wieder zu rekonstruieren. Dies erleichtert die Kapselreduktion bzw. den Kapselverschluss am Ende des Eingriffs. Der Gelenksraum wird inspiziert und die hyaline Knorpelbeschichtung, der distale intraartikuläre Gelenkswinkel, die Sesamoideo-Metatarsal-Gelenke, Osteophyten, die Synovialis sowie das Ausmaß der Gelenkskontraktur werden beurteilt. Danach erfolgt die schrittweise Reduktion der lateralen Gelenkskontraktur zur Balancierung des Großzehengrundgelenkes. Der Mittelfußknochen wird nahe des Großzehengrundgelenkes mit der oszillierenden Säge Z-förmig durchtrennt (Abb. 36) und das distale Osteotomiefragment nach lateral verschoben. Ist die richtige Position des Fragmentes gefunden und provisorisch mit Kirschnerdraht oder Haltezange fixiert, erfolgt die Osteosythese (Abb. 37). Die Wahl des Osteosynthesematerials hängt von der Vorliebe des Chirurgen ab. Kleinfragmentschrauben haben den Vorteil, dass wegen der kleinen Bohrlöcher mehrere Fixationsversuche auf kleinem Raum möglich sind. Wichtig sind gute Kontaktflächen der Osteotomiefragmente ohne Verkippung. Bei größeren Intermetatarsale-Winkel sind nur noch kleine knöcherne Kontaktflächen vorhanden. Haltezangen eignen sich hier wegen der Tendenz zur Verkippung der Fragmente eher nicht. In diesen Fällen ist der Kirschnerdrahtfixation der Vorzug zu geben. Bei guter Knochenqualität wird die Osteosynthese mit zwei bis drei (Zug-)Schrauben vorgenommen. Eine der Schrauben sollte monokortikal in den Os metatarsale-Kopf zu liegen kommen. Bei osteoporotischem Knochen empfiehlt es sich, auf eine Fragmentkompression zu verzichten (Stellschrauben). Bei schlechtem Halt der Schrauben kann alternativ ein Miniplättchen verwendet werden (z.B. ein 2,0-Vierlochplättchen). Die Positionierung der Schrauben erfolgt meist nach situativen Kriterien. Die Schraubenlänge ist visuell und radiologisch zu kontrollieren. Eine intraartikuläre Position der Schraubenspitze oder die Friktion mit den Sesamknöchelchen muss ausgeschlossen werden.

Nach der Korrekturosteotomie wird mit der oszillierenden Säge der ossäre Überstand abgetragen. Dies erfolgt auf Höhe der Inzisur am Knochen-Knorpel-Übergang medial am Os metatarsale I-Kopf von distal nach proximal. Nach Abtragung des ossären Überstandes kann die Osteotomie nochmals beurteilt werden. Die Fragmente müssen nahtlos komprimiert sein. Im Falle einer Fragmentdiastase oder einer Verkippung kann noch nachkorrigiert werden.

Die Balancierung des Großzehengrundgelenkes wird nochmals überprüft. Ist die Weichteilspannnung am Großzehengrundgelenk symmetrisch und die Zentrierung der M. extensor hallucis longus-Sehne korrekt, kann die mediale Gelenkkapsel verschloßen werden. Der Assistent hält die Großzehe in der gewünschten Neutralposition, damit die Kapsel spannungsfrei Seit-zu-Seit readaptiert werden kann (Abb. 42). Unter Umständen muss die Kapsel hierfür noch etwas reseziert werden. Bei fortlaufender Nahttechnik (gute Druck-Zug-Verteilung) kann ein resorbierbarer Faden der Stärke 3,0 gewählt werden. Die Verwendung von dicken oder nichtresorbierbaren Fäden ist nicht nötig, da bei gut zentrierten Gelenken keine speziellen Zugkräfte auftreten. Eine Cerclage fibreux im Sinne der verspannenden Kapseldoppelung ist kontraindiziert. Sie kann neben dem asymmetrischen Weichteilzug die Abnutzung des hyalinen Knorpels beschleunigen und einen Hallux rigidus provozieren. Die Kapseldoppelung führt zudem zu einer kosmetisch unerwünschten medialen Gewebeverdickung. Durch die Hautreduktionsplastik (Abb. 43) am Ende der Operation wird neben dem kosmetischen Effekt eine Taschenbildung verhindert. Dabei darf der dorsomediale sensible Hautnerv nicht versehentlich verletzt oder eingenäht werden. Der Hautverschluss erfolgt bei uns mit einem resorbierbaren Faden in fortlaufender, intrakutaner Technik (Abb. 44).

Distale Os metatarsale I-Osteotomie mit Korrektur des Hallux valgus interphalangeus

Wird nach Korrektur des Os metatarsale I entschieden, dass der Hallux valgus interphalangeus mitkorrigiert werden muss, wird der Hautschnitt bis auf die Mitte des Großzehengrundgliedes verlängert. Die Kapselinsertion an der dorsalen Basis des Grundgliedes wird belassen. Das proximale Grundglied wird unmittelbar neben der Kapselinsertion freipräpariert und dargestellt (Abb. 38). Von medial her wird mit der oszillierenden Säge ein monokortikales Dreieck schräg aus der Basis des Grundgliedes geschnitten (Abb. 39). Die Gegenkortikalis sollte als Rotationssicherung stehen bleiben. Soll eine Rotationsfehlstellung der Großzehe mitkorrigiert werden, wird die Gegenkortikalis ebenfalls durchtrennt, die Zehe in gewünschtem Maße derotiert und mit einem feinen Kirschnerdraht provisorisch fixiert. Die Fixation der Osteotomie erfolgt über eine schräg eingebrachte Kortikalisschraube der Dimension 2,0 (Abb. 40). Die Schraubenlage und -länge werden mit dem Bildwandler überprüft. Durch die Osteotomie an der Basis der Großzehe wird das Großzehengrundgelenk zusätzlich entspannt.

Distale Os metatarsale I-Osteotomie mit Korrektur eines valgischen distalen intraartikulären Gelenkwinkels

Beim valgischen distalen intraartikulären Gelenkwinkel (DMAA) wird die Scarf-Osteotomie so modifiziert, dass die Gelenksebene des Os metatarsale I-Kopfes senkrecht zum Os metatarsale I-Schaft zu liegen kommt. Zuerst wird wie bei einer normalen Scarf-Osteotomie der horizontale Schnitt gelegt. Der distale vertikale Schnitt erfolgt parallel zur valgischen Gelenksebene am Os metatarsale I, der zweite vertikale Schnitt rechtwinklig zum Os metatarsale I-Schaft, was ein Keilexzisat ergibt. Dieses ist umso breitbasiger, je größer der zu korrigierende Winkel ist. Damit das Osteotomiefragment nach medial eingedreht werden kann, muss am proximalen vertikalen Scarf-Schnitt ebenfalls ein Keil entnommen werden. Das distale Osteotomiefragment wird nach lateral verschoben und gleichzeitig nach medial gedreht. Dadurch stellt sich der gesamte erste Strahl automatisch gerade ein, sofern die laterale Kapsulolyse am metatarsophalangealen I-Gelenk korrekt durchgeführt wurde.

Proximale Os metatarsale I-Osteotomie

Der Hautschnitt erfolgt medial, vom Großzehengrundgelenk nach proximal entlang des Schaftes des Os metatarsale I bis an das tarsometatarsale Gelenk I zwischen dem dorsalen und plantaren Gefäß-Nerven-Bündel. Der dorsomediale Nerv wird dargestellt und weggehalten. Zuerst erfolgt eine erste laterale Kapsulolyse am Großzehengrundgelenk, um die Großzehe zu mobilisieren und die Korrektur des Intermetatarsale-Winkels zu ermöglichen. Das tarsometatarsales Gelenk I wird identifiziert aber nicht eröffnet. Je nach gewünschtem Effekt kann die Osteotomie von plantar proximal nach distal dorsal oder umgekehrt angelegt werden. Wenn immer möglich, ziehen wir den Schnitt von proximal dorsal nach distal plantar vor, um die Insertion der M. tibialis anterior-Sehne medioplantar am tarsometatarsalen Gelenk I nicht zu schädigen. Die Osteotomie soll dorsal unmittelbar neben dem tarsometatarsalen Gelenk I angelegt werden, d.h. so basal wie möglich. Zur Erlangung einer maximalen Mobilität der Fragmente muss gelegentlich eine laterale Weichteillyse (durch die Osteotomie hindurch) durchgeführt werden. Die Osteotomiefragmente liegen lose im Weichteilgewebe. Es ist bei der Schiebebewegung zur Korrektur des Intermetatarsale-Winkels darauf zu achten, keinen Längenverlust zu erleiden. Soll die Lateralverschiebung mit dem Eindrehen des distalen Fragmentes zur Korrektur von sehr großen Intermetatarsale-Winkel kombiniert werden, kann ein Kirschnerdraht zu Hilfe genommen werden. Zuerst wird um das gewünschte Maß nach lateral verschoben und der Kirschnerdraht so proximal wie möglich in dp-Richtung platziert. Er dient als Drehzentrum und hilft, die Lateralverschiebung und die Länge beim Eindrehen nicht zu verlieren.

Alternativ kann auch eine ganz proximal angelegte Scarf-Osteotomie angewendet werden. Soll geschoben und eingedreht werden, muss in Analogie zur Korrektur eines valgischen distalen intraartikulären Gelenkswinkels mit der Entnahme von Keilen gearbeitet werden. Der Vorteil dieser Technik liegt im klar definierten ossären Drehzentrum. Sie ist jedoch technisch anspruchsvoller als die Ludloff-Osteotomie. Ist die gewünschte Stellung der Fragmente gefunden, wird diese mit zwei Kirschnerdrähten provisorisch fixiert. Zur definitiven Fixation eignen sich einzelne kortikale Schräubchen. Die Balancierung der Großzehe im Grundgelenk wird nochmals überprüft. Falls nötig, wird die laterale Kapsulolyse vervollständigt. Dann erfolgt der schichtweise Wundverschluss.

Operation nach Keller-Brandes

Durch einen medialen Zugang zum Großzehengrundgelenk wird das Gelenk eröffnet. Es erfolgt die laterale Kapsulolyse, um das Gelenk manipulieren zu können. Die Basis des Großzehengrundgliedes wird zurückhaltend teilreseziert (Abb. 48), um die plantare Insertion der kurzen Beugesehnen nicht zu kompromittieren. Die gewünschte Lücke sollte auf Seiten des Os metatarsale I-Kopfes geschaffen werden. Bei problemlosen Weichteilverhältnissen kann die Großzehe durch einen gelenksüberbrückenden Kirschnerdraht für rund vier Wochen stabilisiert werden (Abb. 49). Dies ermöglicht eine solide Pannusbildung im resezierten Gelenk und sorgt für eine verbesserte Stabilität. Die Gelenkkapsel kann hier für eine zusätzliche Stabilisierung ausnahmsweise gedoppelt werden. Zuletzt wird die Kutis geschlossen (Abb. 50).

Komplikationen

Neben Komplikationen wie Wundheilungsstörung, Gefäßschädigung, Nervenschädigung, ossäre Non-Union und Infektion ist vor allem die Über- oder Unterkorrektur des Hallux zu nennen. Bei massiver subjektiver Einschränkung muss eine Revisionsoperation in Erwägung gezogen werden. Bei der ossären Non-Union ohne wesentliche Dislokation lohnt sich der Versuch der temporären Ruhigstellung mit einer Unterschenkelorthese oder einem Gehgips mit Zehenplatte. Ansonsten muss eine Revisionsoperation geplant werden. Bei der Operation nach Keller-Brandes besteht bei zu aggressiver Resektion am Großzehengrundglied die Gefahr der Destabilisierung der Großzehe. Als Rückzugsmöglichkeit bietet sich hier die Arthrodese des Großzehenggrundgelenkes an.

Nachbehandlung

Bis zum ersten postoperativen Morgen wird Bettruhe verordnet. Danach erfolgt die Mobilisation in einer Unterschenkelorthese ohne Stöcke. Wir verwenden die Unterschenkelorthese anstelle eines Vorfußentlastungsschuhes, da sie die maximal mögliche relative Entlastung des operierten Hallux ermöglicht: die harte flache Sohle stabilisiert den Fuß, die Abrollrampe verhindert eine Belastung der Fußwölbung beim Gehen und die extrinsische Muskulatur des Unterschenkels wird ruhiggestellt. Damit müssen die Zehen nicht auf einem instabilen Schuh balancieren helfen, was für die postoperative Schmerzbekämpfung und Mobilisierbarkeit wesentlich ist. Vor allem ältere Patienten fühlen sich damit sicher und mobil. Die Orthese wird für vier Wochen mit normaler Belastung getragen. Nachts und ohne Belastung kann sie weggelassen werden. Vier Wochen nach dem Eingriff wird eine Röntgenkontrolle durchgeführt und anhand des ossären Durchbaues das weitere Prozedere festgelegt. Meist kann die Orthese weggelassen werden und der Übergang in die Vollbelastung mit normalem Schuhwerk vollzogen werden. Obwohl der Fuß schon früh belastbar ist, dauert es lange, bis er vollständig abgeschwollen ist. Längere Gehstrecken sind in der Regel ab der 9. Woche, sportliche Belastungen ab der 13. Woche möglich. Das Tragen von modischen Damenschuhen ist im Schnitt erst nach ca. einem halben Jahr möglich.

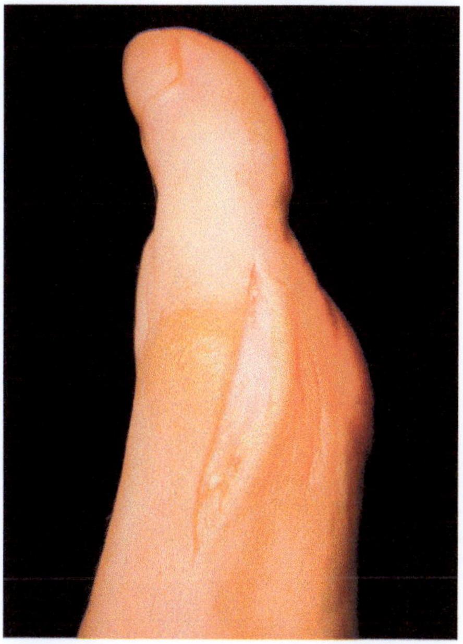

Abb. 35. Hallux valgus: Hautschnitt

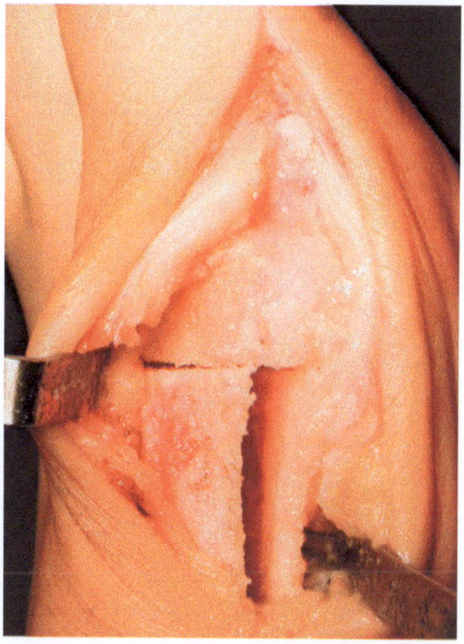

Abb. 36. Hallux valgus: distale Osteotomie

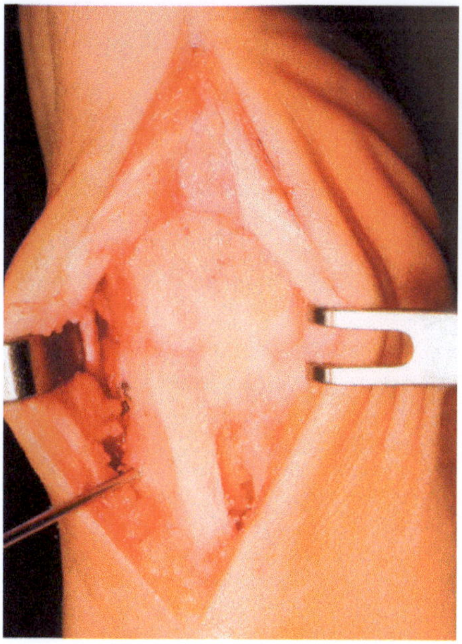

Abb. 37. Hallux valgus: Schraubenfixation

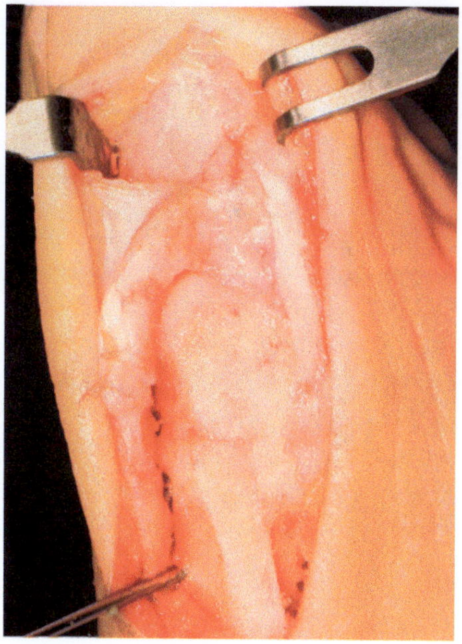

Abb. 38. Hallux valgus: Präparation Großzehengrundglied

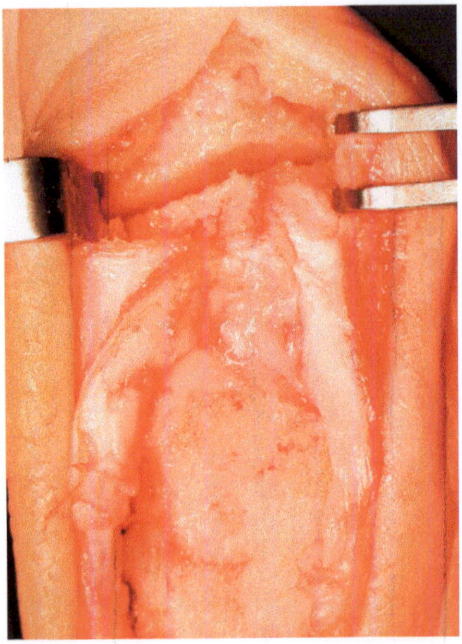

Abb. 39. Hallux valgus: Akin-Osteotomie

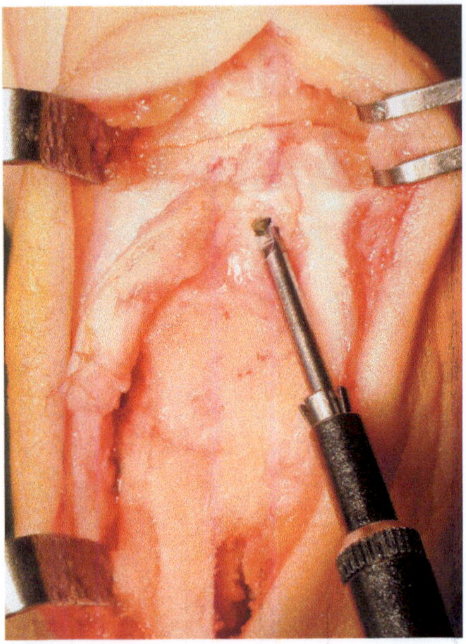

Abb. 40. Hallux valgus: Schraubenfixation Akin

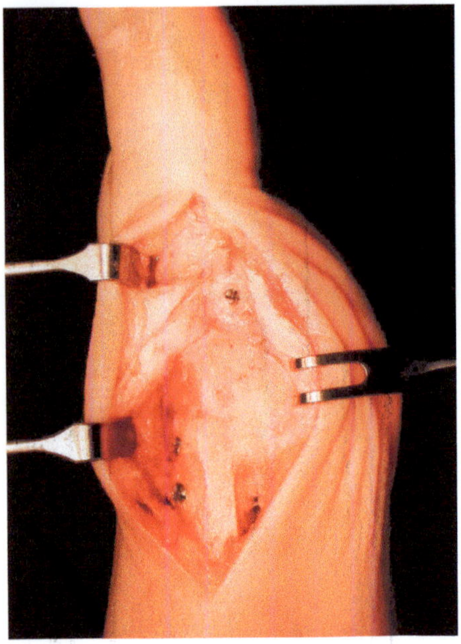

Abb. 41. Hallux valgus: Situs nach Korrektur

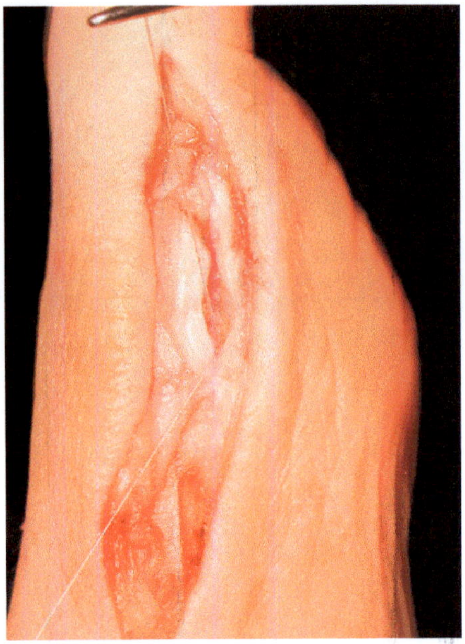

Abb. 42. Hallux valgus: Seit-zu-Seit Kapselverschluss

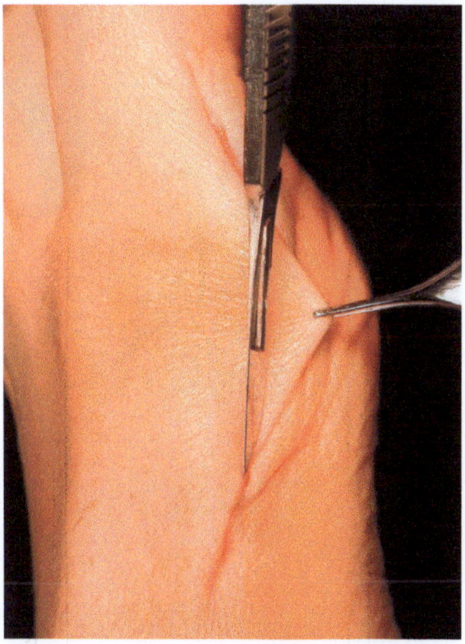

Abb. 43. Hallux valgus: Hautreduktionsplastik

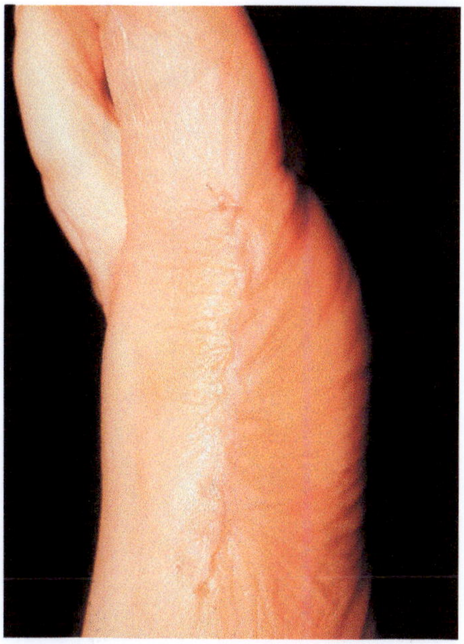

Abb. 44. Hallux valgus: Hautverschluss

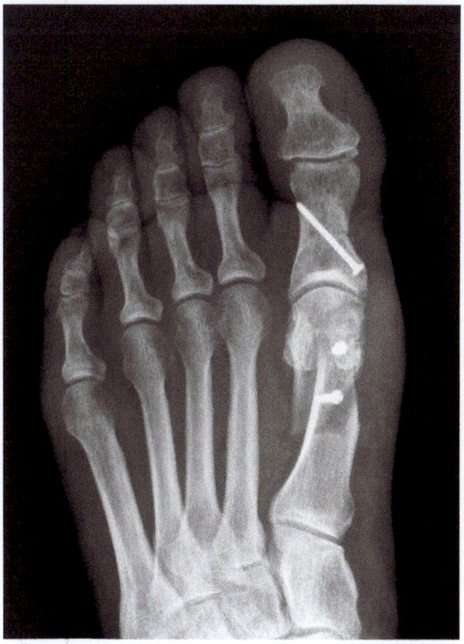

Abb. 45. Hallux valgus: Röntgenkontrolle dp

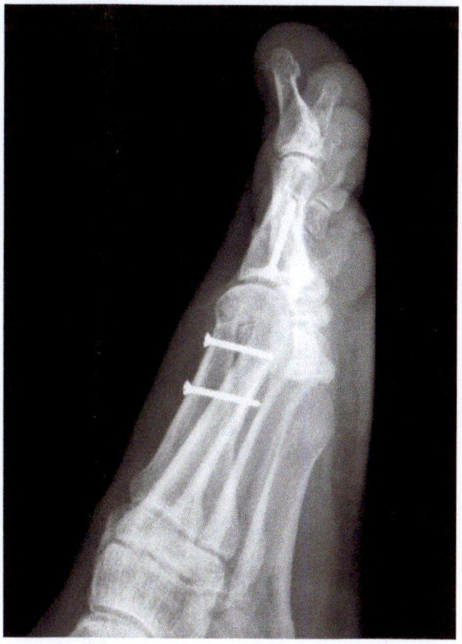

Abb. 46. Hallux valgus: Röntgenkontrolle seitlich

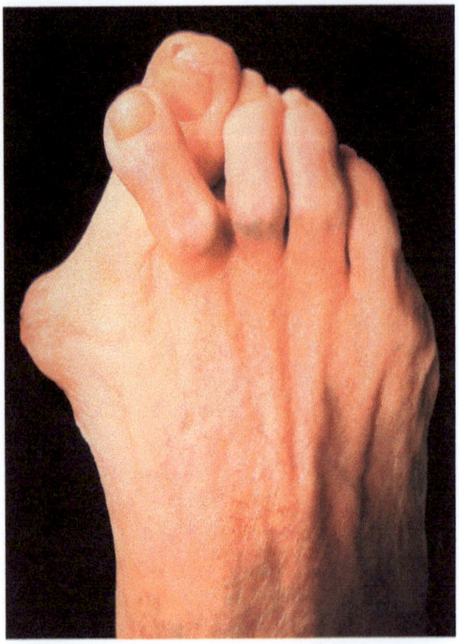

Abb. 47. Hallux valgus: präoperativer Situs

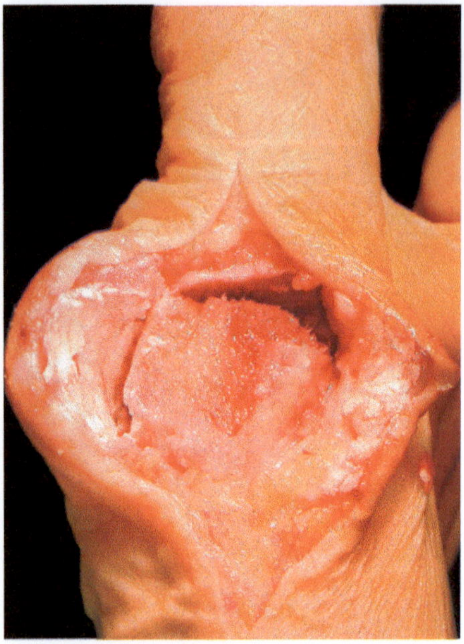

Abb. 48. Hallux valgus: ossäre Reduktionsplastik nach Keller-Brandes

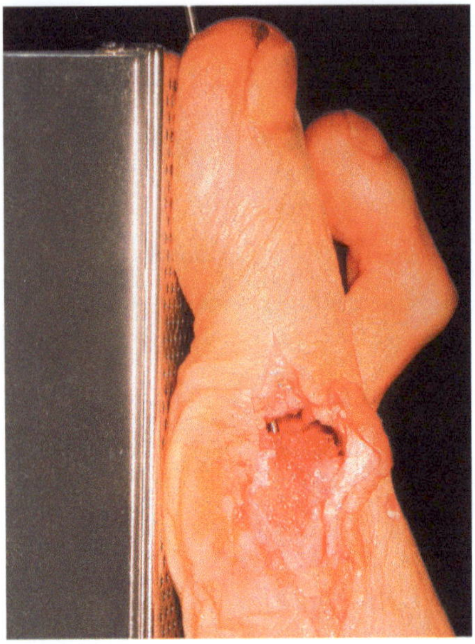

Abb. 49. Hallux valgus: Kirschnerdrahtfixation und Positionskontrolle nach Keller-Brandes

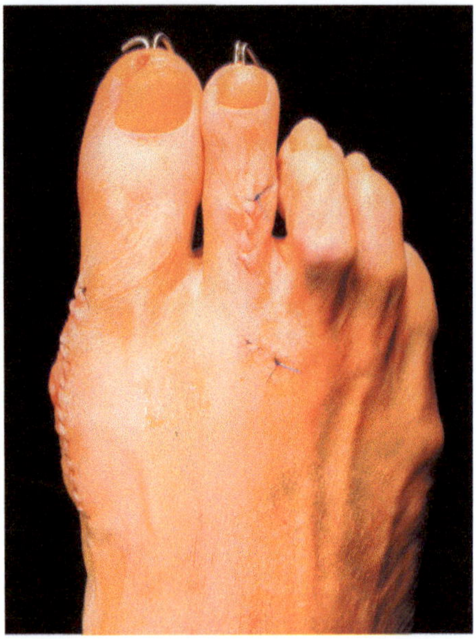

Abb. 50. Hallux valgus: postoperativer Situs nach Keller-Brandes

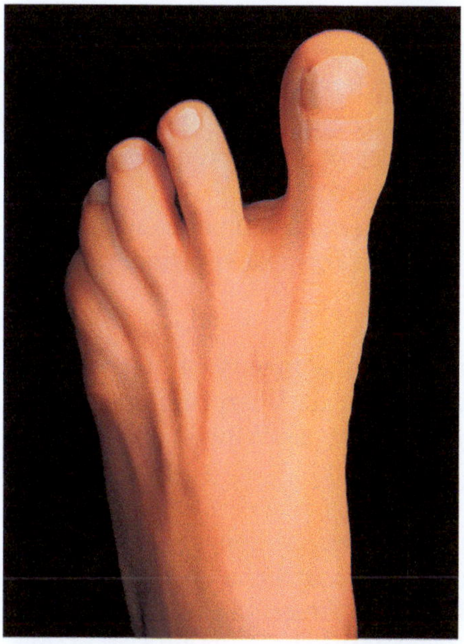

Abb. 51. Hallux varus

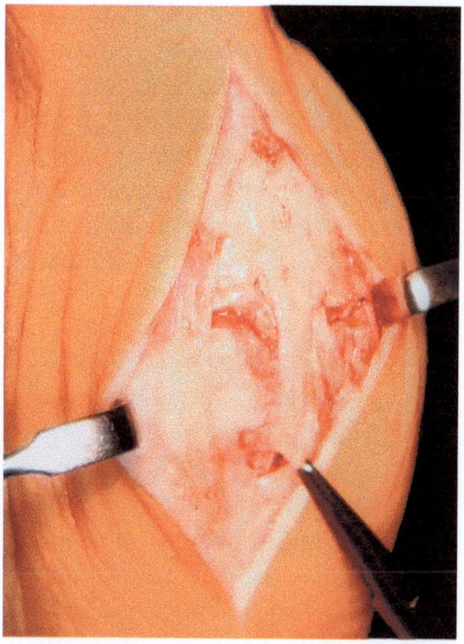

Abb. 52. Hallux varus: mediale Kapselverlängerung

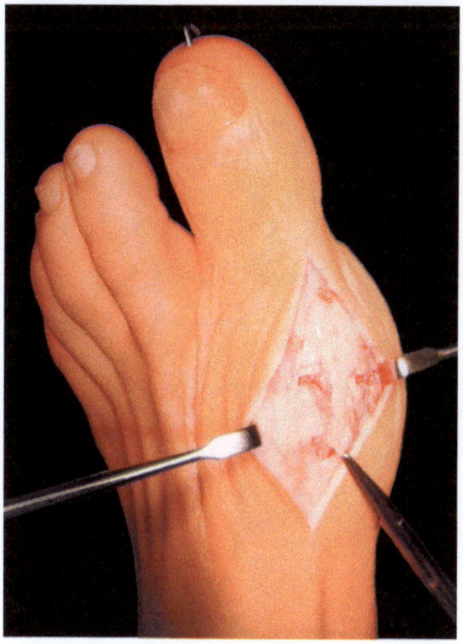

Abb. 53. Hallux varus: korrigierte Stellung

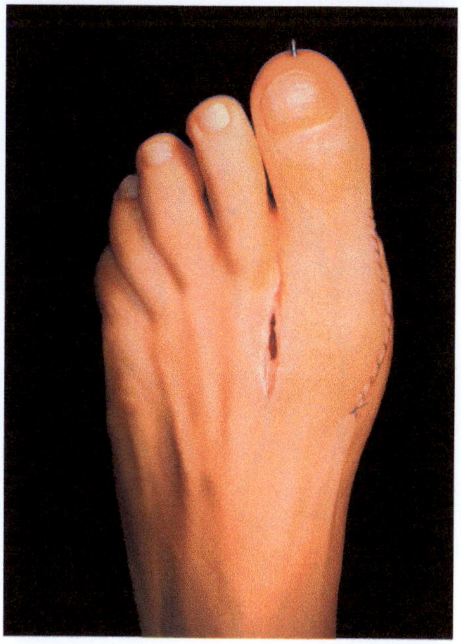

Abb. 54. Hallux varus: laterale Weichteilraffung

3.1.2 Hallux valgus interphalangeus

Es handelt sich bei diesem Krankheitsbild um eine markante Krümmung der Großzehe. Das Großzehengrundgelenk und der Intermetatarsale-Winkel sind normal, die Sesamknöchelchen sind zentriert. Die Krümmung der Großzehe führt gelegentlich zu Reibephänomenen mit der benachbarten zweiten Zehe und/oder zu einer Digitus superductus-Konfiguration.
Der Hallux valgus interphalangeus kommt häufig in Zusammenhang mit einer Hallux valgus-Deformität vor. In seiner isolierten Form ist er seltener.

Diagnostik

Die Diagnose des isolierten Hallux valgus interphalangeus ist klinisch. Eine Standardröntgenuntersuchung des Vorfußes dient zur Überprüfung des Großzehengrundgelenkes und Analyse des Intermetatarsale-Winkels.

Operationsprinzip

Die Begradigung bewirkt eine Zentrierung der langen Beuge- und Streckersehne um das Großzehengrundgelenk und eine zusätzliche Entspannung des Gelenkes selbst. Die Achsenkorrektur der Großzehe erfolgt über eine basisnahe mediale Keilosteotomie am Großzehengrundglied (Akin-Osteotomie, Abb. 55). Basisnahe sind vermehrt spongiöse Knochenanteile vorhanden, was der ossären Heilung förderlich ist. Die Osteotomie wird anschließend fixiert. Wir favorisieren die Schraubenosteosynthese (Abb. 56).

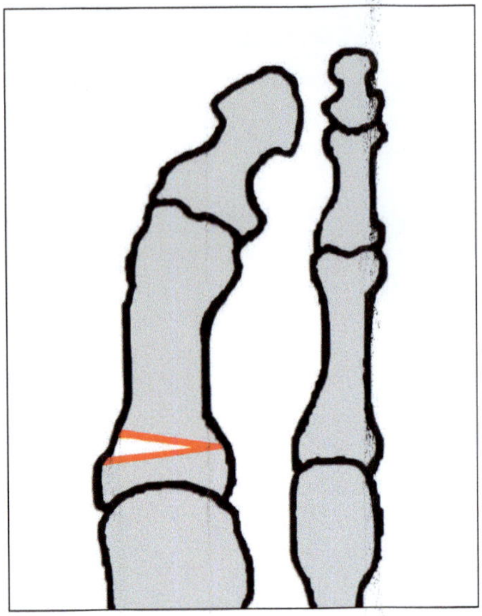

Abb. 55. Hallux valgus interphalangeus: medial zuklappende Osteotomie

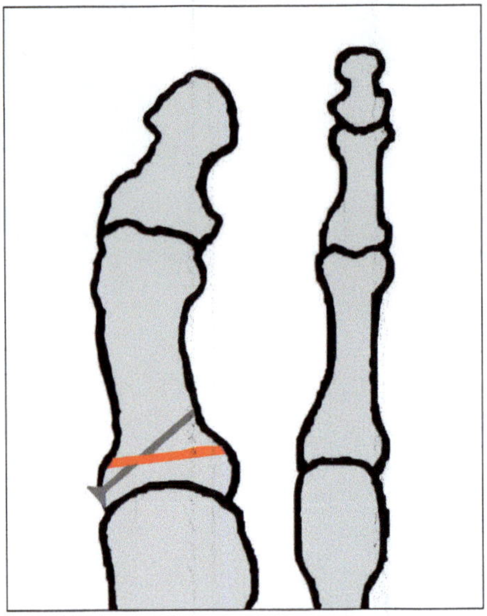

Abb. 56. Hallux valgus interphalangeus: Osteosynthese

Mit der Akin-Osteotomie kann auch eine Rotationsfehlstellung der Großzehe korrigiert werden. Liegt die Großzehenkrümmung weit distal in Nachbarschaft zum Großzehenzwischengelenk, wird die Osteotomie ebenfalls distal angesetzt. Eine Deformität der zweiten Zehe wird in gleicher Sitzung angegangen.

Operationstechnik

Das proximale Großzehengrundglied wird unmittelbar neben der Kapselinsertion freipräpariert und dargestellt (Abb. 57). Von medial her wird mit der oszillierenden Säge ein monokortikales Dreieck schräg aus der Basis des Grundgliedes geschnitten (Abb. 58). Die Gegenkortikalis sollte zur Rotationssicherung stehen bleiben. Die Größe der Basis des resezierten Knochendreiecks definiert das Ausmaß der Korrektur. Initial wird nur ein kleines Knochenfragment exzidiert, um keine Überkorrektur zu produzieren. Bei Bedarf kann zurückhaltend nachreseziert werden, bis die gewünschte Begradigung erreicht ist. Als Parameter dient neben der Ästhetik auch die Lage der M. extensor hallucis longus-Sehne über dem Großzehengrundgelenk. Durch die Osteotomie an der Basis der Großzehe wird das Großzehengrundgelenk zusätzlich entspannt.
Soll eine Innenrotationsfehlstellung der Großzehe mitkorrigiert werden, wird die Gegenkortikalis ebenfalls durchtrennt, die Zehe in gewünschtem Maße derotiert und mit einem feinen Kirschnerdraht provisorisch fixiert. Die Fixation der Osteotomie erfolgt über eine schräg eingebrachte Kortikalisschraube der Dimension 2,0 (Abb. 59). Die Schraubenlage und -länge werden mit dem Bildwandler überprüft (Abb. 60).

Komplikationen

Die Komplikationen bei der Akin-Osteotomie sind selten. Eine sekundäre Dislokation heilt per secundam oft problemlos, häufig ohne dass die Patienten dies bemerken. Bei Über- oder Unterkorrekturen muss bei Beschwerden operativ revidiert werden.

Nachbehandlung

Es genügt, einen Verbandschuh anzupassen. Dieser wird für vier Wochen getragen, kann jedoch nachts weggelassen werden. Vier Wochen nach dem Eingriff wird eine Röntgenkontrolle durchgeführt und anhand des ossären Durchbaues das weitere Prozedere festgelegt. Meist kann der Schuh weggelassen und der Übergang in die Vollbelastung mit normalem Schuhwerk vollzogen werden.

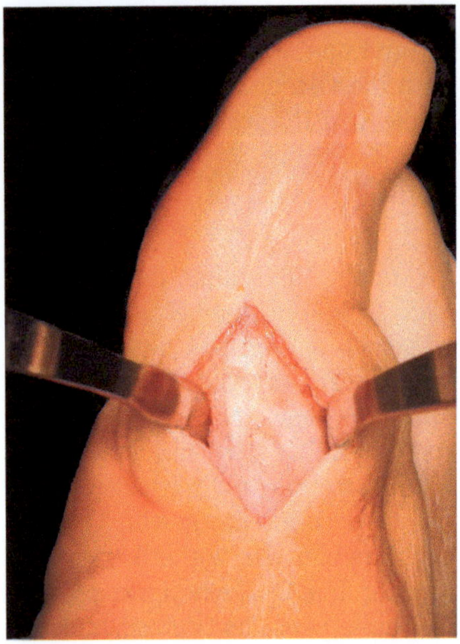

Abb. 57. Hallux valgus interphalangeus: Darstellung

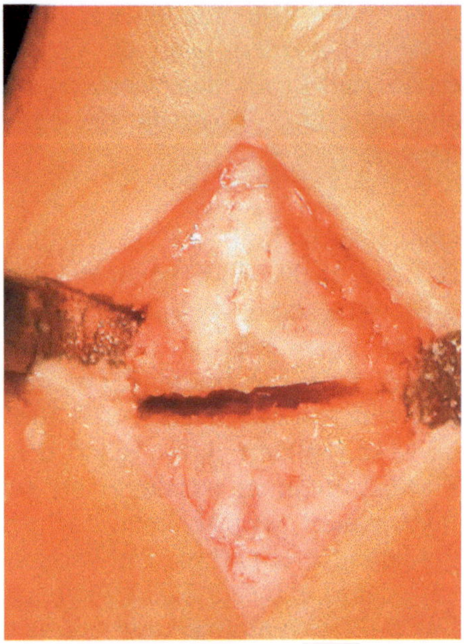

Abb. 58. Hallux valgus interphalangeus: Osteotomie nach Akin

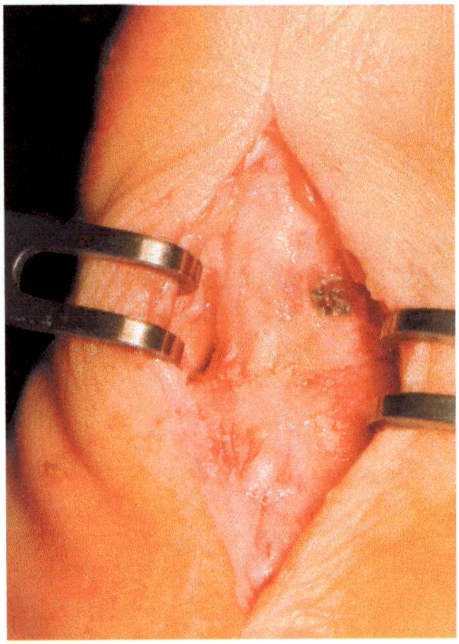

Abb. 59. Hallux valgus interphalangeus: Osteosynthese nach Akin

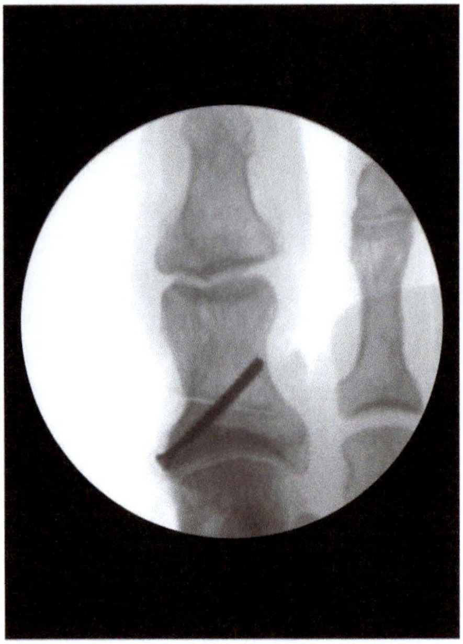

Abb. 60. Hallux valgus interphalangeus: Röntgenkontrolle

3.1.3 Hallux rigidus

Beim Hallux rigidus reduziert sich die Gesamtbeweglichkeit des Großzehengrundgelenkes zunehmend, meist infolge einer beginnenden Arthrose. Es kommt zu Synovitis, Reduktion des Gelenkknorpels und Osteophytenbildung. Die Osteophytenanlagerungen führen vor allem in der Abstoßphase des Gehens zu einem schmerzhaften dorsalen Impingement der Gelenkssynovialis. Insbesondere die Dorsalflexion ist beeinträchtigt und der Gelenksinnendruck erhöht. Im Endstadium ist das Gelenk völlig versteift. Der Hallux rigidus entsteht meist als Unfallfolge. Selten besteht eine hereditäre Komponente zur Entwicklung einer Arthrose.

Diagnostik

Die Standarduntersuchung sind belastete Röntgenaufnahmen des Vorfußes in dorsoplantarer und seitlicher Projektion, sowie ev. schräge Aufnahmen zur Reduktion des Überprojektionseffektes. Die radiologischen Veränderungen werden klassifiziert: Grad I (mild) bis III (schwer). Der Zustand des hyalinen Gelenkknorpels lässt sich im Frühstadium nur erahnen. Beim Stadium III. Grades ist der Gelenksknorpel fast oder ganz aufgehoben. Die Operationsindikation richtet sich grundsätzlich nach dem Schmerzausmaß bzw. der Einschränkung der Lebensqualität und nicht nach radiologischen Gesichtspunkten. Entscheidend für die Wahl der Operationsmethode bleibt der intraoperative Situs.
Computertomografie und Spect/CT bringen keine zusätzlichen Informationen. Die Magnetresonanztomografie kann auf der Suche nach Differentialdiagnosen (Osteochondrosis, partielle Nekrosen etc.) hilfreich sein.

Operationsprinzip

Keine Operationstechnik kann die normale Gelenksanatomie oder Funktion des Großzehengrundgelenkes wieder herstellen. Das Ziel ist die Schmerzreduktion und die damit verbundene Verbesserung der Funktion des gesamten Fußes. Es werden gelenkserhaltende Prozeduren und Arthrodesen unterschieden.

Arthrotomie, Synovektomie und Cheilektomie

In wenigen Fällen kann die isolierte Arthrotomie und Synovektomie am dorsalen Os metatarsale I sinnvoll sein, z.B. bei Knorpelverletzungen oder einer Osteochondrosis dissecans. Die Synovektomie beseitigt das Impingement, welches durch entzündetes Gewebe verursacht wird. Durch zusätzliche Anbohrung der defekten Knorpelzone mit einem Kirschnerdraht kann eine weitere Knorpelalteration hinausgezögert werden. Der hyaline Gelenksknorpel wird in der Defektzone durch Faserknorpel ersetzt.
Bei der Cheilektomie werden die störenden dorsalen Osteophyten am Os metatarsale I-Kopf entfernt (Grad I). Sie eignet sich bei erhaltenem hyalinem Knorpelüberzug in der Hauptbelastungszone des Os metatarsale I-Kopfes und

der -Basis. Die Modellierung der dorsalen Basis des Großzehengrundgliedes kann ebenfalls in die Operation miteinbezogen werden. Der Verlauf der Arthrose wird durch die Cheilektomie nicht beeinflußt.

Osteotomie

Durch die Osteotomie kann die Dorsalflexionssperre und der Gelenksinnendruck reduziert und intakter Gelenksknorpel in die Hauptbelastungszone des Gelenkes eingedreht werden. Die Art der Korrekturosteotomie hängt vom Gelenksinnendruck, dem Zustand des Gelenkknorpels und dem Ort des Knorpeldefektes ab. Gelenksnahe Osteotomien am Kopf und/oder an der Basis des Os metatarsale I verändern die Druckverteilung an der Planta pedis. Bewährt hat sich eine diskret verkürzende (Reduktion des Gelenkinnendruckes) und dorsal kippende Osteotomie des Kopfes. Liegt der Hauptdefekt des Knorpels dorsal, kann so der intakte plantare Knorpelanteil durch eine Derotationsosteotomie nach oben in die Hauptbelastungszone gedreht werden. Isolierte Knorpeldefekte können zusätzlich mit einem Kirschnerdraht angebohrt werden (Pridie-Bohrung). Osteotomien können mit einer Verkürzung durch Entnahme einer Knochenscheibe oder mit einer Cheilektomie kombiniert werden, wobei die Cheilektomie immer zuerst durchgeführt wird. Die Osteotomie am Os metatarsale I-Kopf kann mit der extendierenden, dorsal zuklappenden Osteotomie an der Basis des Großzehengrundgliedes kombiniert werden.
Für die Fixation der Osteotomien werden verschiedene Techniken propagiert. Wir bevorzugen die Osteosynthese mit Minifragmentschräubchen. Ziel ist eine intraoperative passive Dorsalflexion von 70 bis 90°. Mit einem postoperativen Beweglichkeitsverlust ist zu rechnen.
Kann der noch vorhandene plantare Knorpel nicht sicher in die Hauptbelastungszone des Gelenkes eingedreht werden, sollte auf eine Arthrodese gewechselt werden.

Resektionsarthroplastik

Noch vor wenigen Jahren war die Resektionsarthroplastik das Mittel der Wahl zur Korrektur eines Hallux rigidus. Der Druck wird reduziert und die Gelenksmobilität verbessert. Allerdings werden durch die Resektion der Großzehengrundgliedbasis die Ansätze der kurzen Beugesehnen zerstört und das Gelenk destabilisiert. Eine Großzehenfehlstellung oder Transfermetatarsalgie auf das Os metatarsale II können die Folge sein. Die Resektionsarthroplastik kann bei Infekten, schlechten Haut- oder Durchblutungsverhältnissen im Sinne des wenig invasiven Eingriffes gute Dienste erweisen.

Kapsuläre Interpositionsarthroplastik

Der Eingriff wird in ähnlicher Weise bei der Rhizarthrose der Hand (Eppingplastik) durchgeführt. Das Großzehengrundglied wird sparsam reseziert und die M. extensor hallucis brevis-Sehne inklusive dorsaler Gelenkkapsel in den Gelenkspalt interponiert. Die Sehne wird dabei mit der M. flexor hallucis brevis-Sehne plantarseitig vernäht. Es fehlen noch Daten über einen längeren Zeitraum, da diese Operationsmethode am Fuß noch nicht lange angewandt wird.

Prothetik

Bei den Prothesen am Großzehengrundgelenk kann eine Hemi- oder Totalprothese eingesetzt werden. Aktuell sind gute Resultate noch nicht regelmäßig reproduzierbar, weshalb die Prothese zurzeit eher selten angewandt wird. Die Technik der Implantation, die Mechanik des Großzehengrundgelenkes, die optimalen Winkelverhältnisse der Ossa metatarsalia und tribologische Fragen werden in diesem Zusammenhang diskutiert. Der Rückzug aus einer schmerzhaften Prothese erfolgt über eine technisch anspruchsvolle Interpositionsarthrodese (Beckenkammcorticalis).

Arthrodese

Die Arthrodese ist nach wie vor der Goldstandard zur Behandlung von fortgeschrittenen Arthrosen am Großzehengrundgelenk. Es wird eine gute Schmerzreduktion erreicht. Der Verlust der Beweglichkeit wird gut toleriert.

Grundsätzlich kann die Arthrodese über plane Flächen ausgeführt oder ein Kugelgelenk gefräst werden. Der Autor bevorzugt plane Flächen, da hierbei die ossären Kontaktflächen größer und somit stabiler sind. Der Nachteil liegt in der Verkürzung der Großzehe und der anspruchsvolleren Technik (Finden der dreidimensional korrekten Großzehenposition mit möglichst kleinem Knochenverlust). Kleinere Korrekturen der Ebenen werden am Os metatarsale I-Kopf vorgenommen, da dieser auf Grund seiner spongiösen Struktur besser zu bearbeiten ist. Wir verwenden intraoperativ eine Plexiglasplatte, um den Boden zu simulieren, die Position der Großzehe zu prüfen und das postoperative Bewegungsausmaß abzuschätzen. Das Ziel ist, dass sich die Ferse bei rechtwinklig positioniertem Fuß und bei vollem Kontakt der Großzehe auf der Platte mindestes um einen Daumen breit vom Boden anheben lässt (Abb. 63, 64). Die Großzehenstellung richtet sich dabei nach individuellen Gesichtspunkten (bei Liebhaberinnen von hohen Absätzen wird die Großzehenstellung anders gewählt als bei flachem Schuhwerk), und hängt von der Fußmorphologie und hier insbesondere von der Fußlängswölbung ab. Je höher das Rist (Pes cavus) umso mehr wird die Großzehe dorsalflektiert. Vorgefertigte Osteosynthese-Plättchen mit fixen Winkeln geben eine bestimmte Zehenposition vor und sind deshalb nur mit Vorbehalt zu empfehlen.

Operationstechnik

Arthrotomie, Synovektomie und Cheilektomie

Der Schnitt erfolgt medial am Großzehengrundgelenk mittig zwischen dem dorsalen und plantaren Gefäß-Nerven-Bündel. Die im Schnittbereich liegenden Venen werden vor deren Durchtrennung koaguliert. Der dorsomediale sensible Nervenast zur Großzehe verläuft tangential zum Präparationsbereich. Im Bereich der Gelenkskapsel wird das epikapsuläre Bindegewebe nach kranial und kaudal wegpräpariert. Die Inzision der Gelenkkapsel erfolgt längs mittig. Die Kapsel ist beim Hallux rigidus meist sehr straff gespannt und dünn und muss sorgfältig vom Knochen gelöst werden, um den späteren vollständigen Verschluss zu gewährleisten. Am dorsalen Os metatarsale I-Kopf kann der Gelenksraum gut eröffnet und erweitert werden. Ist das Großzehengrundgelenk genügend eröffnet, erfolgt die Inspektion des hyalinen Gelenkknorpels sowie der Sesamknöchelchen. Die dorsale Reizsynovia wird reseziert und freie Gelenkskörper entfernt. Asymmetrische bindegewebige Weichteilzüge und Kontrakturen am Großzehengrundgelenk und im Bereich der Sesamknöchelchen müssen korrigiert werden. Die Kapsulolyse erfolgt vorsichtig schrittweise von medial durch den Gelenkspalt. Sind die Sesamknöchelchen nach lateral subluxiert, werden Kapsel und Bänder durch einen parallelen Schnitt seitlich entlang der lateralen M. flexor digitorum brevis-Sehne durchtrennt. Eventuell müssen die Knöchelchen auch vom Unterrand des Os metatarsale I-Kopfes gelöst werden. Mit einer oszillierenden Säge wird der Os metatarsale I-Kopf dorsal großzügig tangential bis schräg an den Rand des intakten Knorpels reduziert. Das Ausmaß der Knochenreduktion ist nicht klar definiert. Die medio-laterale Gelenksstabilität soll trotz genügender Reduktion des Impingements und Verbesserung der Gelenksbeweglichkeit erhalten bleiben (Resektion nicht mehr als ein Drittel des Os metatarsale I-Kopfes). Falls nötig kann am Oberrand des Großzehengrundgliedes und/oder medial und lateral am Os metatarsale I-Kopf ossär reduziert werden. Erfahrungsgemäß gehen bei postoperativen Vernarbungsprozessen bis zu 50% der intraoperativ erreichten Beweglichkeit verloren. Ziel ist deshalb eine intraoperative passive Dorsalflexion von 70 bis 90°. Der Verschluss der Gelenkkaspel erfolgt spannungsfrei durch Seit-zu-Seit-Adaptation. Falls nötig, werden überschüssige Kapselanteile reduziert. Wir verwenden einen feinen, monofilen, resorbierbaren Faden und nähen in fortlaufender Technik. Die Großzehe wird dabei in Neutralstellung gehalten. Der Hautverschluss erfolgt bei uns intrakutan mit resorbierbarem monofilen Faden.

Osteotomie

Die Exposition des Zielgebietes erfolgt in gleicher Weise wie bei der Cheilektomie. Nach Eröffnung des Gelenkes wird der Entscheid für das genaue Pro-

zedere gefällt. Liegt der Knorpeldefekt zentral, muss eine Arthrodese in Betracht gezogen werden. Plantarseitige Defekte können eventuell durch die Entfernung der Sesamknöchelchen behandelt werden. Dorsale Defekte mit erhöhtem Gelenksinnendruck eignen sich für die Osteotomie.
Ist eine Reduktion des Gelenkinnendruckes nötig, führen wir die Verkürzung am Großzehengrundglied durch. Dadurch wird das Os metatarsale I nicht wesentlich verkürzt und die Gewichtsverteilung auf die anderen Metatarsalia nicht kompromittiert (Transfermetatarsalgie). Soll die Knorpelfläche eingedreht werden, erfolgt die Osteotomie am Os metatarsale I-Kopf, da hier der Spielraum für eine Korrektur größer ist und der spongiöse Knochen gut heilt. Zuerst wird die dorsale Schrägosteotomie am Metatarsale I angelengt. Der Schnitt erfolgt monokortikal und V-förmig von dorsal schräg in den plantaren Os metatarsale I-Kopf. Die Breite der Basis des Knochenkeiles definiert das Ausmaß der Eindrehbewegung des Kopfes. Ist die gewünschte Position erreicht, wird eine schräge 2,0-Schraube in einem Winkel von etwa 45° zur Osteotomie eingebracht. Der dorsale Überstand des Os metatarsale I-Kopfes wird reseziert. Die Gelenksspannung wird beurteilt: Muss das Gelenk zusätzlich entlastet werden, wird auf der Seite des Großzehengrundgliedes ein paralleles bikortikales Knochenstück entnommen. Die Schnittebene ist schräg, damit eine Schraube zur Stabilisierung der Verkürzung bequem eingebracht werden kann. Die Dicke des entnommenen Knochenstückes definiert das Ausmaß der Gelenksentspannung. Nach Prüfung der Gelenksbeweglichkeit erfolgt unter Umständen eine zusätzliche Kapsulolyse, vor allem plantar bei den Sesamknöchelchen. Nach der Kontrolle mit dem Bildwandler werden die Weichteile schichtweise verschlossen.

Resektionsarthroplastik

Durch einen medialen Zugang zum Großzehengrundgelenk wird das Gelenk eröffnet. Es erfolgt eine laterale Kapsulolyse, um das Gelenk manipulieren zu können. Nun wird die Basis des Großzehengrundgliedes zurückhaltend teilreseziert, um die plantare Insertion der kurzen Beugesehnen nicht zu kompromittieren. Die gewünschte Lücke sollte auf der Seite des Os metatarsale I-Kopfes geschaffen werden. Bei problemlosen Weichteilverhältnissen kann die Großzehe durch einen gelenksüberbrückenden Kirschnerdraht für rund vier Wochen stabilisiert werden. Dies ermöglicht eine solide Pannusbildung im resezierten Gelenk und sorgt für eine verbesserte Stabilität. Mit der Gelenkkapsel kann hier für eine zusätzliche Stabilisierung ausnahmsweise eine Doppelung zur Anwendung kommen.

Arthrodese

Die Exposition des Zielgebietes erfolgt in gleicher Weise wie bei der Cheilektomie. Zuerst werden mit der Säge die periartikulären Osteophyten (Abb.

61) abgetragen und die Weichteile der Gelenksumgebung durch den Gelenksinnenraum hindurch so weit wie möglich lysiert. Wichtig sind die Lyse der lateralen Gelenkkapsel und die Tenotomie der M. adductor hallucis-Sehne an der Basis des Os metatarsale I. So lässt sich die Großzehe gut manipulieren und ergibt sich ein guter Einblick in den Gelenksraum, was für die Definition der Osteotomieebenen hilfreich ist. Danach werden plane Arthrodeseflächen unter möglichst kleinem Knochenverlust geschaffen (Abb. 62). Am besten wird die Großzehe in der gewünschten Endposition gehalten, um sich eine Bild der Resektionsebene am Os metatarsale I-Kopf und am Großzehengrundglied zu machen. Zur Überprüfung der Großzehenposition wird die Großzehe mit einem Kirschnerdraht temporär fixiert und mit der Plexiglasplatte kontrolliert (Abb. 63, 64). Nachresektionen erfolgen am besten am Os metatarsale I-Kopf, da dieser weich und gut modellierbar ist. Auf diese Weise kann die optimale Zehenposition gefunden werden. Sehr wichtig ist es, die Arthrodeseflächen großzügig anzufrischen, um die ossäre Überbrückung der Arthrodese zu erleichtern. Dies gilt vor allem für die Fläche am Großzehengrundglied mit seinem harten subchondralen Knochen. Oszillierendes Sägen kann bei harter Knochenkonsistenz zu Hitzenekrosen am subchondralen Knochen führen. Deshalb muss beim Anfrischen der Flächen das ausgebohrte Knochenmehl sorgfältig entfernt werden. Die Flächen werden in der gewünschten Position aufeinandergesetzt und über einen oder zwei Kirschnerdrähte provisorisch fixiert. Nach nochmaliger Positionskontrolle mit der Plexiglasplatte erfolgt die Osteosynthese mit komprimierenden Schräubchen und Minifragmentplatte (Abb. 65–67). Bei Anwendung einer dorsalen Platte soll auf eine gute Kongruenz im plantaren Bereich der Arthrodese geachtet werden, um eine Diastase und unvollständige Überbrückung zu verhindern. Es ist von Vorteil, die Kompressionsschrauben plantar und vor dem Anlegen der dorsalen Platte einzubringen. Bei sehr weichem Knochen kann die dreidimensionale Stabilität der Arthrodese durch eine mediale Platte wesentlich verbessert werden. Wir verwenden hierfür Plättchen der Dimension 2,0. Die oft vorhandene Arthrose zwischen den Sesamknöchelchen und dem Os metatarsale I-Kopf erweist sich klinisch nach der Arthrodese meist als asymptomatisch. Geringfügig deformierte Sesamknöchelchen können deshalb belassen werden. Vor dem Verschluss der Gelenkkapsel wird mit dem Bildwandler die Position von Knochen und Implantaten in zwei Ebenen überprüft.

Komplikationen

Die Hauptkomplikation ist die ossäre Non-Union bzw. die Pseudarthrose. Diese hat ihren Grund meist in einer ungenügenden Kompression der Arthrodeseflächen, einer zu frühzeitigen übermäßigen Belastung des operierten Fußes oder in Störungen der Mikrozirkulation (Hitzenekrose). Die Selbstheilungstendenz von Pseudarthrosen ist schlecht, sodass meistens eine Revisionsoperation

diskutiert werden muss. Manchmal reicht es, die Implantate zu entfernen. Die Pseudarthrose erlaubt in diesen Fällen schmerzlose Wackelbewegungen, ohne dass sich die Großzehenposition sekundär verändert. Reicht die Metallentfernung nicht aus, muss eine Rearthrodese durchgeführt werden. Die Arthrodeseflächen müssen bis in den gut vaskularisierten Knochen um einige Millimeter reseziert, gut angefrischt, mit Spongiosa zu unterfüttert (Spongiosaplastik) und dann mittels Plattenosteosynthese nochmals fixiert werden. Bei schlechter Knochenqualität wird eine zweite mediale Platte verwendet.
Verletzungen des dorsomedialen sensiblen Nervs der Großzehe können zu hartnäckigen, sehr schmerzhaften Neuropathien führen. Eine gelegentlich beobachtete postoperative Hypo- oder Hyperästhesie in diesem Bereich ist meist passager. Ist der Nerv selbst nicht verletzt, ist er konservativen Therapien zugänglich.

Nachbehandlung

Wir applizieren eine dorsale Schiene und verordnen Bettruhe für die erste Nacht. Dies ist der Abschwellung und der Schmerzreduktion förderlich. Ab dem ersten postoperativen Tag erfolgt die Mobilisation unter Vollbelastung in einem Vorfußentlastungsschuh mit Sohlenversteifung und Abrollrampe, wobei das Großzehengrundgelenk selbst konsequent ruhig gestellt werden muss. Der Schuh wird für insgesamt 4 Wochen getragen, ohne Gehstöcke. Die effizienteste Entlastung wird mit einer Unterschenkelorthese gewährleistet, d.h. unter Miteinbezug der extrinsischen Wadenmuskulatur. Bei Patienten mit schlechter Compliance oder mangelhaften koordinativen Fähigkeiten oder nach einer Rearthrodese lohnt sich die Applikation eines Unterschenkel-Gehgipses mit Zehenplatte. Dieser kann nicht abgenommen werden und bietet älteren Patenten auch nachts (Toilettengang) einen sicheren Schutz. Es erfolgt eine möglichst baldige passive Großzehenmobilisation nach Maßgabe der Beschwerden. Eine zu frühe aktive Belastung sollte vermieden werden, um den Circulus vitiosus von Schmerzen – Schwellung – verzögerter Belastbarkeit – übermäßigem Beweglichkeitsverlust zu vermeiden. Eine Hallux-Silikonbandage kann bei empfindlicher Narbe und zur Abschwellung bei trockenen, geschlossenen Wundverhältnissen nach Fadenentfernung benutzt werden.
Für Osteotomien und Arthrodese erfolgt nach 4 Wochen eine Röntgenkontrolle (Abb. 68). Bei genügender ossärer Konsolidation kann die Vollbelastung mit normalem Schuhwerk erlaubt werden. Unterstützende Physiotherapie mit Gangtraining erleichtert das Vertrauen in die Fußstabilität. Die volle Belastbarkeit des Fußes wird ca. 8 Wochen nach dem Eingriff erreicht. Mit einer Restschwellung ist für einige Monate zu rechnen. Bei Adipositas und chronisch-venöser Insuffizienz dauert die Abschwellung länger.

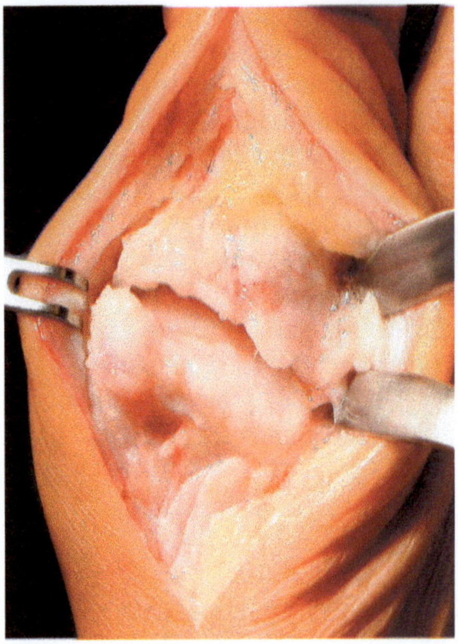

Abb. 61. Hallux rigidus

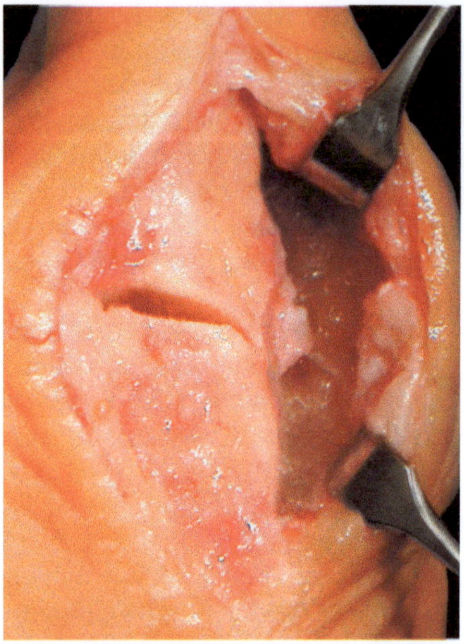

Abb. 62. Hallux rigidus: Arthrodeseflächen

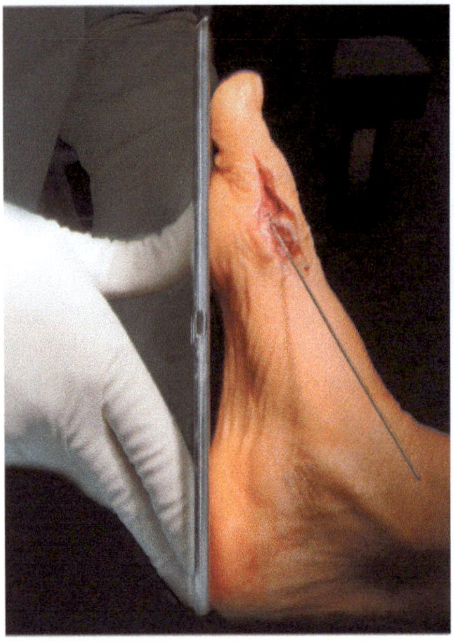

Abb. 63. Hallux rigidus: Kontrolle Neutralstellung

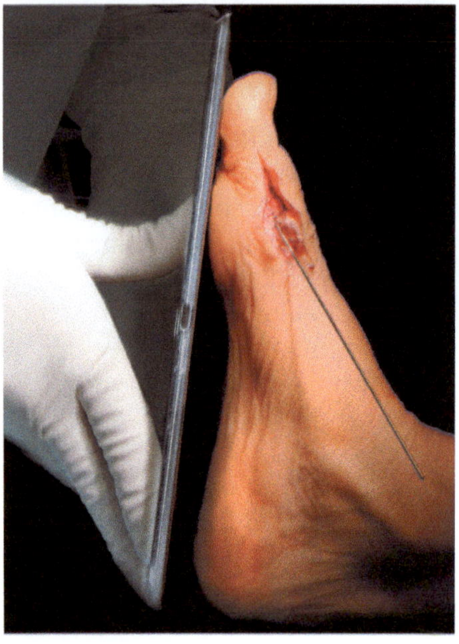

Abb. 64. Hallux rigidus: Simulation Abstoßphase

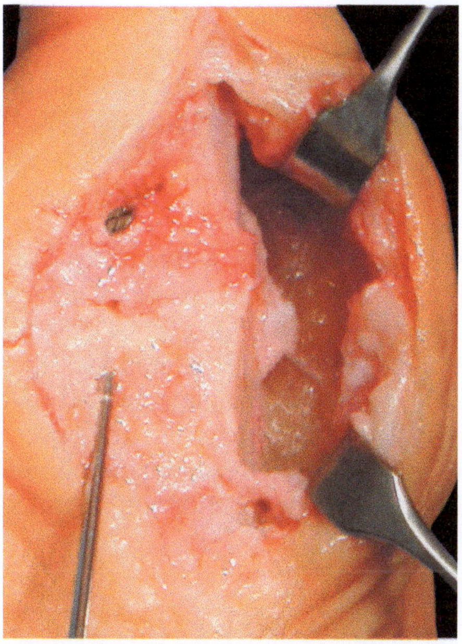

Abb. 65. Hallux rigidus: Kompression

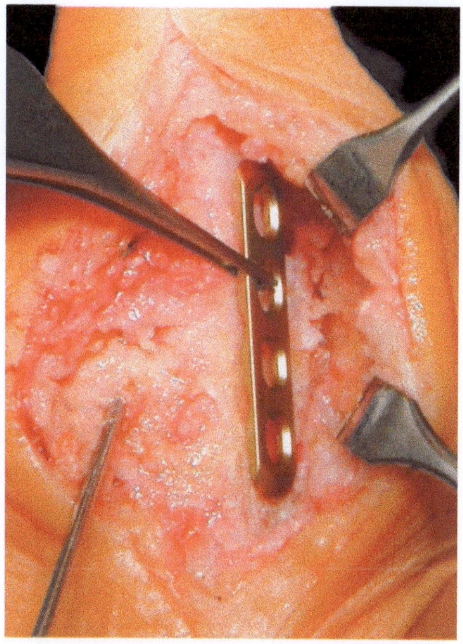

Abb. 66. Hallux rigidus: Neutralisation

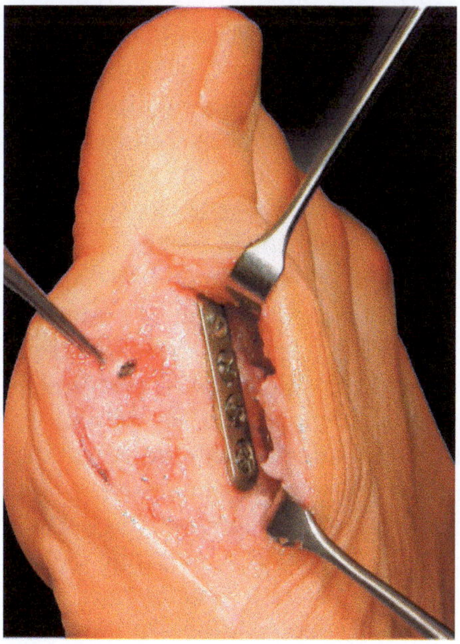

Abb. 67. Hallux rigidus: Plattenosteosynthese

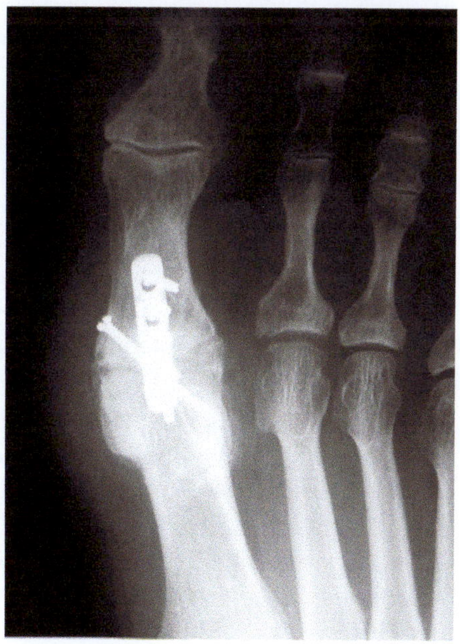

Abb. 68. Hallux rigidus: Röntgenkontrolle

3.1.4 Arthrose Interphalangealgelenk

Die Minderbeweglichkeit im Großzehenzwischengelenk ist meist bedingt durch eine Arthrose. Diese ist oft posttraumatischen Ursprungs. Es kommt zu Synovitis mit Einklemmphänomen, Reduktion des Gelenkknorpels, Osteophytenbildung und Schmerzen.

Diagnostik

Zur Standarduntersuchung gehören belastete Röntgenaufnahmen des Vorfußes in dorsoplantarer und seitlicher Projektion. Der Zustand des hyalinen Gelenkknorpels lässt sich aber im Frühstadium nur erahnen. Entscheidend für die Wahl der Operationsmethode bleibt der intraoperative Situs. Die Operationsindikation richtet sich grundsätzlich nach dem Schmerzausmaß und nicht nach radiologischen Gesichtspunkten. Computertomografie und Spect/CT bringen keine zusätzlichen Informationen. Die Magnetresonanztomografie kann auf der Suche nach Differentialdiagnosen (Osteochondrosis, partielle Nekrosen etc.) in Ausnahmefällen hilfreich sein.

Operationsprinzip

Das Ziel ist die Schmerzreduktion und die damit verbundene Verbesserung der Gesamtfunktion des Fußes. Grundsätzlich werden gelenkserhaltende Prozeduren (Synovektomie/Cheilektomie), die Resektionsarthroplastik und die Arthrodese unterschieden. Bei den gelenkserhaltenden Eingriffen wird im Wesentlichen eine Synovektomie durchgeführt. Diese beseitigt das Impingement, welches durch entzündetes Gewebe verursacht wird. Bei der Cheilektomie werden die störenden dorsalen Osteophyten am Interphalangealgelenk (IP-Gelenk) entfernt. Sie eignet sich nur in Fällen, bei denen der hyaline Knorpelüberzug erhalten ist. Der Verlauf einer beginnenden Arthrose wird durch die Cheilektomie nicht beeinflusst. Erfahrungsgemäß gehen bei postoperativen Vernarbungsprozessen bis zu 50% der intraoperativ erreichten Beweglichkeit verloren.

Bei der Resektionsarthroplastik soll der Gelenksdruck reduziert und die Gelenksmobilität verbessert werden. Durch die Resektion der Basis des Großzehenendgliedes kann der Ansatz der langen Beugesehne zerstört und das Gelenk destabilisiert werden. Eine Großzehenfehlstellung oder eine Transfermetatarsalgie auf das Os metatarsale II können die Folge sein. Die Resektionsarthroplastik kann bei Infekten, schlechten Haut- oder Durchblutungsverhältnissen im Sinne des wenig invasiven Eingriffes gute Dienste erweisen.

Die Arthrodese ist nach wie vor der Goldstandard zur Behandlung von fortgeschrittenen Arthrosen am Großzehenzwischengelenk. Es wird eine gute und sichere Schmerzreduktion erreicht. Der Verlust der Beweglichkeit wird gut toleriert.

Das Finden der dreidimensional korrekten Großzehenposition mit möglichst kleinem Knochenverlust ist in diesem engen Gelenk schwierig. Wir verwenden intraoperativ eine Plexiglasplatte, um den Boden zu simulieren und damit die Position des Endgliedes zu prüfen. Das Großzehenendglied soll flach auf der Plexiglasplatte aufliegen. Vorgefertigte Osteosynthese-Plättchen mit fixen Winkeln geben eine bestimmte Zehenposition vor und sind deshalb nur mit Vorbehalt zu empfehlen.

Operationstechnik

Synovektomie/Cheilektomie

Der Schnitt erfolgt medial am Interphalangealgelenk mittig zwischen dem dorsalen und plantaren Gefäß-Nerven-Bündel. Die im Schnittbereich liegenden Venen werden vor deren Durchtrennung koaguliert. Der dorsomediale sensible Nervenast zur Großzehe verläuft parallel zum Präparationsbereich und darf nicht verletzt werden. Im Bereich der Gelenkskapsel wird das epikapsuläre Bindegewebe nach kranial und kaudal wegpräpariert, um eine optimale Übersicht zu erhalten. Die Inzision der Gelenkkapsel erfolgt längs mittig. Die Kapsel ist am Interphalangealgelenk dünn und sehr straff gespannt und muss sorgfältig vom Knochen gelöst werden. Ist das Gelenk genügend eröffnet, erfolgt die Inspektion des hyalinen Gelenkknorpels. Falls nötig, wird die dorsale Reizsynovia reseziert und dorsale Osteophyten entfernt. Die mediolaterale Gelenksstabilität soll dabei erhalten bleiben. Der Verschluss der Gelenkkaspel erfolgt spannungsfrei durch Seit-zu-Seit-Adaptation. Wir verwenden einen feinen, monofilen, resorbierbaren Faden und nähen in fortlaufender Technik. Die Großzehe wird dabei in Neutralstellung gehalten. Der Hautverschluss erfolgt intrakutan mit resorbierbarem monofilem Faden.

Resektionsarthroplastik

Schnittführung, Präparation und Exposition des Zielgebietes erfolgen in gleicher Weise wie bei der Cheilektomie. Das Gelenk wird nicht durch eine Lyse gelöst, um nach der Knochenresektion keine übermäßige Instabilität zu riskieren. Es wird nun vom Endglied und Grundglied je eine ca. 3 mm dicke Knochenscheibe reseziert. Die Lücke kann mit einem Kirschnerdraht temporär überbrückt werden. Schließlich erfolgt der Kapsel- und Hautverschluss.

Arthrodese

Schnittführung, Präparation und Exposition des Zielgebietes erfolgen in gleicher Weise wie bei der Cheilektomie. Dann erfolgt die maximal mögliche Weichteillyse der Gelenksumgebung durch den Gelenksinnenraum hindurch. Wichtig ist v.a. die Lyse der lateralen Gelenkkapsel. So ergibt sich ein möglichst guter Einblick in den Gelenksraum, was für die Definition der Osteotomie-Ebenen hilfreich ist. Grundsätzlich werden für die Arthrodese plane Flächen erzeugt (Abb. 69). Sind die Arthrodeseflächen definiert, werden sie durch Anbohrung großzügig angefrischt, um die ossäre Überbrückung der Arthrodese zu fördern. Oszillierendes Sägen kann bei harter Knochenkonsistenz zu Hitzenekrosen am subchondralen Knochen führen und behindern die spätere Heilung. Deshalb muss beim Anfrischen der Flächen das resultierende Knochenmehl sorgfältig entfernt werden. Die Flächen werden in der gewünschten Position aufeinandergesetzt und über einen oder zwei Kirschnerdrähte provisorisch fixiert. Nach Positionskontrolle mit der Plexiglasplatte (Abb. 70) erfolgt die Osteosynthese mit einer dorsal angelegten 2,0-Minifragmentplatte. Um die Nagelwurzel nicht zu verletzen, verwenden wir ein T-Plättchen (Abb. 71). Dabei soll auf eine gute Kongruenz im plantaren Bereich der Arthrodese geachtet werden, um eine Diastase und unvollständige Überbrückung zu verhindern. Die Kompression erfolgt vor allem über das exzentrische Einbringen der Plattenschrauben (Abb. 72), da kaum Platz für eine mechanisch an sich sinnvolle isolierte Zugschraube vorhanden ist. Bei sehr weichem Knochen kann die dreidimensionale Stabilität der Arthrodese durch eine dorsal und medial angelegte Platte wesentlich verbessert werden. Wir verwenden hierfür Plättchen der Dimension 2,0. Bei guter Knochenqualität kann auch eine axial eingebrachte Schraube verwendet werden. Es ist darauf zu achten, dass das Schraubenende am Großzehengrundglied cortical zu liegen kommt. Dies sichert eine gute Kompression und Verankerung der Schraube. Mit dem Bildwandler wird die Position von Knochen und Implantaten überprüft. Schließlich erfolgt der Kapsel- und Hautverschluss.

Komplikationen

Das Gelenk ist sehr engräumig und straff angelegt. Dies vermindert die Gesamtübersicht und erschwert die gute Knochenfixation wesentlich. Die häufigste Komplikation betrifft deshalb die ossäre Non-Union. Die Non-Union kann in eine Resektionsarthroplastik umgewandelt werden. Ansonsten muss die Rearthrodese mit Spongiosaunterfütterung und dorsaler und medialer Platte diskutiert werden. Verletzungen des Nervs können zu einer hartnäckigen, sehr schmerzhaften Neuropathie führen. Eine gelegentliche postoperative Hypo- oder Hyperästhesie ist dagegen meist passager. Ist der Nerv selbst nicht verletzt, ist er konservativen Therapien zugänglich. Bei versehentlichen Manipulationen am nahe gelegenen Nagelbett kann es zur Schädigung des Großzehennagels kommen.

Nachbehandlung

Wir applizieren eine dorsale Schiene und verordnen Bettruhe für die erste Nacht. Dies ist der Abschwellung und der Schmerzreduktion förderlich. Ab dem ersten postoperativen Tag erfolgt die Mobilisation unter Vollbelastung in einem Verbandsschuh mit Sohlenversteifung und Abrollrampe, wobei das Großzehengrundgelenk selbst konsequent ruhig gestellt werden muss. Der Verbandsschuh wird für insgesamt 4 Wochen getragen, ohne Gehstöcke. Die effizienteste Entlastung wird mit einer Unterschenkelorthese gewährleistet. Bei Patienten mit schlechter Compliance oder mangelhaften koordinativen Fähigkeiten lohnt sich die Applikation eines Unterschenkel-Gehgipses mit

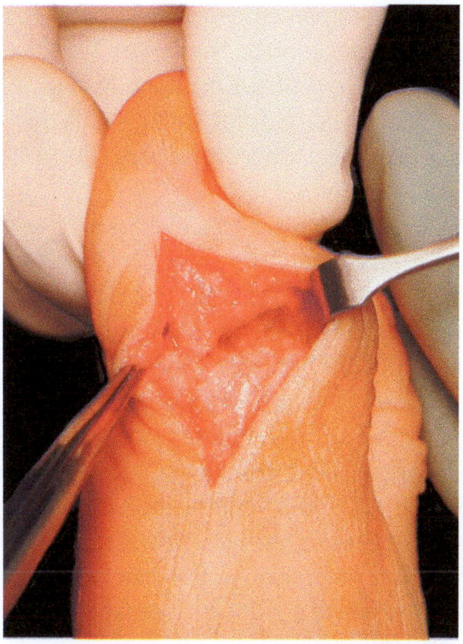

Abb. 69. Arthrose IP: Arthrodeseflächen

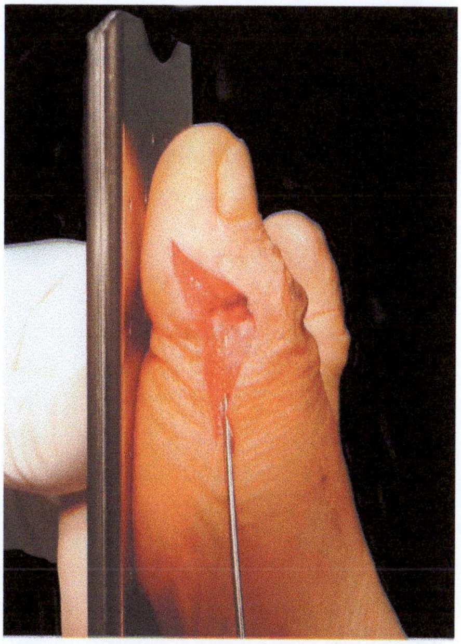

Abb. 70. Arthrose IP: Positionskontrolle

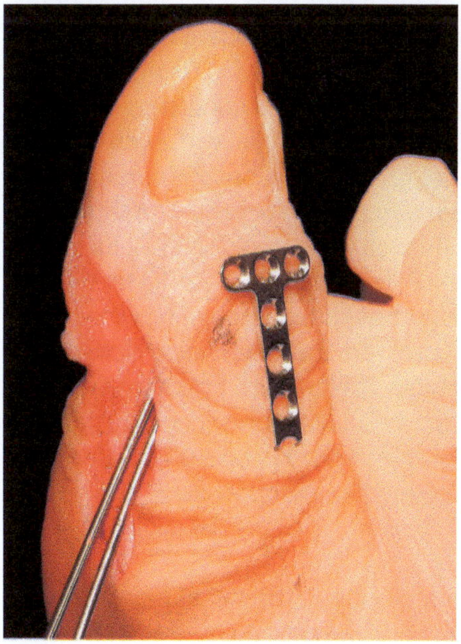

Abb. 71. Arthrose IP: Plättchenvorbereitung

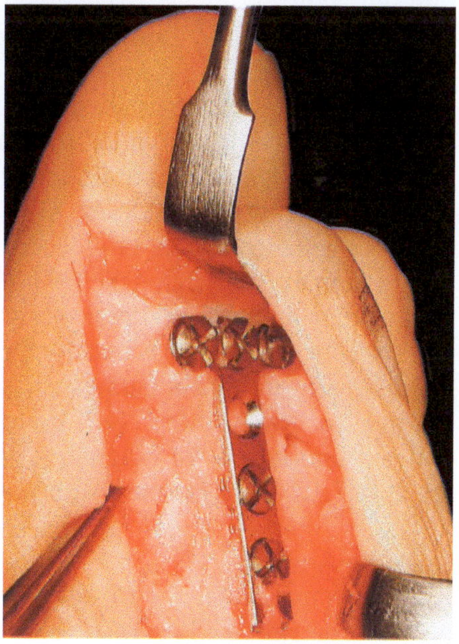

Abb. 72. Arthrose IP: Arthrodese

Zehenplatte. Dieser kann nicht abgenommen werden und bietet älteren Patenten auch nachts (Toilettengang) einen sicheren Schutz. Nach vier Wochen erfolgt eine möglichst baldige passive Großzehenmobilisation nach Maßgabe der Beschwerden. Für Osteotomien und Arthrodese erfolgt nach 4 Wochen eine Röntgenkontrolle. Bei genügender ossärer Konsolidation kann die Vollbelastung mit normalem Schuhwerk erlaubt werden.

3.1.5 Sesamknöchelchen

In Anbetracht ihrer exponierten Lage, verursachen die Sesamknöchelchen unter dem Großzehengrundgelenk erstaunlich selten Probleme. Im Vordergrund stehen die Arthrose mit dem Os metatarsale-Köpfchen, die Osteochondrose, Frakturen und Pseudarthrosen. Die Sesamknöchelchen sind durch die aus allen Richtungen inserierenden Ligamente und Sehnen bindegewebig straff eingebettet. Aufgrund ihrer Anatomie können sie entweder Beschwerden im Gelenk oder Sehnenprobleme vortäuschen. Die häufigsten klinischen Differentialdiagnosen: akute oder chronische subsesamoidale Bursitis, lokale Neuropathie des medialen oder lateralen plantaren sensiblen Nervenastes, Ausstrahlungsschmerz einer Neuropathie am Henry-Knoten (Joggers foot), Verletzung der plantaren Sehnenplatte und Hallux rigidus.

Diagnostik

Klinisch steht die lokale Druckdolenz am medialen oder lateralen Knöchelchen im Vordergrund. Durch passive Dorsalflexion oder aktive Plantarflexion der Großzehe steigt der Anpressdruck der Knöchelchen an das Os metatarsale I. Dadurch kann der Schmerz besser definiert und genauer lokalisiert werden. Konventionelle Röntgenbilder sowohl im dorsoplantaren wie auch im seitlichen Strahlengang vermitteln infolge von Überprojektionsphänomenen nur einen oberflächlichen Eindruck. Am besten eignen sich Schrägaufnahmen des Vorfußes von medial oder lateral oder am besten in der axialen Projektion. Mit diesen Aufnahmen können die Position der Sesamknöchelchen, die metatarsosesamoidale Arthrose und Frakturen beurteilt werden. Letztere lassen sich oft nur schlecht von einem Os sesamoidale bipartitum unterscheiden. Nur scharfe Bruchkanten und das anamnestische Trauma lassen eine Fraktur vermuten. Für den Nachweis einer Fissur, Pseudarthrose oder trophischen Störung eignet sich am besten die Magnetresonanztomografie. Eine Szintigraphie oder ein SPECT/CT kommen nur in ausgesuchten Fällen zum Einsatz.

Operationsprinzip

Bei der symptomatischen metatarso-sesamoidalen Arthrose ist mangels valabler Alternativen die Resektion des betroffenen Sesamknöchelchens indiziert. Bei der Fraktur, der Pseudarthrose und dem symptomatischen Os sesamoidale bipartitum muss entschieden werden, ob das betroffene Sesamknöchelchen osteosynthetisiert, teilreseziert oder vollständig entfernt werden soll. Die Größe der Fragmente und ihre Durchblutung spielen für die Wahl der Operationsmethode die entscheidende Rolle. Eine frische Querfraktur mit zwei etwa gleich großen Fragmenten beim jungen Patienten wird osteosynthetisiert. Bei einer Pseudarthrose oder einem symptomatischen Os sesamoidale bipartitum mit zweifelhafter Knochentrophik ist die Resektion zu empfehlen. Eine Teilresektion bewährt sich nur bei deutlich ungleich großen Knochenfragmenten. Bei der Osteochondrose kann in der Frühphase (keine Formveränderung, reduzierte Durchblutung ohne Nekrose) die Pridiebohrung versucht werden. Die dadurch erzielte Druckentlastung kann die Revaskularisierung fördern. Besteht eine Nekrose muss die vollständige Resektion erfolgen (Abb. 73, 76).

Operationstechnik

Die Schnittführung erfolgt unmittelbar plantar medial (Darstellung des medialen Sesamknöchelchens) bzw. plantar lateral (Darstellung des lateralen Sesamknöchelchens) unter Schonung der sensiblen Nerven. Der Schnitt soll nicht in der Hauptbelastungszone zu liegen kommen. Der sensible Nervenast wird identifiziert und weggehalten. Die Galea aponeurotica wird längs inzidiert und von der plantaren Oberfläche des Knöchelchens abgelöst. Der distale und der proximale Anteil des Knöchelchens werden identifiziert.

Bei der Pridiebohrung wird der subchondrale Knochen vielfach mit einem 1,5-Bohrer bis auf die Gegenkortikalis angebohrt.

Für die Osteosynthese werden die Gelenksflächen großzügig mit einem Kirschnerdraht oder Bohrer angefrischt, mit einem Kirschnerdraht fixiert und über ein Minischräubchen komprimiert. Bei der frischen Fraktur entfällt das Anfrischen. Die Schwierigkeit bei der Osteosynthese liegt im Einbringen des Schräubchens in Längsrichtung: Die optimale Ansatzposition des Bohrloches befindet sich in der kurzen Beugesehne, das Sesamknöchelchen liegt dem Os metatarsale I straff an und kann schlecht mobilisiert werden.

Bei der partiellen oder vollständigen Entfernung wird das Knöchelchen sorgfältig aus der bindegewebigen Ummantelung gelöst. Die umgebenden Sehnen werden angeschlungen, um einer Sehnenretraktion zuvorzukommen, Wir verwenden hierfür einen atraumatischen PDS-Faden der Stärke 0. Danach wird das Sesamknöchelchen vollständig entfernt (Abb. 74, 75). Die Großzehe in ihrer korrekten Stellung gehalten und der Faden verknüpft. Er hält die Sehnenspannung aufrecht und dient als Narbenbrücke, auch wenn sich wegen der Defektlücke ein Luftknoten gebildet hat. Bei Verschluss der Subkutis muss ein Einnähen des sensiblen Nervs vermieden werden.

Komplikationen

Eine Schädigung des sensiblen Nervs kann sehr hartnäckige Schmerzen zur Folge haben. Eine iatrogen bedingte Dysbalance der Sehnenzüge kann zu

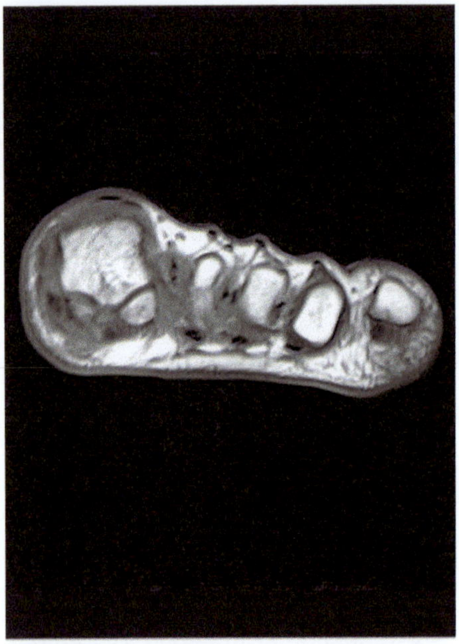

Abb. 73. Sesamknöchelchen: MRT mit medialer Osteonekrose

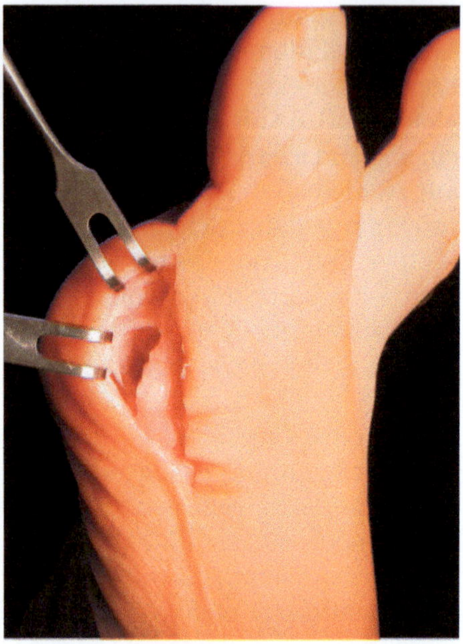

Abb. 74. Sesamknöchelchen: Exzision

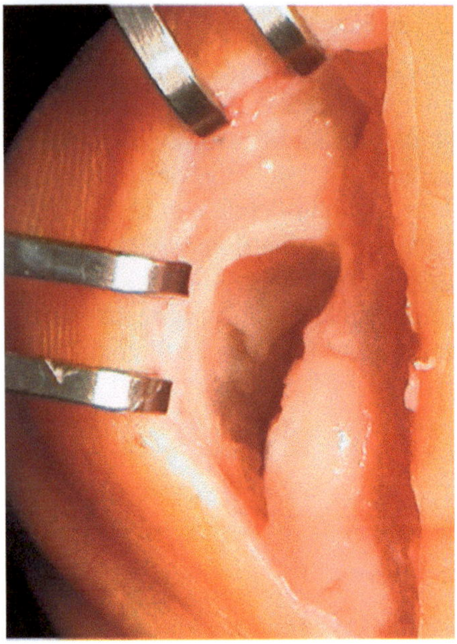

Abb. 75. Sesamknöchelchen: Exzisionshöhle

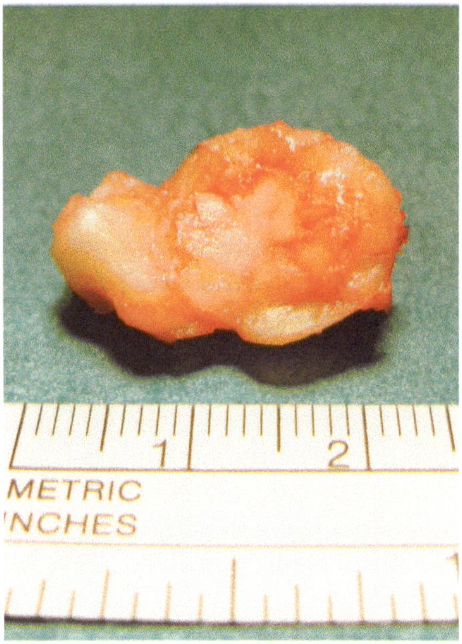

Abb. 76. Sesamknöchelchen: nekrotisches Exzisat

einer sekundären Großzehenfehlstellung führen. Die Spannung der M. flexor hallucis brevis-Sehne muss aufrechterhalten werden, um eine Valgus- oder Varusfehlstellung der Großzehe zu verhindern. Die Sehnenrekonstruktion ist in diesen Fällen sehr schwierig und muss unter Umständen mit einer Arthrodese des Großzehengrundgelenkes behoben werden. Eine Non-Union nach Osteosynthese kann durch fokussierte Stoßwellentherapie oder effiziente Ruhigstellung, als ultima ratio durch Reosteosynthese oder vollständige Resektion behandelt werden.

Nachbehandlung

Die dorsale Schiene wird bis zur gesicherten Wundheilung belassen. Anschließend erfolgt der Wechsel auf einen Unterschenkelgehgips mit Zehenplatte. Mit dem Gehgips ist die stockfreie Vollbelastung erlaubt. Er wird 4 Wochen belassen. Anschließend wird auf Alltagschuhe mit harter Sohle gewechselt. Der Belastungsaufbau erfolgt individuell. Nach zwei Monaten sollte die Aufnahme eines sportlichen Trainings möglich sein.

3.1.6 Unguis incarnatus

Typischerweise werden Eingriffe an den Zehennägeln unterschätzt. Bei unsorgfältiger Ausführung sind sie äußerst schmerzhaft und zeigen eine hohe Rezidivquote. Für gute Operationsresultate ist eine tadellose Anästhesie und Blutsperre des Fußes notwendig. Nur so ist eine genügende Übersicht im Bereich der Nagelwurzel gewährleistet.
Entgegen der landläufigen Meinung ist eine partielle (Nagelwandrevision) oder komplette Nagelentfernung nicht zwingend unästhetisch. Der Nagel wird dabei nicht gezogen, sondern mitsamt der Nagelwurzel frei präpariert. Die vollständige Entfernung der Nagelwurzel im Resektionsbereich ist dabei zentral. Bei der vollständigen Nagelresektion verhornt das subunguale Bindegewebe des Nagelbettes und bildet eine Art Ersatznagel.

Operationstechnik

Keilexzision des Nagelrandes

Der Schnitt erfolgt äußerst sparsam am Nagelrand. Es sollen nur die deformierten Nagelanteile reseziert werden. Besteht keine Nageldeformität, kann die sichtbare Nagelresektion auf einen Millimeter reduziert werden. Wir benutzen hierfür eine gerade Schere, die von distal nach proximal unter den Nagel geführt wird (Abb. 77). Die Schnittverlängerung in die Haut über der Nagelwurzel erfolgt mit dem Messer um etwa 5–10 mm. Vom proximalen Schnittende wird wieder nach distal geschnitten und so der Nagelrandwall sparsam reseziert (Abb. 78). Die Klinge wird hierbei senkrecht bis auf den Knochen geführt. So wird ein Keil mit Nagel-, Haut- und Nagelwurzelanteilen

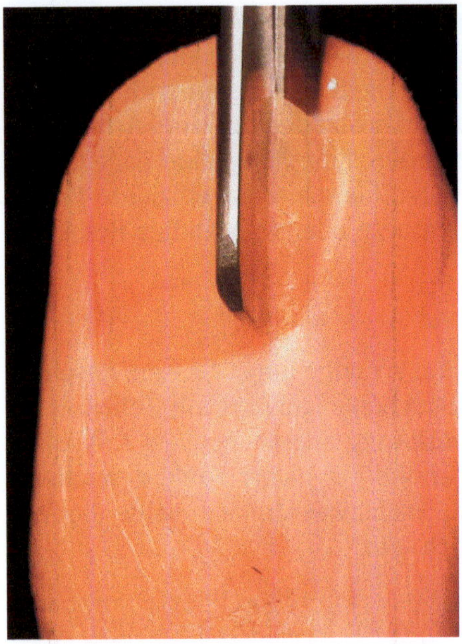

Abb. 77. Unguis incarnatus: Nagelinzision

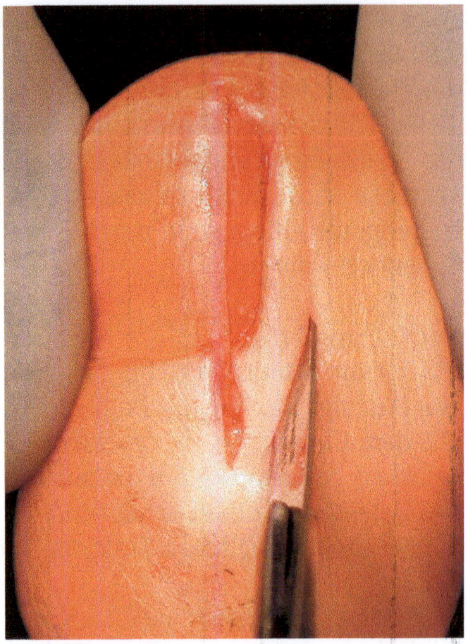

Abb. 78. Unguis incarnatus Nagelwall-inzision

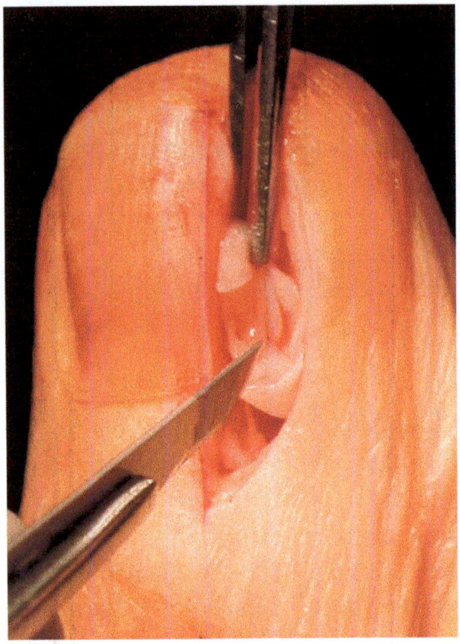

Abb. 79. Unguis incarnatus: Resektion Nagelwurzel

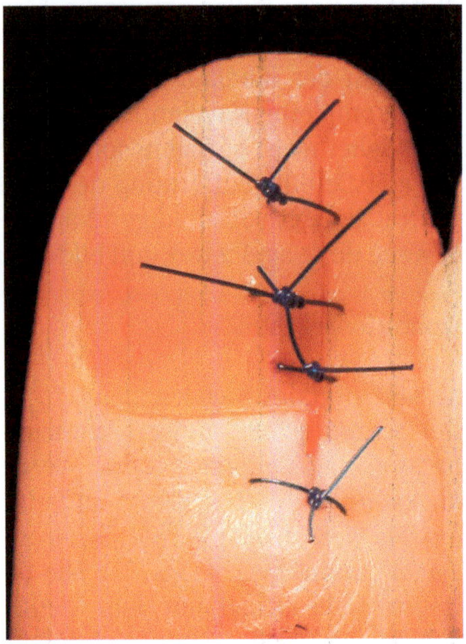

Abb. 80. Unguis incarnatus: Verschluss

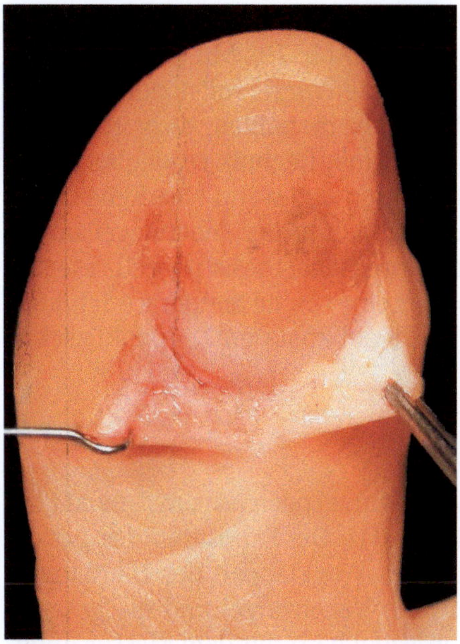

Abb. 81. Nagelexzision: Darstellung Nagelwurzel

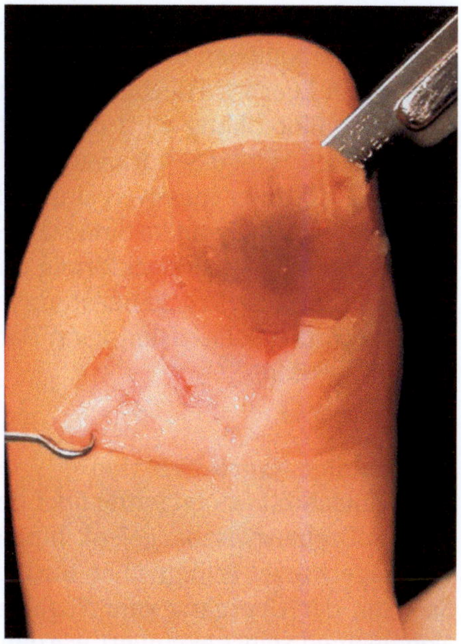

Abb. 82. Nagelexzision: Nagelluxation

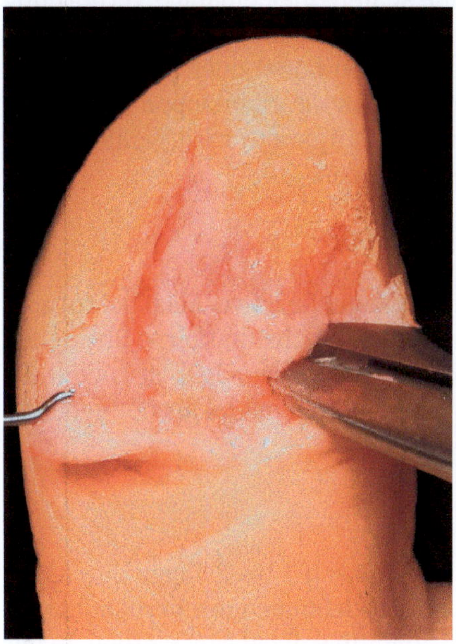

Abb. 83. Nagelexzision: Resektion Nagelwurzel

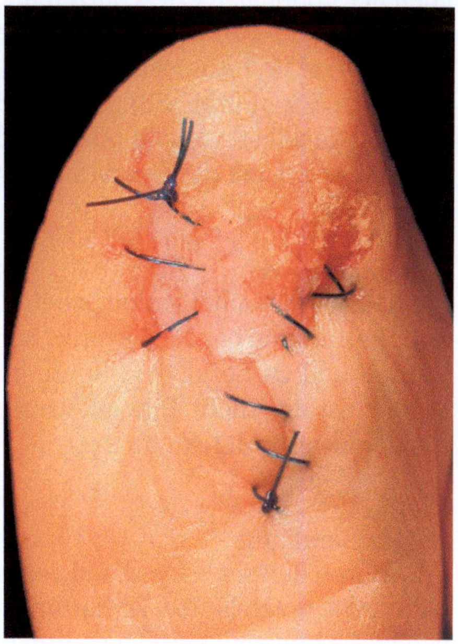

Abb. 84. Nagelexzision: Verschluss

exzidiert. Dann erfolgt die Exposition und vollständige Abtragung der Nagelwurzel vom Knochen bis seitlich unter die Haut (Abb. 79). Mit einem scharfen Löffel oder Luer wird nachgeschabt und damit die Wurzel vollständig entfernt. Nach der Blutstillung wird die Haut mit einem monofilen, nicht resorbierbaren Faden Seit-zu-Seit transungual in Einzelknopftechnik readaptiert (Abb. 80). Im Falle einer massiven akuten Entzündung und wenn eine Keilexzision nicht möglich ist, kann im Sinne der Sofortmaßnahme der Zehennagel am Ort des Hauptbefundes dreieckförmig unter Leitungsanästhesie partiell reseziert werden. Durch die Druckentlastung resultiert eine rasche temporäre Schmerzreduktion. Die Keilexzision kann dann zu einem späteren Zeitpunkt elektiv geplant werden.

Vollständige Nagelextraktion

Der Hautschnitt erfolgt mittig über der Nagelwurzel nach proximal, nicht über das Großzehenzwischengelenk hinaus (Abb. 81). Die Exposition der gesamten Nagelwurzel erfolgt über türflügelartiges Wegklappen der Hautlappen. So kann der Übergang vom Nagelbett in die Nagelwurzel und die gesamte Nagelwurzel selbst exponiert werden. Der Nagel wird mit dem Messer unterfahren, ohne das bindegewebige Nagelbett zu verletzen (Abb. 82). Geschieht dies dennoch akzidentell, sollte das Nagelbett vernäht werden, um den Knochen der Endphalanx zu schützen und eine spätere gleichmäßige Verhornung („Ersatznagel") zu sichern. Danach erfolgt die vollständige Entfernung der Nagelwurzel und Ausschabung mit dem scharfen Löffel oder Luer bis in die seitlichen Ecken (Abb. 83). Abschließend werden die Hautlappen zusammen mit dem Nagelbett vernäht (Abb. 84). Mit einer Fettgaze werden Verklebungen des Verbandes mit der Operationsnarbe vermieden.

Komplikationen

Die häufigsten Komplikationen betreffen die Nagel-Rezidive. Auch bei sorgfältiger Entfernung der Nagelwurzel können kleine Wachstumskerne übersehen werden und zu Rezidiven führen. Im Bereich der Zehennägel ist zudem die Infektionsrate erhöht. Dies gilt vorallem für Patienten mit lokal oder generalisiert reduzierter Infektabwehr.

Nachbehandlung

Wir führen den ersten Verbandwechsel bereits nach 1 bis 2 Tagen durch. Damit wird schmerzhaften Verhärtungen und Verklebungen des Verbandes vorgebeugt. Mit einem Verbandsschuh kann ab initio voll belastet werden. In der Regel erfolgt die Fadenentfernung drei Wochen postoperativ. Normalerweise wird ab der vierten Wochen geschlossenes Schuhwerk toleriert.

3.1.7 Kleinzehendeformationen

Kleinzehendeformationen sind häufig. Sie treten alleine oder in Kombination mit anderen Fußproblemen auf. Auch kombinierte Problemstellungen sind möglich, was zu einer insgesamt großen Varietät von Möglichkeiten führt. Klinisch zu unterscheiden sind die Krallenzehe oder die Hammerzehe oder Mischformen. Für den Operationsansatz ist die Unterscheidung von flexiblen, partiell fixierten oder fixierten Fehlstellungen wichtig. Flexible Fehlstellungen werden durch einen reinen Weichteileingriff, partiell fixierte Fehlstellungen meist mit einem Eingriff im proximalen interphalangealen Gelenk (PIP) und fixierte Fehlstellungen immer mit einem kombinierten Eingriff am proximalen interphalangealen Gelenk und Weichteilen korrigiert.

Diagnostik

Die Diagnostik ist vorwiegend klinisch. In erster Linie muss beurteilt werden, ob die Deformität ein lokales Vorfußproblem darstellt oder ob ein Kausalzusammenhang mit dem Fuß und dem Unterschenkel (Rekrutierungsphänomen) zu finden ist.

Bei einem Rekrutierungsphänomen führt die verkürzte Wadenmuskulatur zu einer funktionellen Spitzfußstellung. Durch die passive Dorsalflexion des Fußes bei gestrecktem Kniegelenk kann die Dehnbarkeit der oberflächlichen, zweigelenkigen Wadenmuskulatur (Mm. gastrocnemii) im Seitenvergleich überprüft werden. Stark verkürzte Wadenmuskeln ziehen den Fuß in eine Plantarflexion. Der Patient überwindet diesen Muskelwiederstand beim Gehen durch ein permanentes übermäßiges Anspannen der Zehenextensoren (Rekrutierung). Es kommt zur flexiblen, im Spätstadium zu einer fixierten Hammerzehendeformation. In ausgeprägten Fällen ist auch die Großzehe betroffen.

Typischerweise zeigt sich das Rekrutierungsphänomen schon, wenn der Patient mit hängenden Beinen sitzt. Die Füße sind dabei plantar flektiert und die Zehen in den metatarsophalangealen-Gelenken übermäßig extendiert. Dies zeigt sich in äußerst prominenten Sehnen der Zehenstrecker am Fußrücken.

Bei der flexiblen Fehlstellung kann die betroffene Zehe manuell ohne Widerstand in eine Normalstellung redressiert werden. Betroffen sind meist das distale interphalangeale Gelenk oder das metatarsophalangeale Gelenk.

Sind von den drei Zehengelenken (distales und proximales interphalangeales Gelenk, metatarsophalangeales Gelenk) einzelne fixiert, spricht man von einer partiell fixierten Fehlstellung. Meist ist das proximale interphalangeale Gelenk in Flexion fixiert und kann manuell nicht in die Normalstellung redressiert werden.

Bei der vollständig fixierten Fehlstellung befinden sich alle drei Zehengelenke in einer Fehlstellung. Meist zeigen das distale und das proximalen interphalangealen Gelenk eine Flexionskontraktur, und das Grundglied am metatarso-

phalangealen Gelenk steht dorsal extendiert. In der Frühphase besteht oft eine Instabilität des Grundgliedes in dp-Richtung. In fortgeschrittenen Fällen steht das metatarsophalangeale Gelenk subluxiert oder luxiert. Es kommt zu einer Kausalkette mit Verschiebung des plantaren Fettgewebepolsters unter den Os metatarsale-Köpfchen weg nach ventro-kranial und zur Ueberdehnung der plantaren Platte. Die sensiblen Nerven in der Umgebung werden überdehnt und provozieren neuralgiforme Schmerzen.
Im sog. „Push up-Test" wird manuell Druck plantar kapital auf den Vorfuß ausgeübt, der Fuß in den rechten Winkel redressiert und so der Boden simuliert. Flexible Fehlstellungen im metatarsophalangealen Gelenk können so von fixierten unterschieden werden:

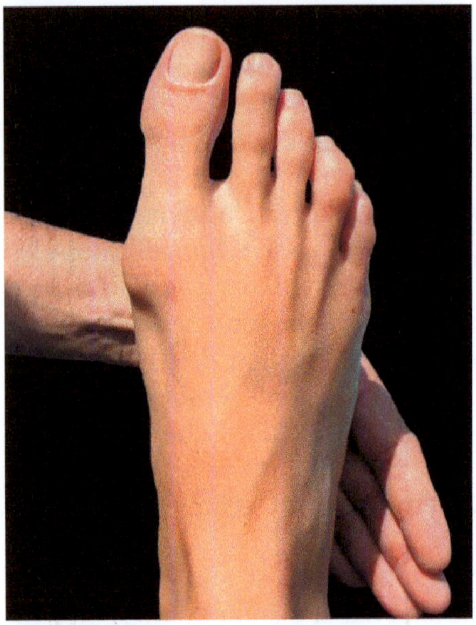

Abb. 85. Push-up Test: Flexible Fehlstellung

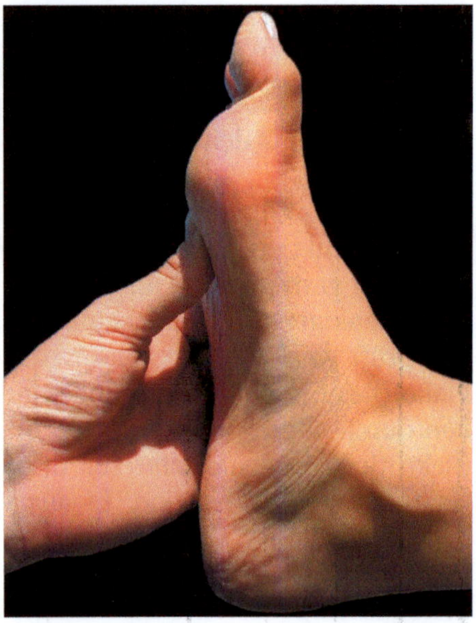

Abb. 86. Push-up Test: Fixierte Fehlstellung

Auch die Schmerzlokalisation ist diagnostisch hilfreich. Schmerzen im Zehenendglied finden sich meist bei der Krallenzehe, Schmerzen im dorsalen proximalen interphalangealen Gelenk Gelenk (Clavus) meist bei der Hammerzehe. Metatarsalgien und Überdehnungen der Plantarnerven finden sich oft bei dorsalflektierten Zehengrundgliedern. Die Nervenschmerzen können in chronischen Fällen ein Morton'sches Neurom vortäuschen.
Belastete Röntgenaufnahmen in dorsoplantarer und seitlicher Projektion zeigen das Alignement und die Längenverhältnisse der Metatarsalia. Spezielle Untersuchungen (Magnetresonanztomografie) dienen dem Ausschluss von Begleitproblemen (Läsion der plantaren Sehnenplatte, M. Köhler II, Morton'sches Neurom, Osteomyelitis).

Operationsprinzip

Flexible Fehlstellungen der Kleinzehen sind in der Dysbalance der Sehnenzüge begründet. Die verkürzten Mm. extensor digitorum longus-Sehnen werden verlängert. Bei den Mm. extensor digitorum brevis-Sehnen genügt eine einfache Tenotomie. Häufig liegt auch eine Flexionsstellung im distalen interphalangealen Gelenk vor. Hier genügt eine Tenotomie der M. flexor digitorum longus-Sehne.

Betrifft die Kontraktur nur das distale oder das proximale interphalangeale Gelenk, kann die Fehlstellung mit einem Gelenkseingriff korrigiert werden. Am einfachsten und deshalb am häufigsten wird die korrigierende Selektivarthrodese des betroffenen Gelenkes angewendet. Eine bei der isolierten Arthrodese des proximalen interphalangealen Gelenkes elegante Lösung ist die Osteosuture. Damit wird der beim Gebrauch von Kirschnerdrähten oftmals provozierten partiellen Versteifung des nicht betroffenen distalen interphalangealen Gelenkes vorgebeugt. Zudem entfallen die Gefahr einer Pintrac-Problematik und die von den Patienten als unangenehm empfundene Drahtentfernung. Auch vereinfacht sich die Verbandstechnik wesentlich. Die Methode ist kostengünstig. Bei schlechter Knochenqualität kann die Methode nicht angewendet werden. Hier muss auf eine reine Steristripfixation zurückgegriffen werden.
Sind mehrere Gelenke einer Zehe kontrakt, eignet sich die Kirschnerdrahtfixation am besten.
Als Alternative zu den Korrekturarthrodesen kann eine Lösung der kontrakten mediolateralen Kapsel- und Bandstrukturen am distalen und proximalen Interphalangeal-Gelenk vorgenommen werden. Die Fehlstellung am metatarsophalangealen Gelenk ist meist die Dorsalflexion, welche durch einen reinen Weichteileingriff korrigiert wird. Das Ziel ist die Balancierung des Gelenkes. Hierfür müssen die Streckersehnen verlängert, der Kapsel-/Bandapparat lysiert, die plantare Platte gelöst und u.U. der Os metatarsalekopf mit korrigiert werden.

Eine über längere Zeit bestehende Verkürzung der Wadenmuskulatur mit Rekrutierungsphänomen lässt sich kaum durch konservative Maßnahmen beseitigen. Es muss beurteilt werden, ob neben der Kleinzehenkorrektur auch die oberflächliche Wadenmuskulatur verlängert werden soll. Eine effiziente Methode ist die Verlängerung der Gastrocnemiusaponeurose. Zwei Techniken stehen zur Verfügung: die einfache quere Durchtrennung der Aponeurose und die Verlängerungsplastik. Die quere Durchtrennung ist schnell und effizient aber nicht genau dosierbar. Meist bestehen postoperative Schmerzen bis sich eine solide Narbenplatte gebildet hat. Die Verlängerungsplastik ist aufwändiger, genau dosierbar, weniger schmerzhaft und früher belastbar.

Der häufigste Grund für eine verkürzende Operation der Kleinzehen ist deren relative Überlänge gegenüber der Großzehe. Es kommt zur axialen Kompression und damit häufig zur Plantarflexionskontraktur im proximalen interpha-

langealen Gelenk. Bei der Flexionskontraktur erfolgt die Zehenverkürzung am proximalen interphalangealen Gelenk im Sinne der verkürzenden Arthrodese. Bei der flexiblen Fehlstellung wird der Schaft des Kleinzehengrundgliedes im Sinne der Korrekturosteotomie verkürzt. Hiefür wird eine Schrägosteotomie mit gleichzeitiger Entnahme einer Knochenscheibe geplant. Die Scheibendicke definiert das Ausmaß der Verkürzung. Die Fixation der Osteotomie erfolgt über eine Schraubenosteosynthese.
Die relative Überlänge der Kleinzehe ergibt sich auch durch eine iatrogene übermäßige Verkürzung des Hallux. Ob die Kleinzehe verkürzt oder die Großzehe verlängert werden soll, muss im Einzelfall entschieden werden. Sicher ist die Verkürzung der Kleinzehen weniger aufwändig als die Längenkorrektur an der Großzehe.

Durch eine übermäßige Knochenresektion im Rahmen von Hammerzeheneingriffen kann es neben der Verkürzung auch zu Zeheninstabilitäten kommen. Neben dem kosmetischen Aspekt muss die verkürzte Kleinzehe stabilisiert werden. Technisch ergeben sich zwei Probleme: erstens die Knocheninterposition und deren stabilen Verankerung sowie die Balancierung der Weichteile zur Aufrechterhaltung einer orthograden Zehenstellung. Nicht selten muss eine Hautverschiebe- oder gar eine Hautlappenplastik vorgenommen werden. Das Ausmaß der möglichen Verlängerung wird maßgeblich von den Weichteilverhältnissen mitbestimmt. Mit dem Narbengewebe verwachsene Gefäß- und Nervenstrukturen werden leicht überdehnt, was die Zehentrophik ernsthaft gefährden kann. Als Faustregel sollte eine voroperierte Kleinzehe nicht mehr als 1 bis 1,5 cm verlängert werden. Das Interponat sollte so modelliert werden, dass es unter leichter Spannung verklemmt bzw. eingepasst werden kann. Dies ermöglicht einen guten Knochen-zu-Knochen-Kontakt und erleichtert die Osteosynthese. Die sicherste Fixationstechnik ist die Plattenosteosynthese. Am proximalen interphalangealen Gelenk kann auch eine Kirschnerdrahtfixation angewendet werden, vor allem wenn neben der Zehenverlängerung auch eine komplexere Stellungskorrektur, z.B. am metatarsophalangealen Gelenk, kombiniert werden muss. Mit dem Kirschnerdraht kann keine effiziente Kompression und Rotationsstabilität erreicht werden.
Die Verlängerung erfolgt meist auf Höhe des proximalen interphalangealen Gelenkes. Bei geraden Zehen wird die Verlängerung am Grundgliedschaft der betroffenen Zehe vorgenommen um die Funktion der intakten Zehengelenke nicht unnötig zu beeinträchtigen. Die Verlängerung erfolgt am besten mit kortikalen Knochenstücken. Weiche Spongiosa ist nur zur Unterfütterung geeignet. Ideal ist bei Kombinationseingriffen die Verwendung von Knochen aus dem Großzehenbereich oder von anderen Kleinzehen. Wird eine Kleinzehe isoliert verlängert, kann Knochen vom lateralen Tuber calcanei oder vom Tibiakopf verwendet werden.

Die Balancierung der Weichteile um die Kleinzehe ist nur möglich, wenn der Gelenksanteil der Basis des Grundgliedes noch vorhanden ist. Ist der gelenksbildende Teil des Grundgliedes reseziert, ist für die Abstützung des Knocheninterponates kein Widerlager vorhanden und die zu korrigierenden Weichteile können nicht gut verspannt werden. Schwierig ist die Aufrechterhaltung der Zehenspannung auch, wenn die Sehnen beim Voreingriff teils oder ganz reseziert wurden. Dann hängt die Weichteilspannung um das verlängernde Knocheninterponat nur vom Narbengewebe ab.
Bei den Zehenverlängerungen sollte postoperativ eine äußerliche Schienung der Zehe, z.B. durch Steristrip, erfolgen. Im Falle einer Lappenplastik wird auf die Verwendung von Steristrip verzichtet.

Operationstechnik

Verlängerungsplastik und Tenotomie der M. extensor digitorum-Sehnen

Der Zugang zu den Streckersehen dorsal am metatarsophalangealen Gelenk erfolgt über einen Horizontalschnitt, d.h. quer zum Gelenk (Abb. 92). Bei Bedarf kann der Schnitt T-förmig nach proximal verlängert werden (Abb. 87). Auch eine Z-förmige Schnittführung ist möglich. Längsinzisionen über das metatarsophalangeale Gelenk sollten zur Verhinderung von Narbenkontrakturen vermieden werden.
Es wird unter Schonung der Gefäß-Nerven-Bündel im Sinne eines Wechselschnittes rechtwinklig zum Hautschnitt in die Tiefe präpariert. Die Retinacula der M. extensor digitorum brevis- und M. extensor digitorum longus-Sehnen werden längs gespalten und die beiden Sehnen frei präpariert (Abb. 93). Die M. extensor digitorum brevis-Sehne wird durchtrennt (Abb. 94). Mit dem Push-up-Test wird der Effekt der Tenotomie beurteilt. Meist muss die M. extensor digitorum longus-Sehne mit einer Z-Plastik zusätzlich verlängert werden. Die Sehnenenden werden mit Haltefäden versehen (Abb. 88), um eine Retraktion zu verhindern und die Sehnennaht zu erleichtern.
Der Push-up-Test zeigt das Ausmaß der notwendigen Verlängerung. Verbleibt eine Restspannung im metatarsophalangealen Gelenk, können eine zusätzliche dosierte Lyse der dorsalen Gelenkkapsel und die Lyse der Sehnenplatte erfolgen.
Die Kapsel wird offen belassen, die M. extensor digitorum longus-Sehne mit Monocrylfaden vernäht (Abb. 89). Das subkutane Fettgewebe wird mit Einzelknöpfen adaptiert, die Kutis aus ästhetischen Gründen mit fortlaufendem intrakutanem Monocrylfaden genäht. Die Zehenposition wird mit Steristrip gesichert (Abb. 90).

Tenotomie der M. flexor digitorum longus-Sehne

Zur Behandlung der Flexionskontraktur am Endglied wird eine quere Hautinzision plantar am distalen interphalangealen Gelenk in der Beugefalte geführt.

Die Tenotomie der M. flexor digitorum longus-Sehne erfolgt nahe am Ansatz unter Streckung der Kleinzehe. Der nachlassende Widerstand bestätigt die vollständige Tenotomie. Dabei wird auf eine Schonung der Gefäß-Nerven-Bündel geachtet. Die Kutis wird fortlaufend vernäht.

Kapsulolyse und Durchtrennung der Ligg. collateralia

Werden nur die Ligg. collateralia durchtrennt und/oder die Gelenkskapsel lysiert, erfolgen Minischnitte medial und lateral am Gelenk. Die Seitenbänder und die Kapsel werden durch Schnitte in der vertikalen Gelenksebene durchtrennt. Bei Varus- oder Valguszug kann auch nur einseitig lysiert werden.

Arthrodese der interphalangealen Gelenke

Der Zugang zum Gelenk erfolgt mittig längs dorsal. Die M. extensor digitorum longus-Sehne wird längs inzidiert. Die Seitenbänder werden medial und lateral durchtrennt (Abb. 96). Mit der oszillierenden Säge werden gelenksnahe zwei plane Arthrodeseflächen geschnitten (Abb. 97, 103). Das Ausmaß der Knochenresektion richtet sich dabei nach der gewünschten Endlänge der Zehe. Damit lässt sich die bei der zweiten Zehe oftmals vorhandene relative Überlänge ideal mit korrigieren.
Für die Kirschnerdrahtfixation wird ein doppelt gespitzter Draht verwendet. Er wird vom zu überbrückenden Spalt her (Abb. 98) nach distal bis durch das Endglied gesetzt (Abb. 99) und von dort nach proximal unter gleichzeitiger Reposition der Knochenflächen in den gegenüberliegenden Knochen geschoben (Inside-outside-Technik, Abb. 100). Zur Überbrückung des metatarsophalangealen Gelenkes mit dem Kirschnerdraht wird der Fuß im oberen Sprunggelenk rechtwinklig gehalten und Druck von plantar ausgeübt, um eine horizontale Zehenstellung zu gewährleisten.
Zeigt sich nach Einbringen eine Rotationsinstabilität der Zehenglieder, kann ein zweiter, feinerer Kirschnerdraht zur Stabilisierung eingebracht werden. Das Drahtende wird verbandstechnisch gesichert, um eine vorzeitige akzidentelle Entfernung oder eine ungewollte subkutane Versenkung des Drahtes zu verhindern.

Für die Osteosuture wird am proximalen und am distalen Knochen mit einem 1,5- oder 2,0-Bohrer von dorsal her je ein Loch gebohrt (Abb. 104). Durch diese wird die Nadel zweimal geführt (Abb. 105). Durch Verknüpfung unter Zug erfolgt die Adaptation der Gelenkflächen (Abb. 106). Wir verwenden atraumatischen monofilen Faden.

Verlängerungsplastik der M. gastrocnemius-Aponeurose

Die Gastrocnemiusaponeurose wird palpiert und der Hautschnitt paramedian mittig über der Aponeurose auf eine Länge von max. 10 cm längs gelegt (Abb. 107). Die Faszie wird längs durchtrennt und weggehalten. Der Nervus suralis, der lateral verläuft, wird identifiziert und ebenfalls weggehalten.

Ein ca. 2 cm breiter und mindestens 5 cm langer T-förmiger Aponeurosenlappen wird in den Spiegel präpariert (Abb. 108). Die Länge des Lappens richtet sich nach dem erwünschten Ausmaß an Aponeurosenverlängerung. An der Basis des umgekehrten T wird die Aponeurose medial und lateral vollständig durchtrennt (Abb. 109). Der Fuß wird bei gestrecktem Kniegelenk in den rechten Winkel (Neutralposition) gehalten (Abb. 110). Die so erhaltene neue Position durch Verschiebung des T-Lappens (Abb. 111) wird anschließend durch Seit-zu-Seit-Nähte vernäht (Abb. 112). Zum Verschluss der Faszie verwenden wir Monocrylfäden in fortlaufender Technik (Abb. 113). Die Subkutis wird ebenfalls mit Monocrylfäden in Einzelknopftechnik vernäht. Die Haut wird je nach Umfang der noch anstehenden Vorfußkorrektur (cave Blutsperrezeit) entweder genäht (Abb. 114) oder zur Zeitersparnis geklammert.

Tenotomie der M. gastrocnemius-Aponeurose

Die Gastrocnemiusaponeurose wird palpiert, und der Schnitt über der distalen Aponeurose auf einer Länge von max. 4 cm längs geführt. Die Faszie wird längs durchtrennt und weggehalten. Der Nervus suralis, der lateral verläuft, wird identifiziert und ebenfalls weggehalten. Der Fuß wird bei gestrecktem Kniegelenk in die Dorsalflexion gebracht. Die Aponeurose wird mit dem Messer stufenweise quer durchtrennt. Das Nachlassen der passiven Flexionsspannung des Fußes ist eindrücklich zu spüren.

Verkürzungsosteotomie der Kleinzehe

Der Hautschnitt erfolgt dorsal längs am Grundglied der Zehe. Die Streckersehne wird nach lateral weggehalten. Der Ort der geplanten schrägen Osteotomie wird in der Schaftmitte markiert. Es wird ein Gleitloch in einem 45°-Winkel zur geplanten Osteotomie von dorsal her vorgebohrt (2,0-Bohrer). Dies erleichtert bei dem harten kortikalen Knochen die spätere restliche Bohrung wesentlich. Mit einem feinen Sägeblatt wird die Schrägosteotomie vorgenommen (Abb. 115). Unter Sicht kann das Bohrloch (1,5-Bohrer) auf der plantaren Gegenkortikalis platziert werden (Abb. 116). Die Knochenfragmente werden reponiert und mit einer 2,0-Schraube fixiert (Abb. 117). Findet die Schraube keinen Halt oder bricht der kortikale Knochen ein, muß auf eine Plattenosteosnthese gewechselt werden. Nach der Kontrolle mit dem Bildwandler (Abb. 118) werden die Schichten verschlossen. Genäht wird mit monofilem, resorbierbarem Faden. Wichtig ist die äußere Schienung der operierten Zehe mit Steristrip.

Kleinzehenverlängerung

Zuerst erfolgt die Narbenmobilisation und Präparation der subkutanen Schichten (Abb. 120). Am Ort der Zehenverlängerung werden die an das Interponat angrenzenden Knochenflächen angefrischt. Am einfachsten gelingt dies durch Ansägen mit der oszillierenden Säge. Dies ergibt plane Arthrodeseflächen. Die

Zehe wird auf die gewünschte Länge gedehnt. Gelingt dies nicht, muss die Weichteillyse vervollständigt werden oder bei diffizilen Gefäß- und Nervenverhältnissen die maximal mögliche Verlängerung definiert werden. Vor der Modellierung des knöchernen Interponates muss der Situs für die Einpassung des Knochens vorbereitet sein. Die Knochenlücke wird vermessen, ein kortikales Knochenstück alio loco gewonnen (z. B. von einer anderen Kleinzehe oder wie hier vom Calcaneus, Abb. 124, 125) und in der Knochenlücke verklemmt. Die Osteosynthese erfolgt mit einem dorsal angelegten Miniplättchen der Dimension 1,5 oder 2,0. Mit dem Plättchen wird das Interponat mitgefasst. Die Kompression auf die knöchernen Kontaktflächen erfolgt über exzentrisches Einbringen der Plattenschrauben. Soll ein Kirschnerdraht verwendet werden, wird das Interponat zuerst längs durchbohrt. Dann wird es auf den Kirschnerdraht aufgefädelt und mittels inside-outside Technik in die Knochenlücke eingepasst (Abb. 121). Der Kirschnerdraht sollte das metatarsophalangeale Gelenk überbrücken. Obwohl wünschenswert, sollte zum Schutz des Interponates auf das Einbringen eines zweiten, rotationsstabilisierenden Kirschnerdrahtes verzichtet werden. Allfällige Knochenlücken werden mit spongiösem Knochen (hier ebenfalls vom Calcaneus entnommen, Abb. 126) unterfüttert. Besteht nun nach der Zehenverlängerung ein Hautminus, wird ein Hauttransplantat gewonnen (z.B. vom Calcaneus, Abb. 122, 123), an die Hautlücke angepasst (Abb. 128) und eingenäht (Abb. 129).

Verbandstechnik

Wichtig ist die Sicherung der Kleinzehe mit Steristrip in orthograder Stellung. Die optimale Position der getapten Zehe wird mit dem Push-up-Test ermittelt und die Strips längs bis über das metatarsophalangeale Gelenk geklebt. Zusätzlich zirkulär angelegte Steristrip helfen postoperativen Schwellungen der Kleinzehen vorzubeugen. Auch bei Verwendung von Kirschnerdrähten verwenden wir Steristrip. Sie ermöglichen die vorzeitige Drahtentfernung im Falle von Problemen, ohne dass sich die gewünschte Zehenstellung verändert. Ideal ist die Verwendung von atmungsaktiven, wasserdurchlässigen Steristrip. Sie vermeiden feuchte Kammern und Hautmazerationen. Bei großen Vorfußeingriffen oder bei prekären Durchblutungsverhältnissen ist Vorsicht geboten.

Wird die Achillessehne bzw. die Gastrocnemiusaponeurose verlängert, applizieren wir nach Anlegen des Verbandes noch im Operationssaal eine provisorische dorsale Schiene. Der Fuß steht dabei im rechten Winkel.

Komplikationen

Vor allem bei älteren Patienten ist bei Inzisionen über der Gastrocnemiusaponeurose auf Wundheilungsstörungen zu achten. Dies gilt insbesondere bei der Applikation von Unterschenkelorthesen oder Gipsen.

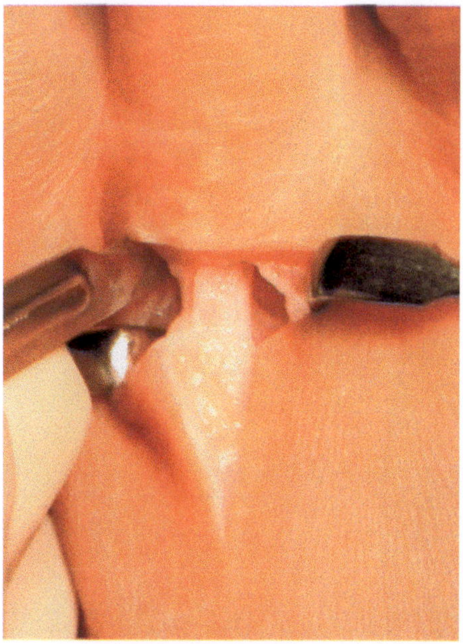

Abb. 87. Verlängerungsplastik: Hautschnitt

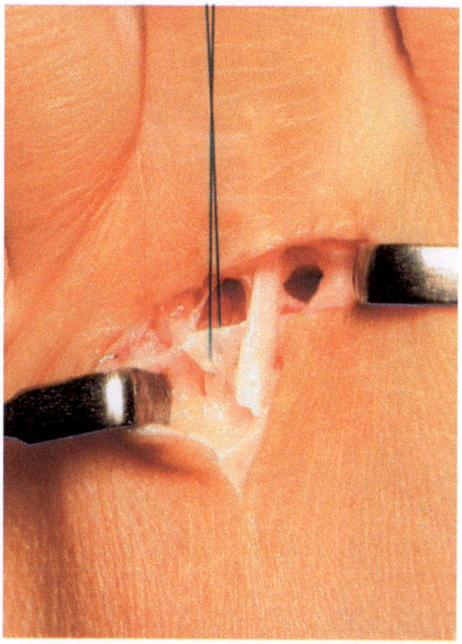

Abb. 88. Verlängerungsplastik: Z-Plastik

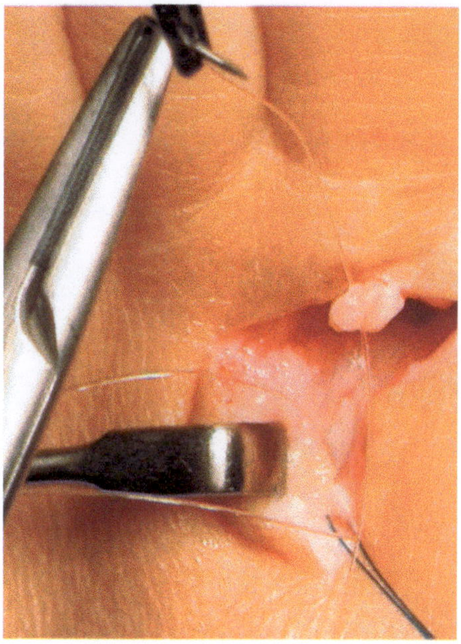

Abb. 89. Verlängerungsplastik: Sehnennaht

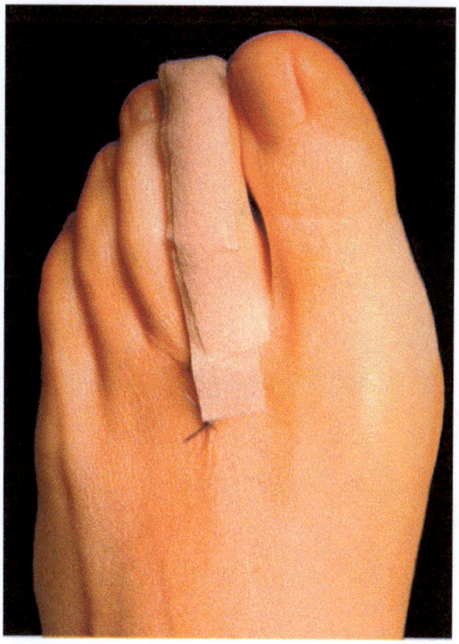

Abb. 90. Verlängerungsplastik: Steristrip-Sicherung

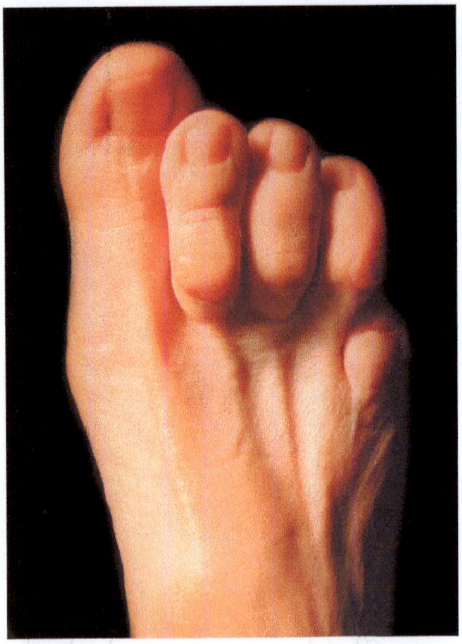

Abb. 91. Kleinzehenkorrektur: Hammerzehen

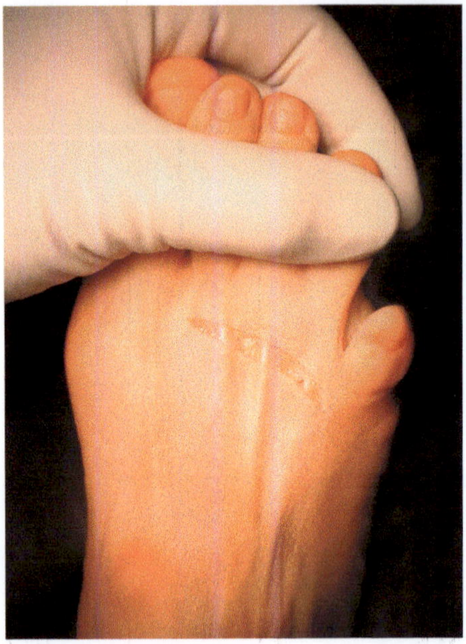

Abb. 92. Kleinzehenkorrektur: Hautschnitt

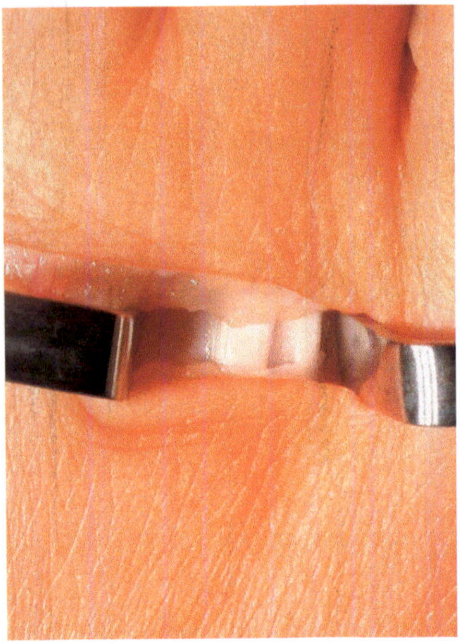

Abb. 93. Kleinzehenkorrektur: Darstellung Streckersehnen

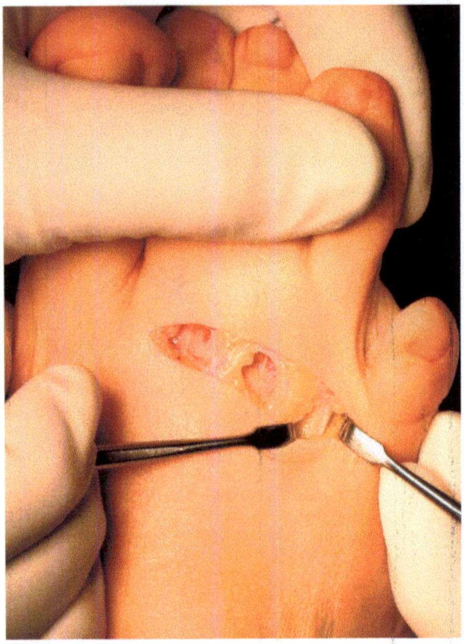

Abb. 94. Kleinzehenkorrektur: Tenotomie

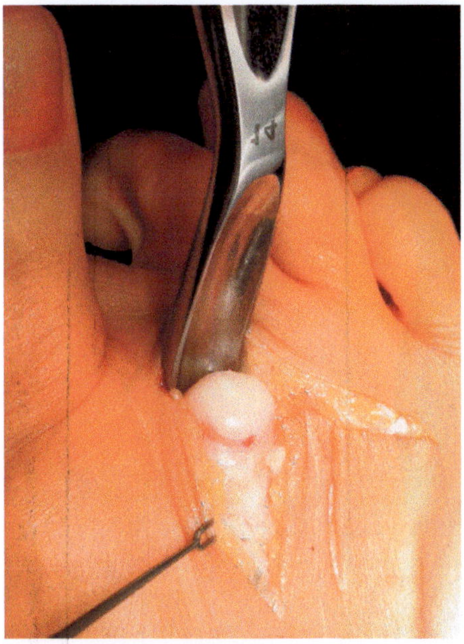

Abb. 95. Kleinzehenkorrektur: Arthrolyse metatarsophalangeal

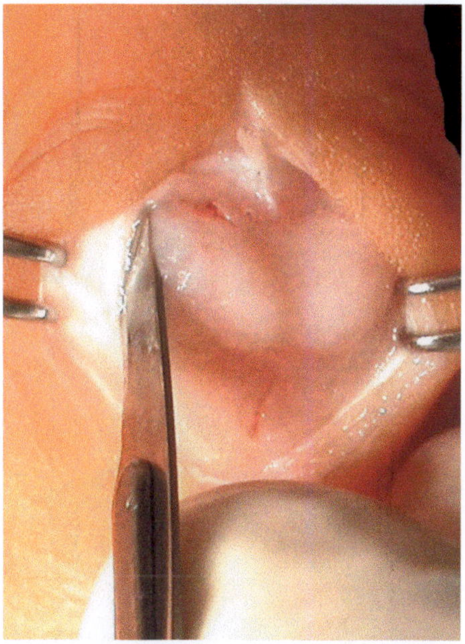

Abb. 96. Kleinzehenkorrektur: Kapsulolyse PIP

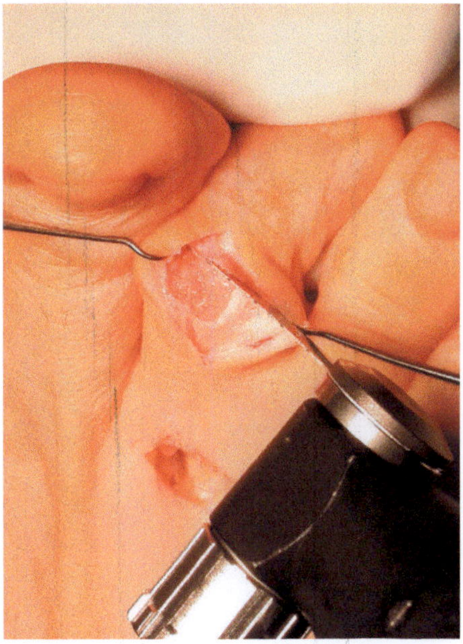

Abb. 97. Kleinzehenkorrektur: Arthrodeseflächen PIP

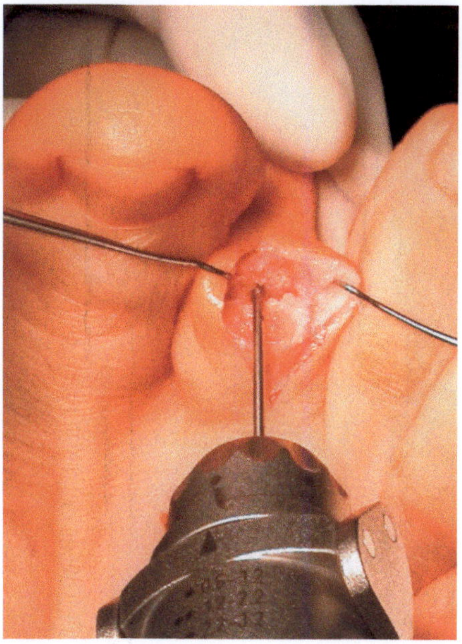

Abb. 98. Kleinzehenkorrektur: Kirschnerdrahtfixation

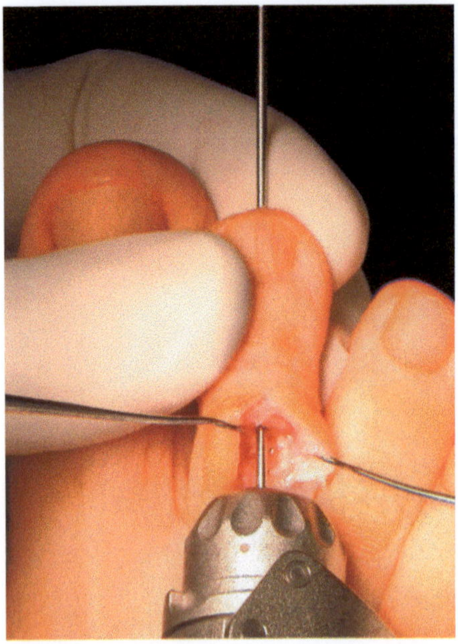

Abb. 99. Kleinzehenkorrektur: Kirschnerdraht inside

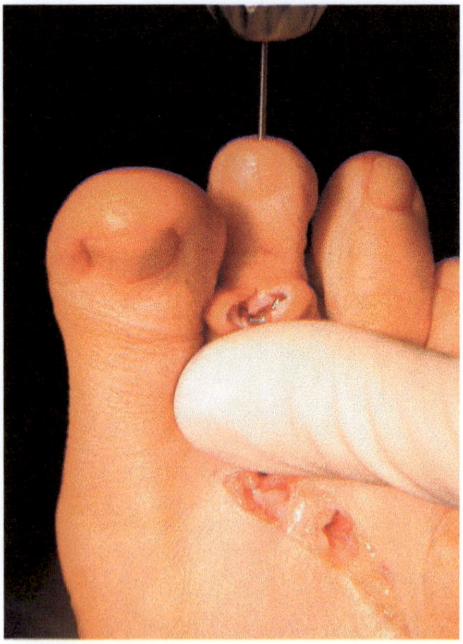

Abb. 100. Kleinzehenkorrektur: Kirschnerdraht outside

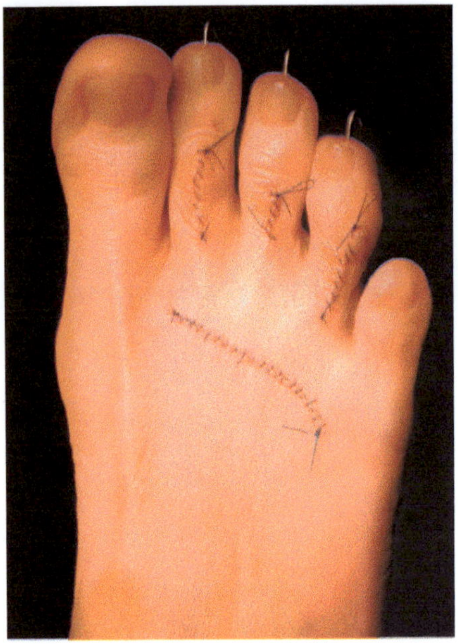

Abb. 101. Kleinzehenkorrektur: Hautnähte

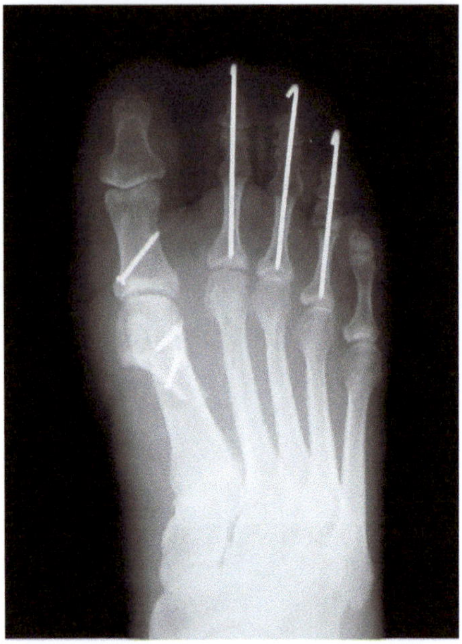

Abb. 102. Kleinzehenkorrektur: Röntgenkontrolle

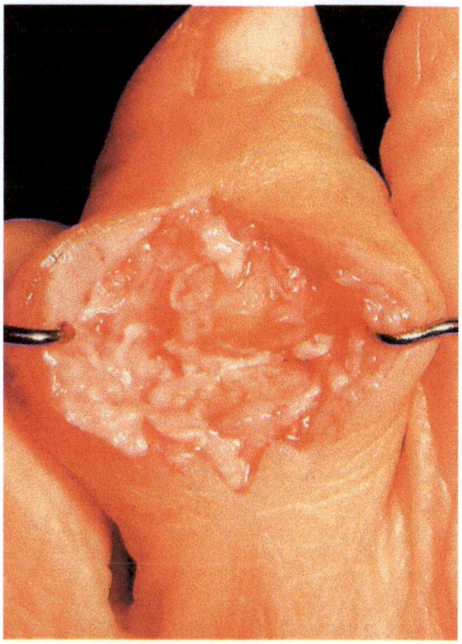

Abb. 103. Osteosuture: Arthrodeseflächen interphalangeal

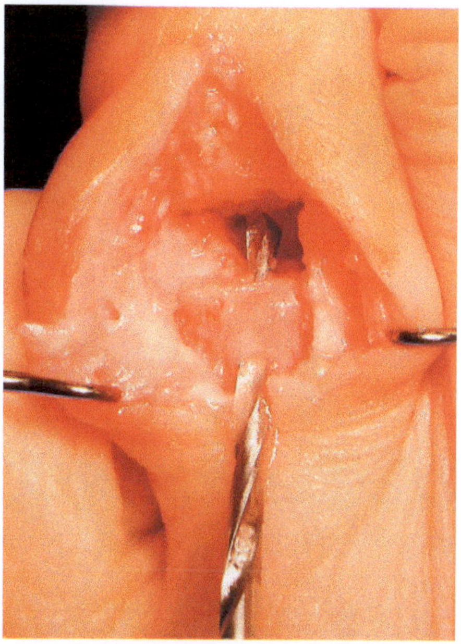

Abb. 104. Osteosuture: Bohrung Fadenloch

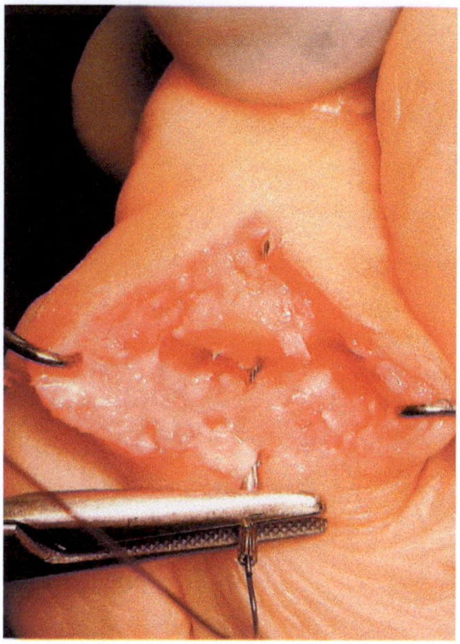

Abb. 105. Osteosuture: Auffädeln

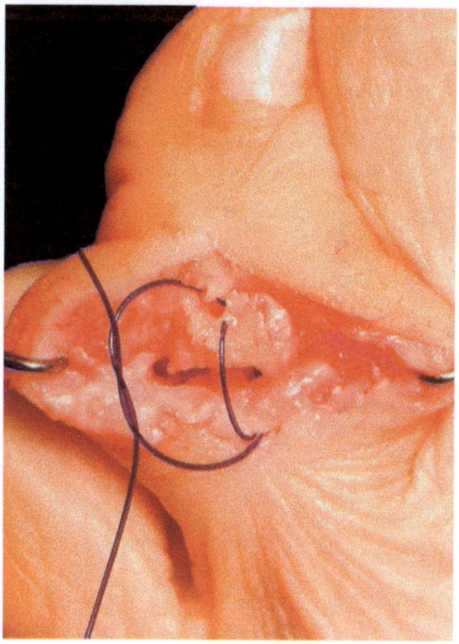

Abb. 106. Osteosuture: Naht

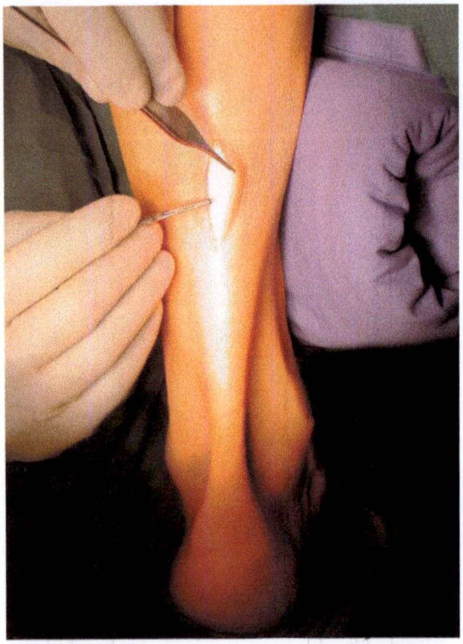

Abb. 107. Gastrocnemiusverlängerung: Hautschnitt

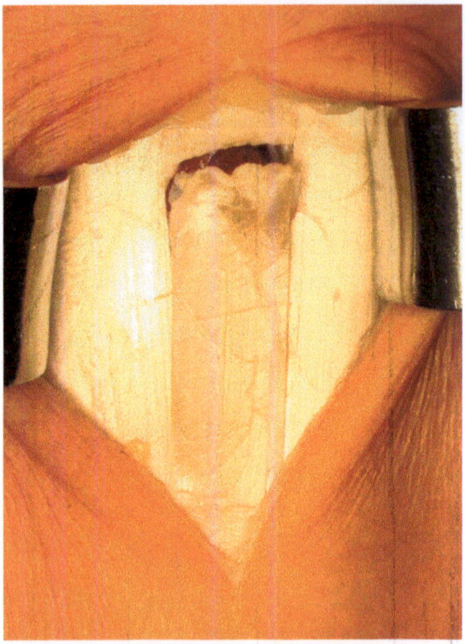

Abb. 108. Gastrocnemiusverlängerung: Längsinzision Sehnenspiegel

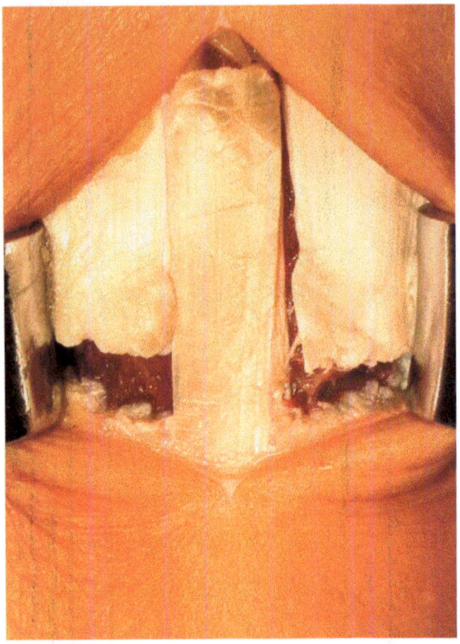

Abb. 109. Gastrocnemiusverlängerung: Querinzision Sehnenspiegel

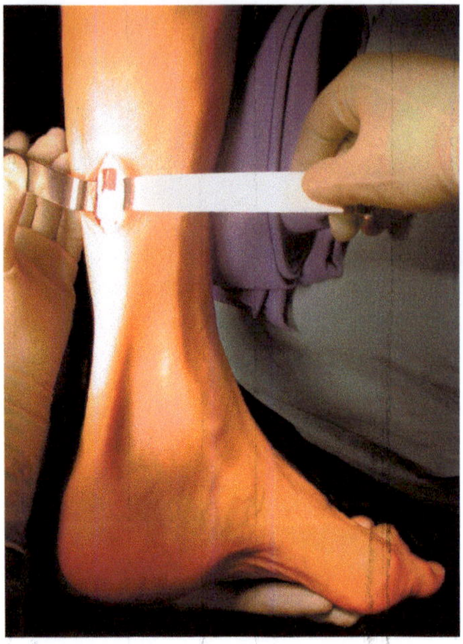

Abb. 110. Gastrocnemiusverlängerung: Aufdehnen

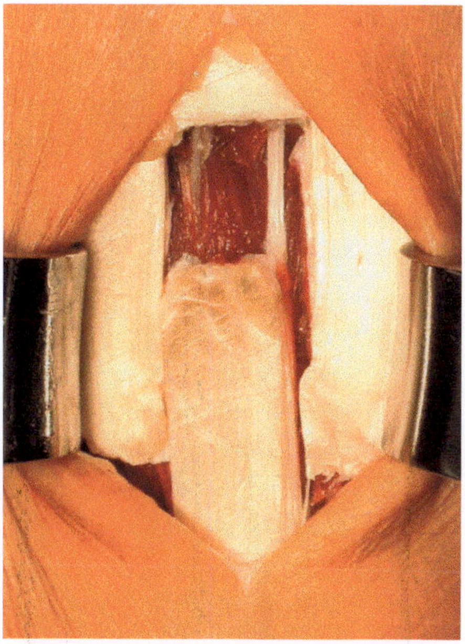

Abb. 111. Gastrocnemiusverlängerung: Endlänge

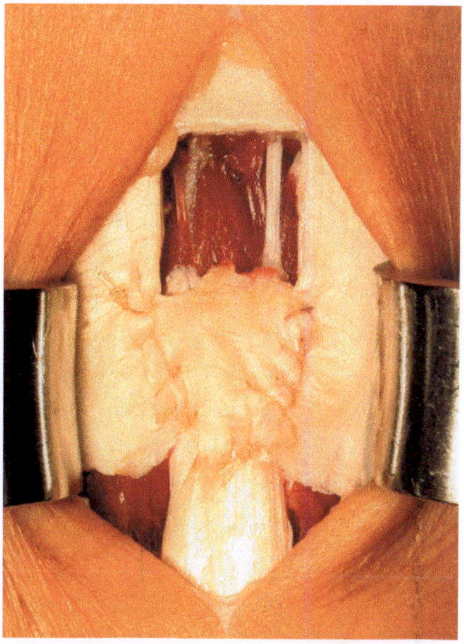

Abb. 112. Gastrocnemiusverlängerung: Sehnennaht

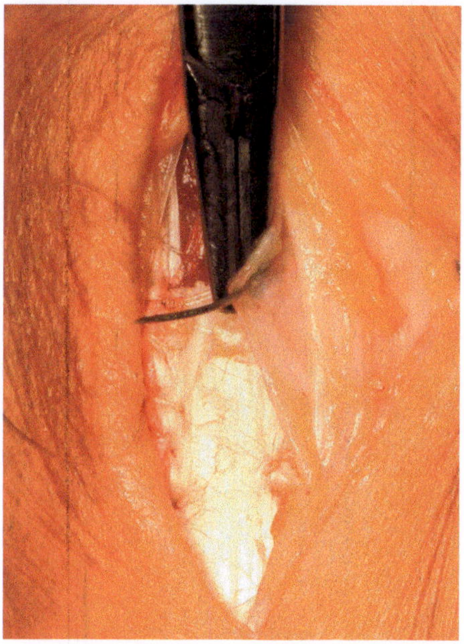

Abb. 113. Gastrocnemiusverlängerung: Fasziennaht

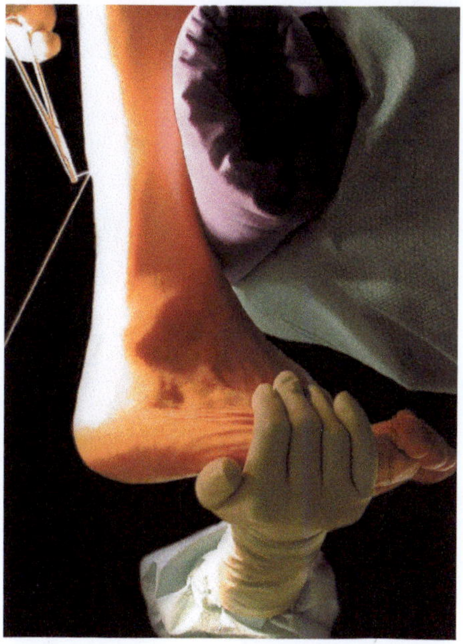

Abb. 114. Gastrocnemiusverlängerung: Hautnaht

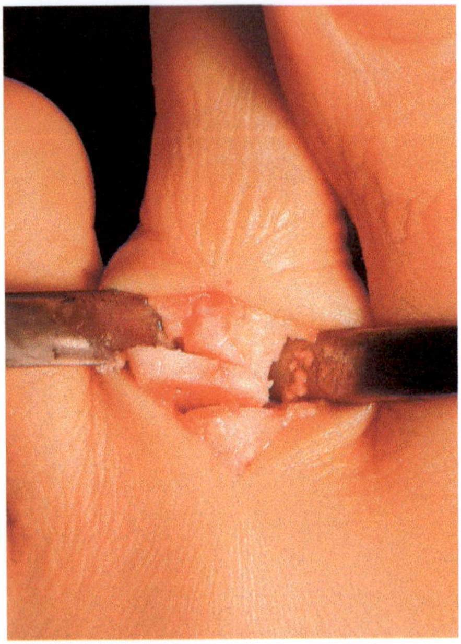

Abb. 115. Zehenverkürzung: Osteotomie

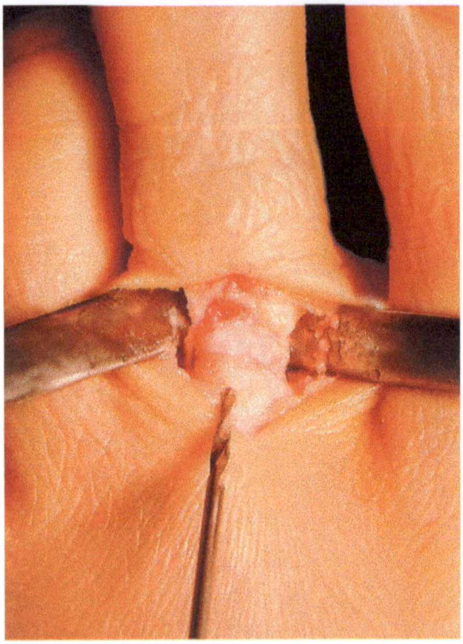

Abb. 116. Zehenverkürzung: Bohrloch

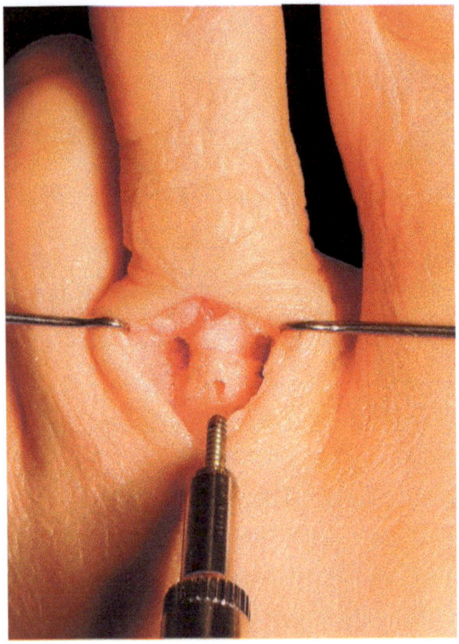

Abb. 117. Zehenverkürzung: Schraubenfixation

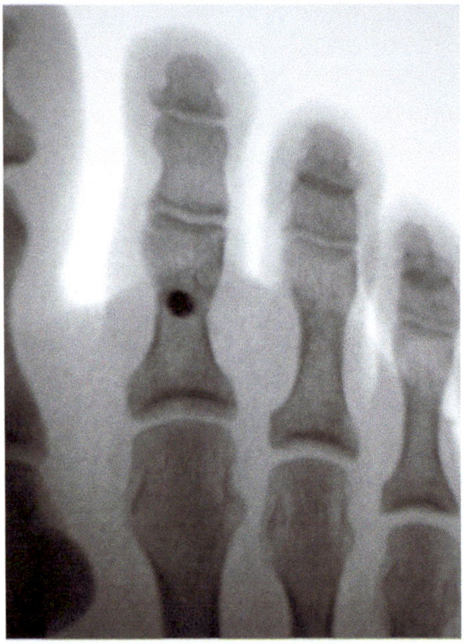

Abb. 118. Zehenverkürzung: Röntgenkontrolle

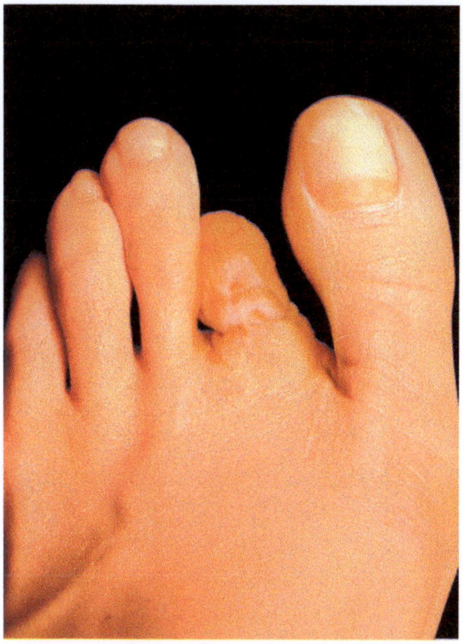

Abb. 119. Zehenverlängerung: präop. Situs

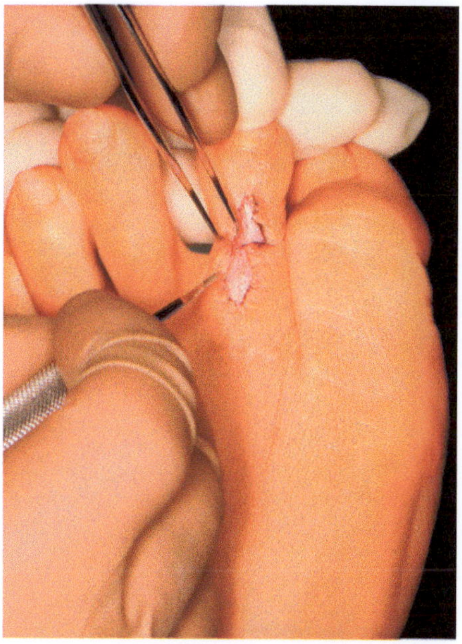

Abb. 120. Zehenverlängerung: Hautschnitt und Narbenmobilisation

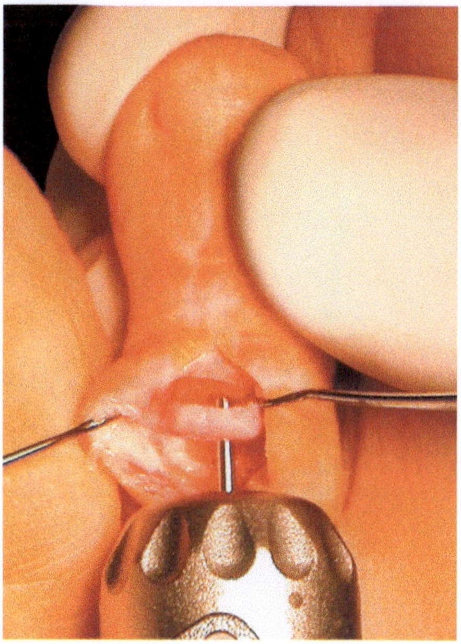

Abb. 121. Zehenverlängerung: Fixation Interponat

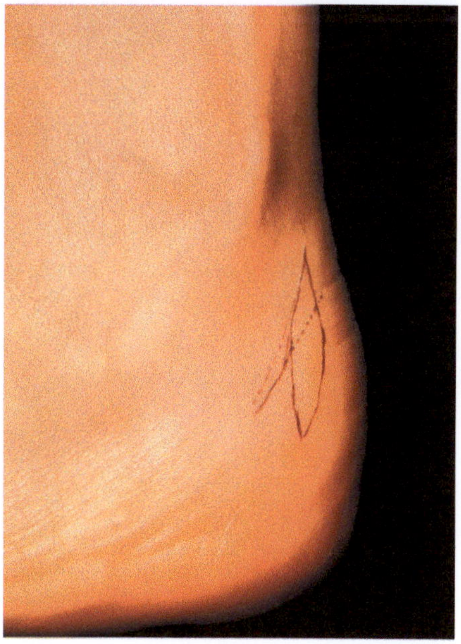

Abb. 122. Zehenverlängerung: Markierung Hauttransplantat

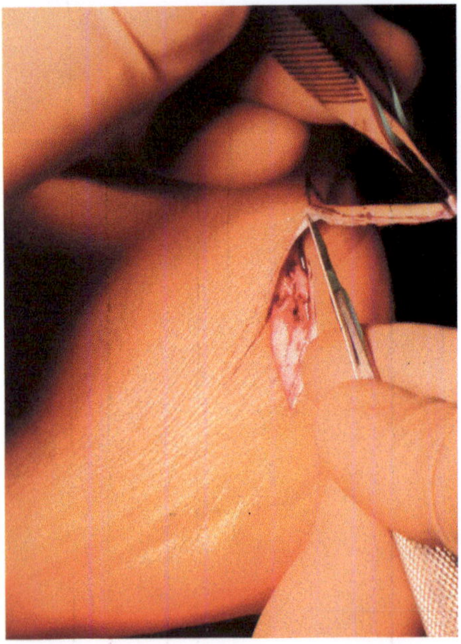

Abb. 123. Zehenverlängerung: Transplantatentnahme

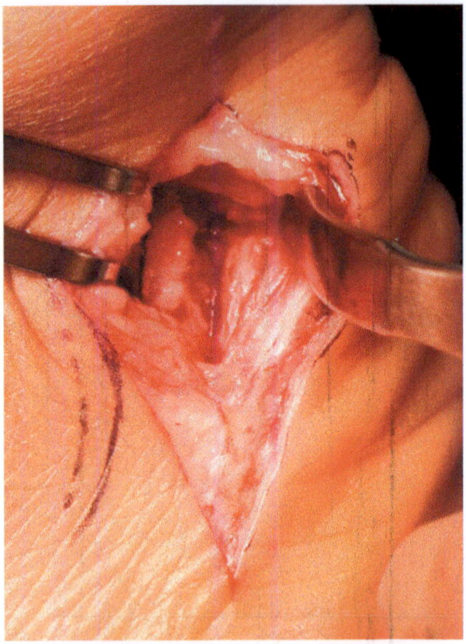

Abb. 124. Zehenverlängerung: Kortikaler Deckel Calcaneus

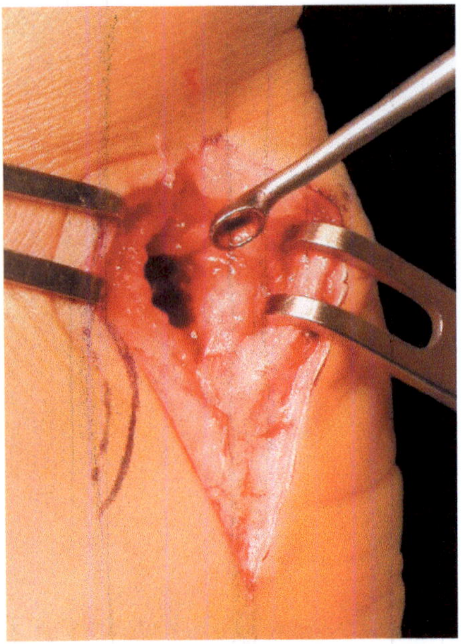

Abb. 125. Zehenverlängerung: Spongiosaentnahme

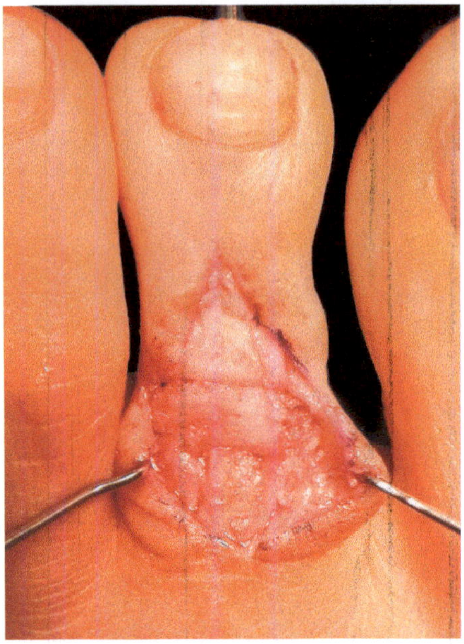

Abb. 126. Zehenverlängerung: Verlängerungsarthroplastik

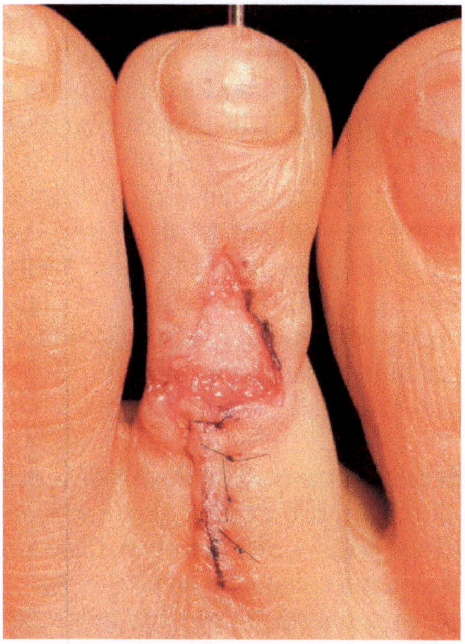

Abb. 127. Zehenverlängerung: partieller Hautverschluss

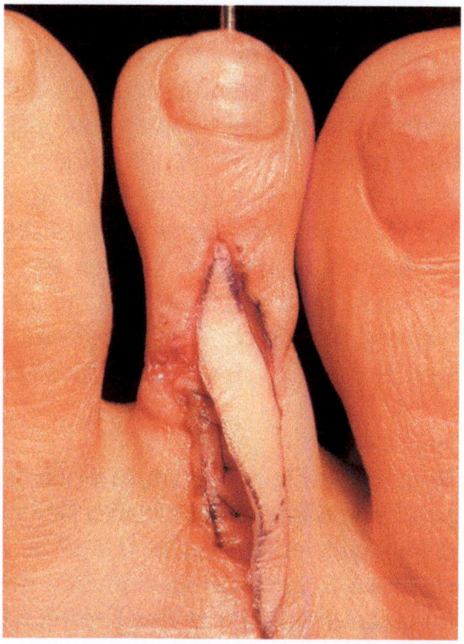

Abb. 128. Zehenverlängerung: Anpassung Hauttransplantat

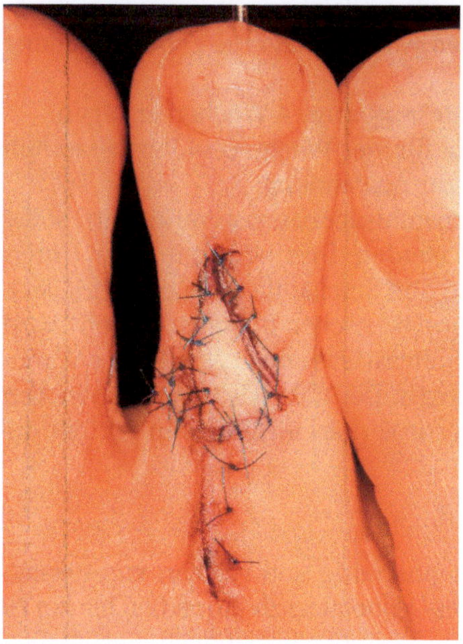

Abb. 129. Zehenverlängerung: Hauttransplantat

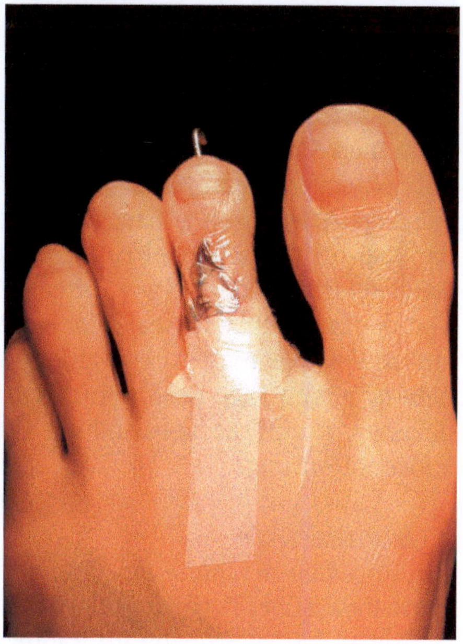

Abb. 130. Zehenverlängerung: postop. Situs

Hämatombildungen über dem metatarsophalangealen Gelenk können zu einer Druckerhöhung und Nahtdehiszenz führen. Vorbeugend wirkt der zusätzliche Verschluss der subkutanen Gewebeschicht. Sie soll in ap-Richtung gefasst werden, um die medio-lateralen Gefäß-Nerven-Bündel nicht zu verletzen oder einzunähen.
Zeichnet sich eine Pintrac-Problematik ab oder schmerzt der Kirschnerdraht auf Höhe der Metatarsalia, muss dieser vorzeitig gezogen werden. Wird das Problem früh erkannt, können die Steristrip belassen werden. Damit bleibt die temporäre Stabilisierung der Kleinzehen gewahrt. Bei rechtzeitiger Entfernung des Kirschnerdrahtes kommt es bei gesunden Patienten meist innert weniger Tage auch ohne Antibiose zur spontanen Restitution.

Nachbehandlung

Wurden die Kleinzehen mit Steristrip geklebt und eine isolierte Arthrodese des proximalen interphalangealen Gelenkes durchgeführt, werden die Kirschnerdrähte beim ersten Verbandwechsel ca. 4 Tage postoperativ gezogen. Dadurch resultiert keine Gelenkssteifigkeit des distalen interphalangealen Gelenkes.
Im metatarsophalangealen Gelenk wird der Kirschnerdraht wenn immer möglich vier Wochen belassen, um eine stabilisierende Narbenbildung am Gelenk zu gewährleisten.
Verursachen die Kirschnerdrähte Schmerzen, sollten sie auch ohne klar erkennbare Ursache frühzeitig entfernt werden. Gleiches gilt für eine sich abzeichnende Pintrac-Problematik. In diesen Fällen erfolgt die Zehenschienung extern durch Steristrip.
Die Steristripsicherung sollte ebenfalls für insgesamt 4 Wochen erfolgen.
Bei reinen Kleinzehenkorrekturen kommt für vier Wochen ein Verbandschuh mit Sohlenversteifung und Abrollrampe zur Anwendung.
Wird die Achillessehne bzw. die Gastrocnemiusaponeurose verlängert, sollte der ganze Unterschenkel ruhig gestellt werden. Dies wird mit einer Unterschenkelorthese oder einer Softcasthülse und Stockentlastung gewährleistet. Von der im Operationssaal angelegten provisorischen dorsalen Schiene wird auf die Vollbelastung in einer zirkulären Softcasthülse nach gesicherter Wundheilung einige Tage postoperativ gewechselt. Der Cast wird für vier Wochen belassen. Durch die Verwendung von resorbierbaren Hautfäden entfällt die Fadenentfernung.

3.1.8 Metatarsalgie

Die Ursachen der Metatarsalgie sind mannigfaltig und reichen von lokalen Dermatosen über Formveränderungen des Os metatarsale-Köpfchen bis hin zu statischen Veränderungen im Rahmen von Vorfußdeformationen. Besprochen werden in diesem Kapitel nur die isoliert auftretenden plantaren Metatarsalgien.

Betroffen ist meist das Os metatarsale II, selten das Os metatarsale III. Ursache ist in den meisten Fällen eine Prominenz des lateralen Kondylus des Os metatarsale-Köpfchens II.

Diagnostik

Klinisch zeigt sich typischerweise eine diffuse Hyperkeratose plantar im Bereich des erhöhten Druckes, normalerweise zwischen dem zweiten und dritten Os metatarsale-Köpfchen. Ein Fußabdruck bestätigt den Befund mit Druckspitze unter der Keratose und reduziertem Druck unter dem ersten Os metatarsale. Das Röntgenbild zeigt typischerweise eine Index-minus-Variante mit relativer Überlänge des zweiten und dritten Os metatarsale.

Operationsprinzip

Zur Druckentlastung bieten sich operativ die partielle plantare Resektion des betroffenen metatarsalen Kondylus oder eine Korrekturosteotomie an. Bei letzterer kommt eine proximale oder distale Variante in Frage (Abb. 131). Die Kondylusresektion kann mit einer Korrekturosteotomie kombiniert werden. Bei der partiellen Köpfchenresektion und der distalen Osteotomie wird das metatarsophalangeale Gelenk eröffnet.
Mit den metatarsalen Korrekturosteotomien II bis IV können die Metatarsalia in allen drei Dimensionen verändert werden. Proximale Osteotomien werden von den diaphysären und den distalen unterschieden.

Die proximale Osteotomie dient der Elevation des Os metatarsale-Köpfchens gelenksfern. Sie kann nahe am tarsometatarsalen Gelenk im spongiösen Knochen durchgeführt werden, was der ossären Durchbaurate förderlich ist. Es kommt idealerweise eine Schraubenosteosynthese zum Einsatz.

Mit der diaphysären Osteotomie (Abb. 132) kann eine Verkürzung oder Verlängerung erreicht werden, z.B. bei Dysplasien, posttraumatischen oder postoperativen Fehlstellungen. Das Ausmaß der möglichen Verlängerung oder Verkürzung wird durch die Bindegewebshülle um die Metatarsalia herum mitbestimmt. Die Verschiebemöglichkeit der Osteotomiefragmente ist deshalb auf maximal 2 cm beschränkt. Ist dies im Falle von Verkürzungen ausreichend, kann es bei der Verlängerung von dysplastisch verkürzten Metatarsalia den limitierenden Faktor darstellen. In solchen Fällen muss die Knochenverlängerung über einen distrahierenden Fixateur externe erfolgen. Die Verlängerung erfolgt am besten über eine knöcherne Z-Plastik. Die Verkürzung kann unter Entnahme von Knochenblöckchen oder ebenfalls über eine Z-Plastik erfolgen. Mit der Z-Plastik ist ein besserer knöcherner Kontakt gewährleistet. Die Osteosynthese im diaphysären Bereich sollte aufgrund des harten kortikalen Knochens und der kleinen Kontaktfläche über eine Plattenosteosynthese erfolgen.

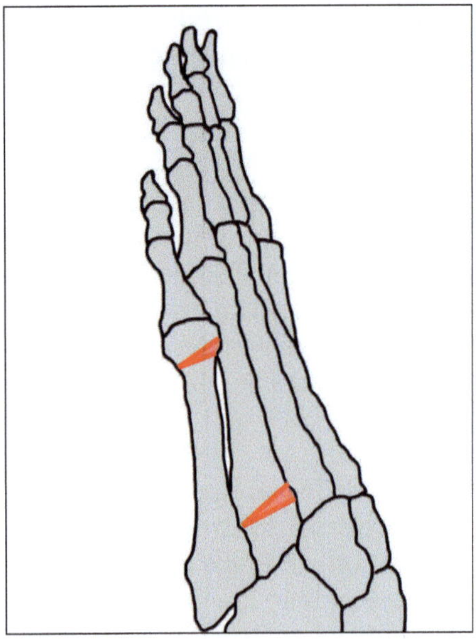

Abb. 131. **distale und proximale Korrekturosteotomie**

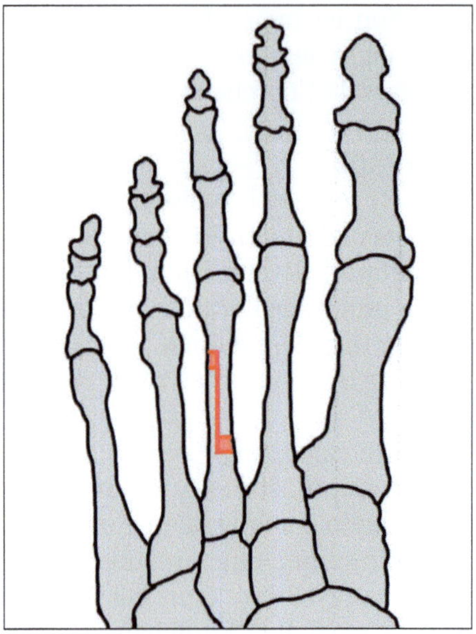

Abb. 132. **diaphysäre Korrekturosteotomie**

Die distale Osteotomie kommt klassischerweise bei der Kleinzehenluxation und bei der Verkürzung und/oder Dorsalisierung der Os metatarsale-Köpfchen zum Einsatz. Sie dient der Derotation bzw. der Verkürzung des Köpfchens. Hier wird das metatarsophalangeale Gelenk eröffnet.

Operationstechnik

Plantare Kondylusresektion

Die Schnittführung erfolgt dorsal über dem metatarsophalangealen Gelenk. Zur Verhinderung von Narbenkontrakturen sollte die Schnittführung längs über das Gelenk vermieden werden. Bei vermehrtem Platzbedarf kann der Schnitt T- oder L-förmig nach proximal verlängert werden.

Die Streckersehnenplatte wird längs medial parallel zur M. extensor digitorum longus-Sehne inzidiert und die dorsale Gelenkkapsel eröffnet. Um den plantaren Aspekt des Os metatarsale-Köpfchens darzustellen, wird eine Kapsulolyse durchgeführt. Der hyaline Knorpel wird inspiziert. Mit dem Hohlmeißel wird unter das Köpfchen eingegangen und der plantare Anteil dargestellt. Dabei ist darauf zu achten, den Knorpel nicht zu verletzen. Die Exostose wird mit der oszillierenden Säge abgetragen. Unter Palpation der Planta pedis wird die Form geprüft und falls nötig nachreseziert. Bei Bedarf kann eine dorsal extendierende Korrekturosteotomie kombiniert werden.

Die Sehnenplatte der Streckersehnen wird mit resorbierbarem monofilem Faden in fortlaufender Technik genäht. Bei adipösen Patienten wird die Subkutis adaptiert. Die Kutis wird mit intrakutaner Naht verschlossen. Die Zehe wird unter Miteinbezug des metatarsophalangealen Gelenkes mit Steristrip fixiert.

Os metatarsale-Korrekturosteotomie

Bei der proximalen Osteotomie erfolgt die Schnittführung längs über der Basis der Metatarsalia parallel zum dorsalen Gefäß-Nerven-Bündel bis an die Lisfranc'sche Gelenkslinie heran. Die Osteotomie wird schräg im spongiösen Anteil der Basis des Os metatarsaleknochens nahe der Lisfranc'schen Gelenkslinie gelegt. So wirkt die Zugrichtung der Schrauben annähernd senkrecht zur Osteotomiefläche; ein guter ossärer Durchbau ist so am besten gewährleistet. Die Verschiebung wird mit einer 2,0-Minischraube fixiert. Das Ausmaß der resultierenden Anhebung des Os metatarsale-Köpfchens kann intraoperativ am besten mit einer transparenten Plexiglasplatte anhand des Anpressdruckes visualisiert werden.

Bei der diaphysären Korrekturosteotomie erfolgt der Längsschnitt direkt über dem Os metatarsale. Es folgt ein mittschaftiger Längsschnitt in der Sagittalebene. Der Schnitt wird Z-förmig vervollständigt. Danach kann der Knochen für eine Verlängerung distrahiert werden. In einigen Fällen muss das Bindegewebe um den Os metatarsalekopf gelöst werden, um eine größerer Verschiebemöglichkeit zu erhalten. Soll verkürzt werden, können proximal und distal an der Osteotomie Knochenblöckchen entnommen werden. Ist klinisch und radiologisch die gewünschte Position erreicht, erfolgt die Plattenosteosynthese mit 2,0-Plättchen.

Für die distale Korrekturosteotomie erfolgt der Hautschnitt quer über dem metatarso-phalangealen Gelenk. Bei erhöhtem Platzbedarf kann der Schnitt T-förmig zwischen den Gefäß-Nerven-Bündeln nach proximal verlängert werden. Die Streckersehnen werden, wenn immer möglich, nicht tenotomiert sondern nach lateral weggehalten. Die Kapsulolyse ermöglicht das Einführen und Umfahren des Os metatarsale-Köpfchens mit dem Hohlmeißel. Das Köpfchen wird so für die folgende schräge Osteotomie stabilisiert (Abb. 133). Für das Eindrehen des Köpfchens wird dorsal subkapital ein dreieckförmiger Keil entnommen (Abb. 134). Der Neigungswinkel der Osteotomie führt entweder zu einem Anheben oder Absenken des Köpfchens, falls mit der Drehbewegung eine Verschiebung entlang der Osteotomieflächen kombiniert wird (Abb. 135). Auf diese Weise kann die gewünschte Position der Os metatarsale-Köpfchens gut definiert werden. Ist das Köpfchen nach der Osteotomie instabil, kann eine präliminäre Kirschnerdrahtfixation mit anschließender Osteosynthese über eine 2,0-Schraube erfolgen (Abb. 136).

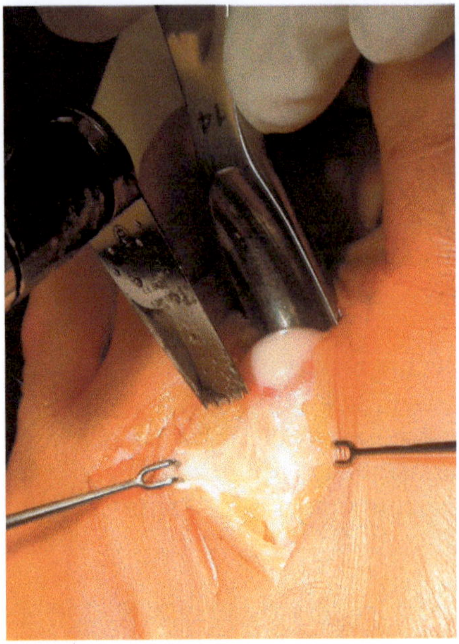

Abb. 133. distale Korrekturosteotomie

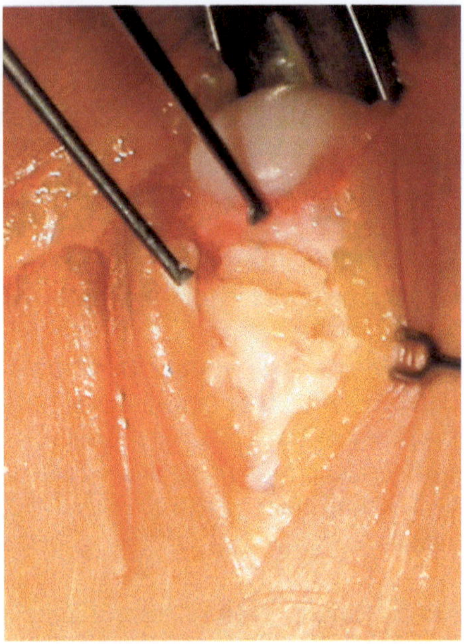

Abb. 134. distale Korrekturosteotomie: Keilentnahme

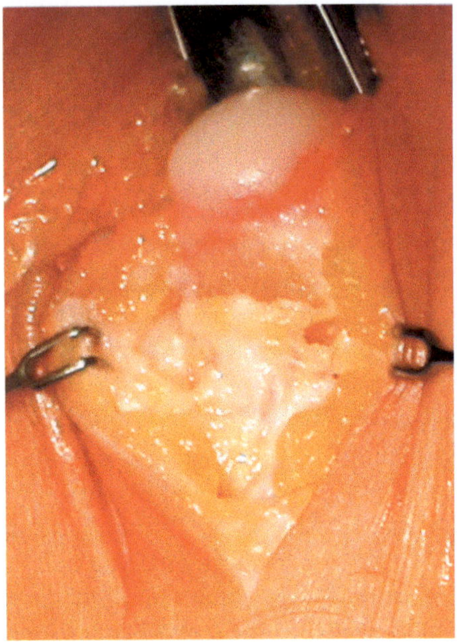

Abb. 135. distale Korrekturosteotomie: Fragmentpositionierung

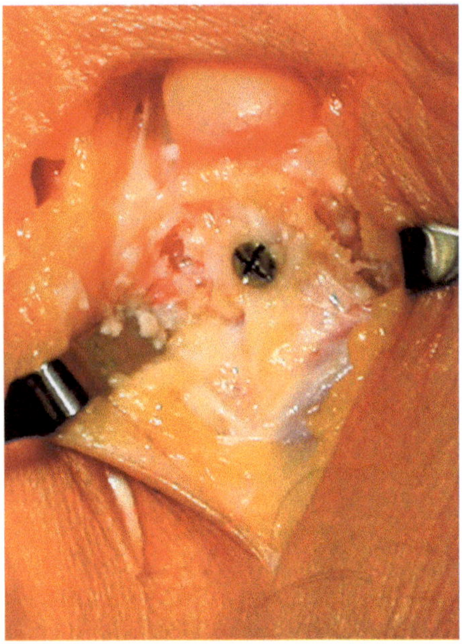

Abb. 136. distale Korrekturosteotomie: Schraubenfixation

Komplikationen

Narbenkontrakturen können zur Ausbildung einer sekundären Kleinzehenfehlstellung führen. In diesen Fällen ist eine Kleinzehenredressionsbandage kombiniert mit Dehnungsübungen und Narbenmobilisation indiziert.
Starke Manipulationen und Dehnung der Weichteilteile können zu einer Überdehnung und Schädigung der dorsalen Gefäß-Nerven-Bündel führen.
Bei der proximalen Osteotomie ist das Ausmaß der notwendigen Korrektur nicht immer einfach zu beurteilen. Es besteht die Gefahr der Unter- oder Überkorrektur.
Bei der diaphysären Osteotomie kann es zur verzögerten Knochenheilung kommen, da die Kompression der Fragmente schwierig ist. Meist erfolgt die Ausheilung über eine Kallusbildung.
Bei der distalen Osteotomie kann es wegen der Eröffnung des metatarsophalangealen Gelenkes zu Narbenbildung und zu sekundärer Kleinzehenfehlstellung kommen. Die Überprojektion der Metatarsalia erschwert die genaue Lagebeurteilung der Schraubenspitze im intraoperativen seitlichen Röntgenbild. Eine überlange Schraube kann zu intensiven und hartnäckigen Ballenschmerzen führen.

Nachbehandlung

Als Grundprinzip gilt: je distaler die Osteotomie, umso einfacher die postoperative Nachbehandlung.
Die Nachbehandlung nach Kondylusresektion und distaler Korrekturosteotomie erfolgt mit einem einfachen Verbandschuh mit Sohlenversteifung und Abrollrampe für 3 bis 4 Wochen.
Diaphysäre und proximale Korrekturosteotomien behandeln wir mit einem Stiefel oder Unterschenkel-Gehgips. Wird die Wadenmuskulatur ruhiggestellt, kann bei guter Knochenqualität und Compliance eine stockfreie Vollbelastung erlaubt werden. Vier Wochen postoperativ erfolgt eine Röntgenkontrolle zur Beurteilung der ossären Konsolidation mit anschließendem Übergang in die Vollbelastung in normalen Schuhen.

3.1.9 Köhler'sche Krankheit

Das Os metatarsale-Köpfchen des zweiten Strahles ist von der trophischen Störung am häufigsten betroffen. Iatrogen oder vaskulär bedingte Durchblutungsstörungen, chronisch erhöhte lokale Druckentwicklungen, und ischämische Nekrosen der Epiphysenfugen sind die häufigsten Pathogenesen. In der Frühphase zeigt sich eine normale Morphologie. Fortgeschrittene Befunde gehen mit einer Entrundung der Os metatarsale-Köpfchen, deutlichen ossären Substanzverlusten, Osteophyten, freien Gelenkskörpern und Deformationen des angrenzenden Kleinzehengrundgliedes einher.

Diagnostik

Durchblutungsstörungen der Os metatarsale-Köpfchen sind nicht immer leicht zu erkennen. Einerseits sind die Veränderungen auf konventionellen Röntgenbildern in der Frühphase nicht immer sichtbar und andererseits kann sich die Problematik hinter einer konkomittierenden Morton'schen Neuralgie oder einer Problematik der Beugesehnenplatte verbergen. Bidigitaler Druck auf das Os metatarsale-Köpfchen ist schmerzhaft und geht manchmal mit einer Schwellung des metatarsophalangealen Gelenkes einher. Bei der klassischen Morton'schen Neuralgie ist der retrokapitale Weichteilmantel zwischen den Köpfchen schmerzhaft. Bei fortscheitender Erkrankung ist das Os metatarsale-Köpfchen zunehmend deformiert, was als periartikuläre Osteophytenbildung palpiert werden kann. Diese Osteophyten schränken die Gelenksbeweglichkeit ein. Die Synovitis ist ausgeprägt, und eine klassische Impingementsymptomatologie kann das klinische Bild ergänzen.

In der Frühphase kann eine Magnetresonanztomografie zur Sicherung der Diagnose hilfreich sein, Spätstadien lassen sich auf konventionellen Röntgenbildern darstellen.

Operationsprinzip

Die Operationstechnik richtet sich nach dem Zustand des hyalinen Gelenkknorpels. In der Frühphase der Erkrankung kann die Gelenksmorphologie und Funktion meist erhalten werden. Fast immer muss begleitend eine Synovektomie durchgeführt werden.

Ist nur ein kleines Areal betroffen, kann durch Pridiebohrungen eine faserknorpelige Ersatzgleitschicht provoziert werden. Bei größeren, dorsal gelegenen Defekten des Subchondralknochens kann eine dorsal extendierende Korrekturosteotomie angewendet werden. Dadurch wird die Defektzone aus der Belastungszone des Gelenkes weggedreht. Das Eindrehen des Kopfes verbessert die hyaline Kontaktfläche in der Hauptbelastungszone, entspannt das Gelenk durch Verkürzung und reduziert den plantaren Anpressdruck beim Gehen durch die Dorsalisierung des Kopfes. Plantare Defekte lassen sich mit dieser Methode nicht korrigieren.

Bei fortgeschrittenen Fällen und ausgedehnten Defektzonen ohne Änderung der Köpfchenmorphologie hat sich die Resektionsarthroplastik bewährt. Diese beinhaltet die Synovektomie, die Osteophytenabtragung und das Modellieren des Os metatarsale-Köpfchens bzw. des Kleinzehengrundgliedes. Durch einen gelenksüberbrückenden Kirschnerdraht wird die Kleinzehenstellung gesichert und ein „Gelenkspalt" zur Pannusüberbrückung (= Puffer) gewährleistet.

Operationstechnik

Die Schnittführung erfolgt quer zum Kleinzehengrundgelenk. Längsschnitte provozieren übermäßige postoperative Narbenkontrakturen. Meist muss der

Hautschnitt aus Platzgründen nach proximal mit einem T-förmigen Schnitt erweitert werden. Ist nur eine Pridiebohrung geplant, werden die Streckersehnen nach lateral weggehalten. Die Bohrung selbst wird mit einem Kirschnerdraht durchgeführt, da mit dem Draht präziser gebohrt werden kann. Zudem ist die Gefahr des Abrutschens bzw. der Verletzung des gesunden Umgebungsknorpels geringer.

Bei der Umstellungsosteotomie und der Resektionsarthroplastik ist der Platzbedarf zur Präparation des Gelenkes erhöht. Hier werden die Tenotomie der M. extensor digitorum brevis-Sehne und die Z-förmige Tenotomie der M. extensor digitorum longus-Sehne durchgeführt. Letztere wird bei Verschluss wieder vernäht. Nach der Tenotomie erfolgt die Arthrotomie und Beurteilung des Gelenkknorpels mit Entscheid für das weitere Prozedere (Abb. 138).

Für die Umstellungsosteotomie wird der McGlamry-Hohlmeißel um das Köpfchen geführt und die plantare Sehnenplatte gelöst (Abb. 139). Je nach gewünschtem Ausmaß der Dorsalflexion wird ein entsprechend großer Knochenkeil entnommen. Der Schnitt mit der oszillierenden Säge erfolgt schräg von dorsal proximal nach plantar distal. Die Basisdicke des Keils definiert das Ausmaß der Dorsalflexion. Der Hohlmeißel verhindert dabei das Weggleiten des osteotomierten Kopfes nach plantar und ermöglich die Kontrolle der Stellung und die Schraubenfixation mit einer kortikale 2,0-Schraube.

Bei der Resektionsarthroplastik wird nach der Arthrotomie und der Synovektomie ebenfalls der Hohlmeißel um das Köpfchen geführt (Abb. 139). Mit der oszillierenden Säge werden die Osteophyten entfernt und das Köpfchen dosiert teilreseziert (Abb. 140). Wichtig sind die Inspektion des plantaren Anteiles des Os metatarsale-Köpfchens und die Entfernung der dortigen Osteophyten. Nicht abgetragene plantare Osteophyten können durch chronische Reizung zu einer sekundären Vernarbung der plantaren Nerven führen. Die ausgedehnte Exposition erlaubt bei Bedarf auch eine Resektion der plantaren intermetatarsalen Nerven (Abb. 142). In der Frontalebene wird der destruierte Apex des Köpfchens unter Schaffung einer planen Fläche teilreseziert (Abb. 141). Die Resektion soll zurückhaltend erfolgen und den plantaren Auflagepunkt des Os metatarsale-Köpfchens nicht tangieren. Eine subtotale oder totale Köpfchenresektion ist kontraindiziert, um einer vollständigen Destabilisierung der Sehnenzüge und/oder Transfermetatarsalgie vorzubeugen. Dadurch erhält die konkave Basis des Zehengrundgliedes eine breitbasige Abstützungsfläche (Prinzip: „umgedrehter Teller auf Tischfläche"). Zudem bildet sich durch die Resektion im spongiösen Os metatarsale-Köpfchen die gelenksstabilisierende Pannusbrücke. Mit einem doppelspitzen Kirschnerdraht der Stärke 1,4 wird das metatarsophalangeale Gelenk stabilisiert. Der Draht wird in Inside-outside-Technik vom metatarsophalangealen Gelenk nach distal durch die Zehe und wieder retrograd geführt. Die Basis des Kleinzehengrundgliedes darf dabei das Os metatarsale-Köpfchen nicht berühren, um narbiges Pannusgewebe zu ermöglichen. Bei der Drahteinführung wird der Fuß in Rechtwinkelstellung gehalten, um die Kleinzehenposition im Stehen zu simulieren. Dadurch ergibt sich automatisch die korrekte Länge der M. extensor digitorum longus-Sehne, welche nun wieder vernäht wird (Abb. 143). Der Gelenksraum wird durch eine Weichteilnaht geschlossen. So wird einer Hautdiastase infolge erhöhter Druckentwicklung durch Hämatom vorgebeugt. Bei Verwendung von resorbierbaren Hautfäden (Abb. 144) können Steristrip zur Sicherung der Naht verwendet werden.

Komplikationen

Bei allen Operationen an den metatarsophalangealen Gelenken kann es zu einer narbenbedingten Einschränkung der Gelenksbeweglichkeit oder Dorsalflexionskontraktur kommen. Die Schnittführung quer zum Gelenk ist hier eine wichtige prophylaktische Maßnahme, postoperativ hilft manuelle Zehenmobilisation innerhalb der ersten 3 Monate nach dem Eingriff. Flexible Kleinzehenredressionsbandagen können die Zehenstellung und -mobilität durch passive Dehnung positiv beeinflussen.

Bei der Umstellungsosteotomie können Pseudarthrosen mit oder ohne sekundäre Fehlstellung des Os metatarsale-Köpfchens entstehen. Durch eine effiziente relative Ruhigstellung heilen die Pseudarthrosen oft per secundam unter Kallusbildung aus.

Überlange Schräubchen sind radiologisch manchmal schwierig zu erkennen und können intensive plantare Schmerzen verursachen.

Bei der Resektionsarthroplastik können Pintrac-Probleme entstehen. Dann muss der Kirschnerdraht frühzeitig entfernt werden, was die Stabilisierung des metatarsophalangealen Gelenkes gefährdet. Es sollte in diesen Fällen wenigstens mit Steristrip stabilisiert werden. Wird die Problematik frühzeitig erkannt, heilt der Infekt ohne Antibiotikagabe aus. Bei fortgeschrittenem Infekt besteht die Gefahr der Hautperforation auf Höhe des metatarsophalangealen Gelenkes. Hier muss eine Antibiose mit regelmäßigem Debridement und rigoroser Ruhigstellung (Stöcke/Stiefel/Gips) kombiniert werden.

Nachbehandlung

Für die Nachbehandlung ist ein Verbandsschuh mit Sohlenversteifung für 4 Wochen meist ausreichend. Bei schlechten ossären Verhältnissen oder bei Revisionseingriffen kann auch ein Unterschenkelstiefel zur Anwendung kommen. Der Miteinbezug der Wadenmuskulatur erlaubt eine effiziente Ruhigstellung und Analgesie. Nach 4 Wochen wird der Kirschnerdraht entfernt. Danach kann die Phase der relativen Ruhigstellung, falls nötig, mit Steristrip in Alltagsschuhen verlängert werden. Ebenfalls nach 4 Wochen erfolgt, je nach Operationstechnik, eine radiologische Standortbestimmung.

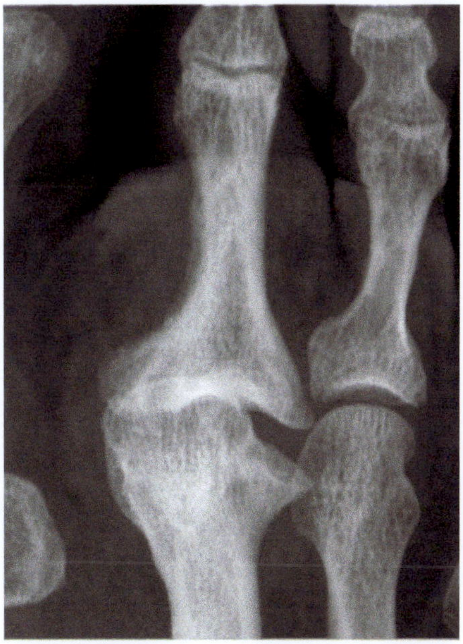

Abb. 137. M. Köhler II: präop. Röntgenbild

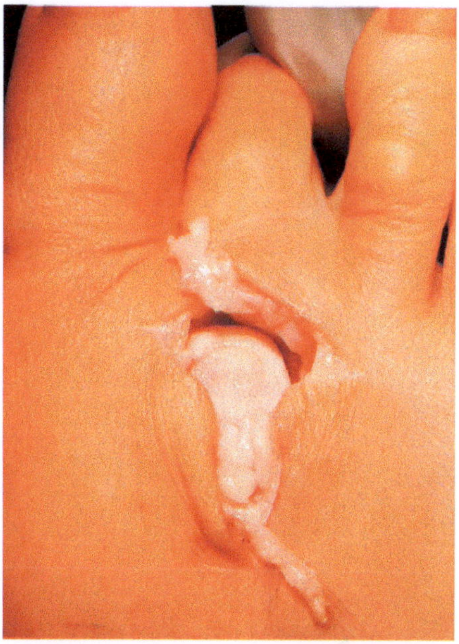

Abb. 138. M. Köhler II: Darstellung Metatarsalekopf

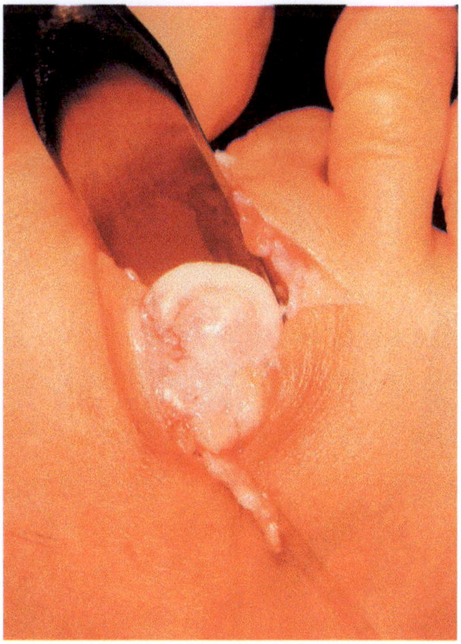

Abb. 139. M. Köhler II: Kapsulolyse

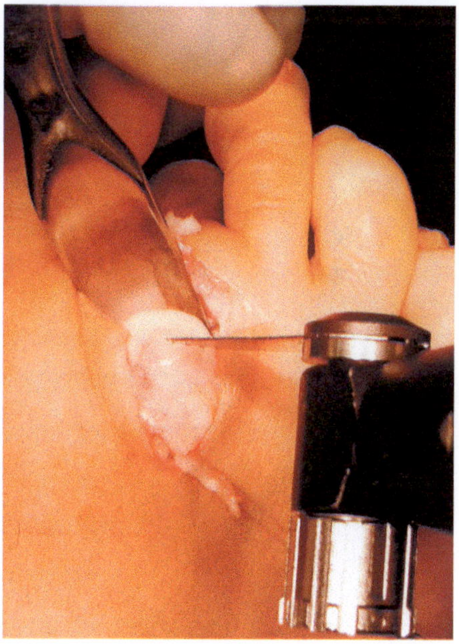

Abb. 140. M. Köhler II: partielle Köpfchenresektion

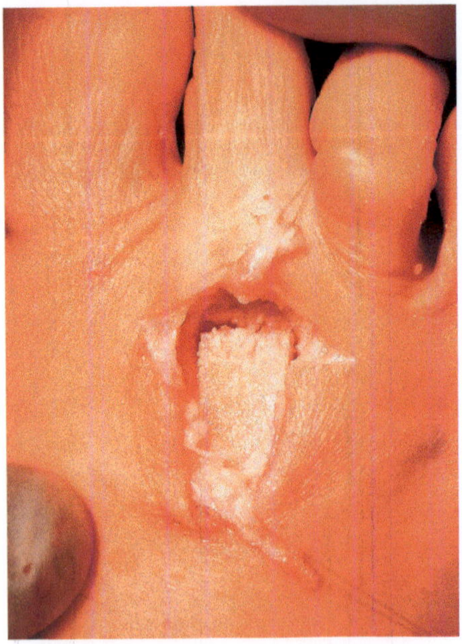

Abb. 141. M. Köhler II: Modellierung

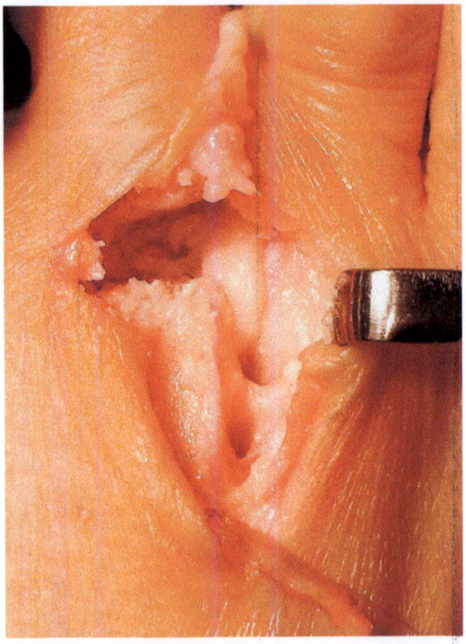

Abb. 142. M. Köhler II: Morton Neurom

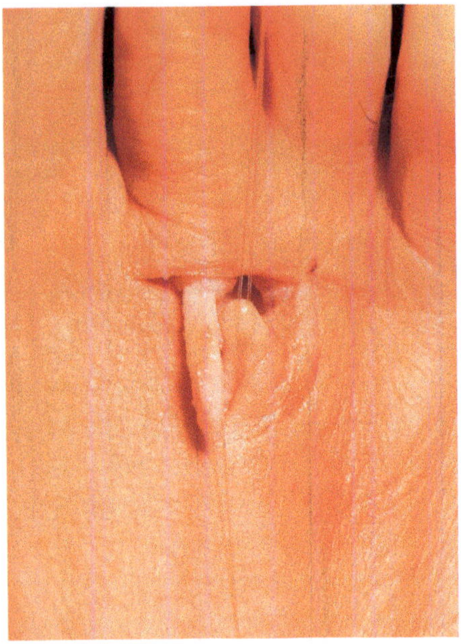

Abb. 143. M. Köhler II: Transfixation und Sehnennaht

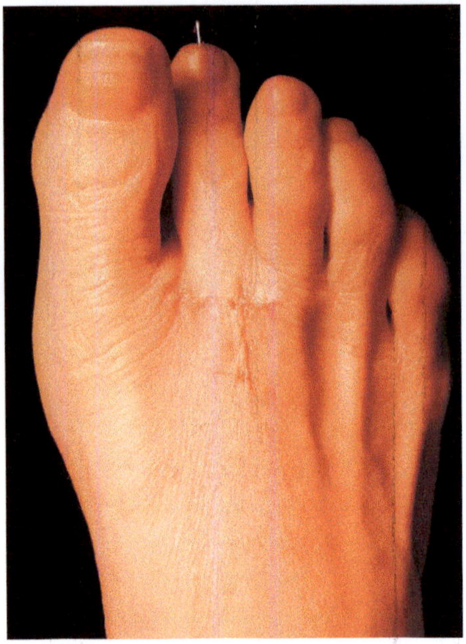

Abb. 144. M. Köhler II: Hautnaht

3.1.10 Bunionette

Die Bunionettedeformität ist Ausdruck einer Spreizfüßigkeit und stellt quasi das spiegelbildliche Gegenstück des Hallux valgus an der Kleinzehe dar.

Diagnostik

Die radiologische Evaluation der Bunionettedeformität erfolgt über die Standardröntgenaufnahmen des Vorfußes belastet in dorsoplantarer und seitlicher Projektion. Basierend auf den Röntgenbildern hat sich die Klassifikation in drei Untergruppen (Typen) bewährt:

- Typ 1) vergrößerter Os metatarsale V-Kopf bedingt durch Hypertrophie, Exostose oder Innenrotationsfehlstellung mit prominentem planto-lateralen Condylus
- Typ 2) bogenförmige Krümmung des Schaftes nach lateral
- Typ 3) vergrößerten Intermetatarsalewinkel IV/V. Typ 3 ist in über 50% der Fälle in Zusammenhang mit chirurgischen Eingriffen zu finden.

Operationsprinzip

Das Ziel der Operation ist die Schmerzreduktion am lateralen Os metatarsale V-Kopf. Häufig steht das Endglied der 5. Zehe kontrakt in varischer Position und muss mitkorrigiert werden. In den meisten Fällen reicht hierfür eine transartikulär geführte mediale Kapsulotomie aus. Eine Flexionskontraktur des proximalen interphalangealen Gelenkes wird ebenfalls angegangen (siehe Kap. Hammerzehenkorrektur). Beim Typ 1 ist eine laterale Exostosenabtragung am Os metatarsale V-Kopf ausreichend. Bei Typ 2 und 3 ist in Analogie zur Hallux valgus-Korrektur eine distale metatarsale Osteotomie nötig. Bewährt hat sich eine schräge distale Os metatarsale V-Osteotomie (Abb. 145) mit Einwärtsdrehen des distalen Fragmentes und Schraubenfixation (Abb. 146).

Operationstechnik

Der Schnitt erfolgt am lateralen Kleinzehengrundgelenk mittig zwischen dem dorsalen und plantaren Gefäß-Nerven-Bündel. Die Präparation erfolgt unter Vermeidung von Blutungen. Nach Durchtrennung der Kutis werden die im Schnittbereich liegenden Venen vor deren Durchtrennung koaguliert. Der dorsolaterale sensible Nervenast zur Kleinzehe verläuft schräg tangential zum Präparationsbereich. Er wird identifiziert und dargestellt. Das epikapsuläre Bindegewebe wird nach dorsal und plantar wegpräpariert (Abb. 147). Die Inzision der Gelenkkapsel erfolgt längs mittig. Die Kapsel wird sukzessive vom periartikulären Knochen gelöst. An der Basis wird die Kapsel belassen. Die Kapsel muss medial knochennahe abgelöst werden, um die Verschiebung zu ermöglichen.
Bei den Bunionette-Typen 2 und 3 erfolgt der Hautschnitt nach proximal dem lateralen Os metatarsale V-Schaft entlang. Der distale Schaftanteil des Os metatarsale V wird dargestellt.

Ist das metatarsophalangeale Gelenk genügend eröffnet, erfolgt eine Inspektion des hyalinen Gelenknorpels. Asymmetrische bindegewebige Weichteilzüge und Kontrakturen am Gelenk müssen korrigiert werden. Das Lösen der medialen Kontraktur erfolgt durch eine vorsichtige und schrittweise Kapsulolyse vertikal durch den Gelenkspalt von lateral her (Abb. 148).
Beim Typ 1 wird nun der laterale ausladende Teil des Os metatarsale V-Kopfes auf Höhe der Inzisur in sagittaler Richtung mit der oszillierenden Säge abgetrennt.
Beim Typ 2 und 3 erfolgt ein schräger Knochenschnitt von proximal plantar nach distal dorsal an den Kopfoberrand (Abb. 149). Der Schnitt wird distal unvollständig ausgeführt, um die Osteotomiefragmente nicht zu destabilisieren. Dann wird rechtwinklig zur Osteotomie eine Minifragmentschraube als Zugschraube eingebracht (Abb. 150). Sie wird dabei nicht vollständig angezogen und dient so als Rotationszentrum. Der Schnitt wird nun distal vervollständigt, das distale Fragment eingedreht und mit der Schraube fixiert (Abb. 151). Bei Bedarf kann noch eine zweite Schraube zur Rotationsstabilisierung eingebracht und Knochenüberstand abgetragen werden (Abb. 152). Mit dem Bildwandler werden die Fragmentlage und die Schraubenlängen kontrolliert.
Der Verschluss der Gelenkkaspel erfolgt spannungsfrei durch Seit-zu-Seit-Adaptation. Falls nötig, werden überschüssige Kapselanteile reduziert. Wir verwenden einen feinen, monofilen, resorbierbaren Faden und nähen in fortlaufender Technik. Die Kleinzehe wird dabei in Neutralstellung gehalten. Der Hautverschluss erfolgt intrakutan mit resorbierbarem monofilen Faden.

Komplikationen

Das Hauptaugemerk bei der Präparation richtet sich auf den dorsolateralen sensiblen Nervenast, welcher im proximalen und distalen Zugangsbereich leicht tangential zur Schnittebene verläuft. Er ist erhöht gefährdet für eine akzidentelle Verletzung. Verletzungen dieses Nervs können zu hartnäckigen, sehr schmerzhaften Neuropathien führen. Die ab und zu gesehenen postoperativen Hypo- oder Hyperästhesien in diesem Bereich sind meist passager. Ist der Nerv selbst nicht verletzt, ist er konservativen Therapien zugänglich.
Die kleinen Knochenflächen des Os metatarsale V bedingen eine filigrane Osteotomietechnik und eine sorgfältige Schraubenfixation. Die hierfür idealen Areale sind begrenzt und bei mangelhaftem Schraubenhalt ergeben sich kaum Fixationsalternativen. Hilfreich ist deshalb die Verwendung von Minifragmentschrauben. Diese erlauben infolge kleiner Substanzverluste alternative Positionierungen oder den Wechsel auf ein Plättchen.

Nachbehandlung

Wir applizieren eine dorsale Schiene und verordnen Bettruhe für die erste Nacht. Dies ist der Abschwellung und der Schmerzreduktion förderlich. Ab

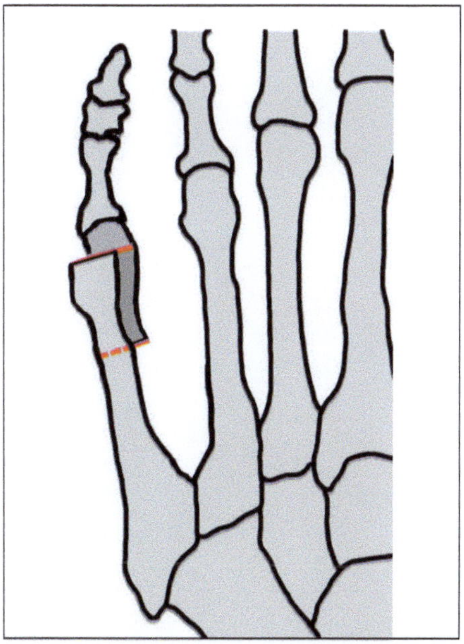

Abb. 145. Bunionette: Osteotomie

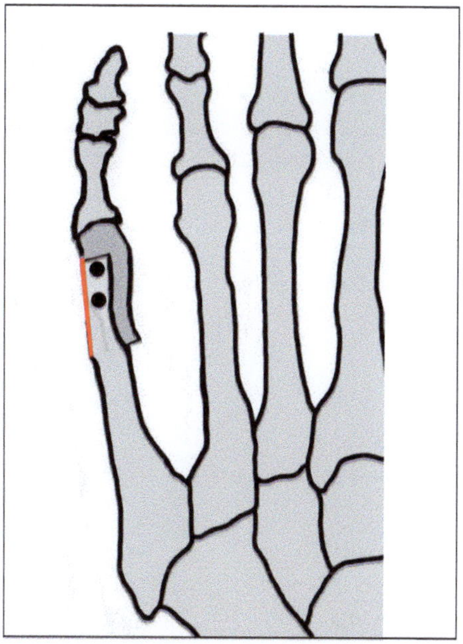

Abb. 146. Bunionette: Schraubenfixation und Exostosenabtragung

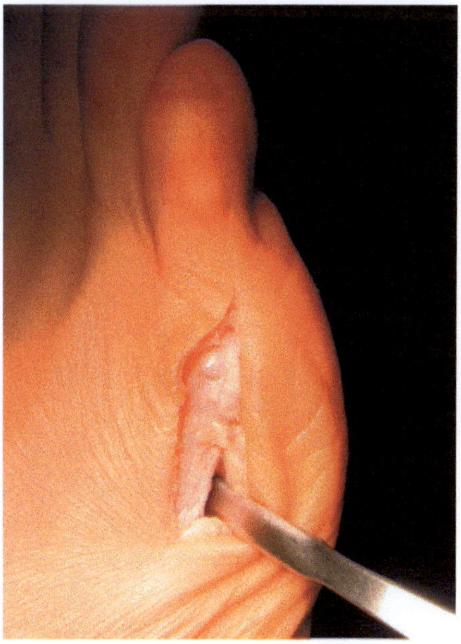

Abb. 147. Bunionette: Darstellung Metatarsale

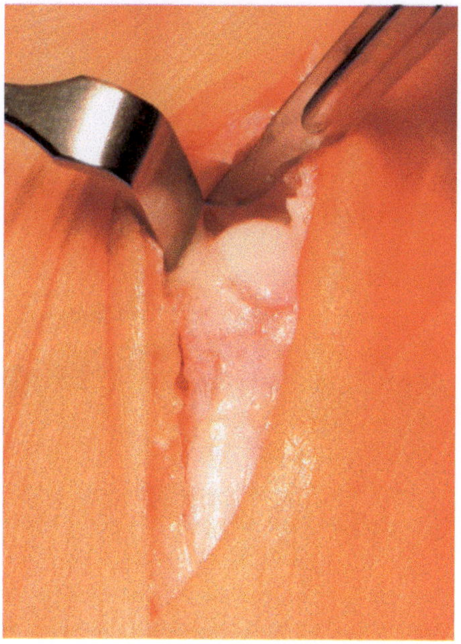

Abb. 148. Bunionette: Kapsulolyse

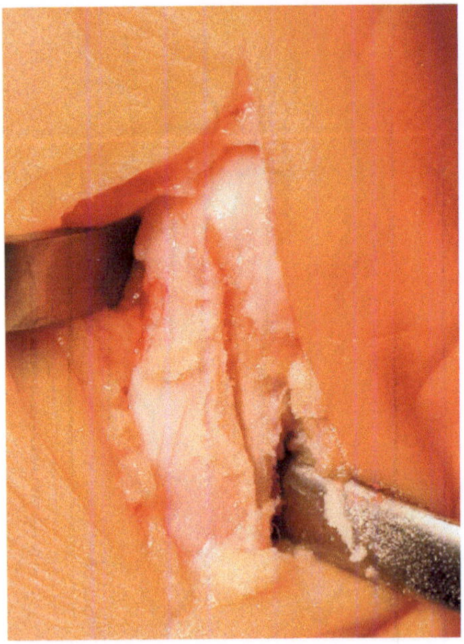

Abb. 149. Bunionette: Osteotomie

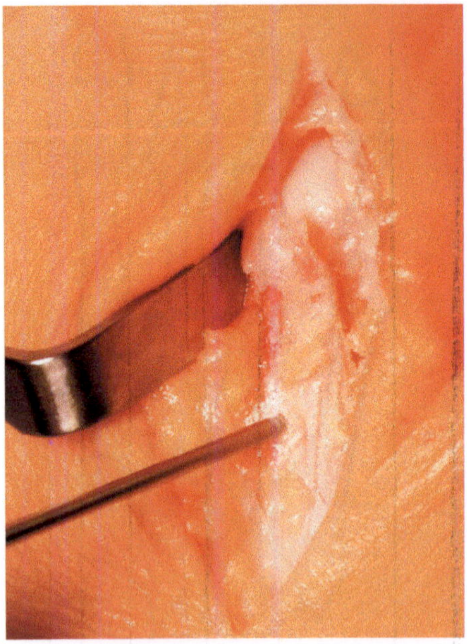

Abb. 150. Bunionette: Bohrloch

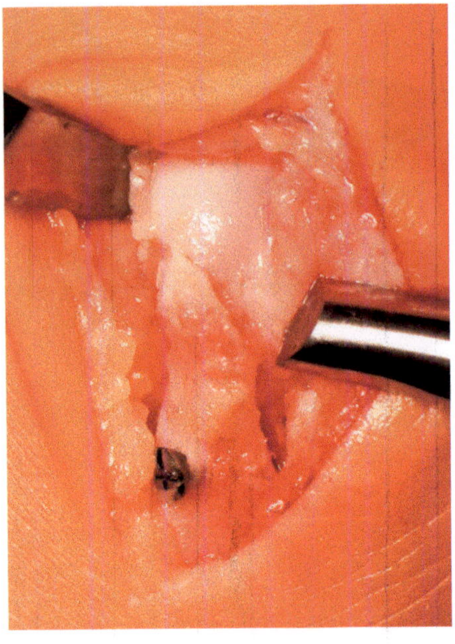

Abb. 151. Bunionette: Eindrehen

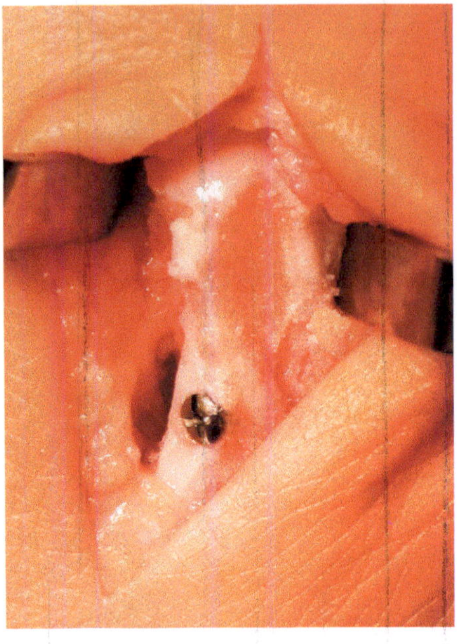

Abb. 152. Bunionette: definitive Fixation und Exostosenabtragung

dem ersten postoperativen Tag erfolgt die Mobilisation unter Vollbelastung in einem Verbandsschuh mit Sohlenversteifung und Abrollrampe, wobei das Kleinzehengrundgelenk selbst konsequent ruhig gestellt werden muss. Der Verbandsschuh wird für insgesamt 4 Wochen getragen, ohne Gehstöcke. Die effizienteste Entlastung wird mit einer Unterschenkelorthese gewährleistet d.h. unter Miteinbezug der extrinsischen Wadenmuskulatur. Bei Patienten mit schlechter Compliance oder mangelhaften koordinativen Fähigkeiten lohnt sich die Applikation eines Unterschenkel-Gehgipses mit Zehenplatte. Dieser kann nicht abgenommen werden und bietet älteren Paienten auch nachts (Toilettengang) einen sicheren Schutz. Es erfolgt eine möglichst baldige passive Zehenmobilisation nach Maßgabe der Beschwerden. Eine zu frühe aktive Belastung sollte vermieden werden, um den Circulus vitiosus von Schmerzen / Schwellung / verzögerter Belastbarkeit / übermäßigem Beweglichkeitsverlust zu vermeiden.
Werden nichtresorbierebare Fäden für den Hautverschluss verwendet, werden diese 2 Wochen postoperativ entfernt. Eine Hallux-Silikon-Bandage kann bei empfindlicher Narbe und zur Abschwellung bei trockenen, geschlossenen Wundverhältnissen nach Fadenentfernung benutzt werden.
Nach 4 Wochen erfolgt eine Röntgenkontrolle. Bei genügender ossärer Konsolidation kann die Vollbelastung in normalem Schuhwerk erlaubt werden. Unterstützende Physiotherapie mit Gangtraining erleichtert das Vertrauen in die Fußstabilität. Die volle Belastbarkeit des Fußes wird ca. 8 Wochen nach dem Eingriff erreicht.
Mit einer Restschwellung ist für einige Monate zu rechnen. Bei Adipositas und/oder chronisch-venöser Insuffizienz der unteren Extremität dauert die Abschwellung länger. Hier lohnt sich das Anpassen von Venenstrümpfen.
Eine Thromboseprophylaxe ist bei der Verwendung von Gehhilfen (Schuhe, Orthesen, Gipse) zu empfehlen. Bei Gipsen für die gesamte Gipsphase, ansonsten für die ersten 10 Tage nach dem Eingriff.

3.2. Fußwurzel

3.2.1 Arthrose Lisfranc

Die tarsometatarsalen Gelenke I-III gehören zur talaren Knochenreihe (Talusfuß) und sind aufgrund ihrer straffen ligamentären Fixation und Verzahnung untereinander anfällig für überlastungsbedingte Arthrosen. Die tarsometatarsalen Gelenke IV und V gehören zur calcanearen Reihe (Calcaneusfuß) und sind sehr lax angelegt. Eine Arthrose steht hier meist im Zusammenhang mit einer direkten Krafteinwirkung (posttraumatische Arthrose).
Zwei grundsätzliche Formen der Lisfranc'schen Arthrose sind anzutreffen: Die stabile Arthrose ohne Knochenverlust und die Instabilitätsarthrose mit Knochenverlust.

Diagnostik

Die klinische Untersuchung zeigt meist eine exquisite Druckdolenz und Exostosenbildung dorsal am betroffenen tarsometatarsalen Gelenk. Das tarsometatarsale Gelenk I wird meist durch eine Knicksenkfüßigkeit überlastet.
Arthrosen der tarsometatarsalen Gelenke II und III stehen meist im Zusammenhang mit einer Hallux valgus-Deformität. Wenn der Nervus peronaeus profundus zwischen der Exostose des tarsometatarsalen Gelenkes II und geschlossenem Schuhwerk komprimiert wird, kommt es zur Nervenreizung mit Hyperpathie auf Höhe der Exostose oder Hypästhesie an der dorsalen Weichteilfalte zwischen der ersten und zweiten Zehe.
Durch konventionelle Röntgenbilder im dp/seitlichen und schrägen Strahlengang können die Arthrosen dieser Gelenke gut dargestellt werden. Besteht differentialdiagnostisch der Verdacht auf eine Verletzung der Lisfranc'schen Gelenkslinie, kann eine Magnetresonanztomografie oder Computertomografie hilfreich sein.

Operationsprinzip

Die Behandlung der Wahl bei Arthrosen der tarsometatarsalen Gelenke I-III ist die Arthrodese. Da diese Gelenke nur Wackelbewegungen in der sagittalen Ebene zulassen, verändern Arthrodesen in diesem Bereich weder die Fußform noch die Funktionalität wesentlich und werden gut toleriert.
Bei der stabilen Arthrose ohne Knochenverlust kann die Arthrodese in situ erfolgen. Bei der Instabilitätsarthrose muss die Knochenlücke (meist auf der Seite des weicheren Os cuneiforme) kompensiert werden.
Knochendefekte können mit einer Spongiosaplastik (Entnahme vom ipsilateralen Calcaneus oder Tibiaplateau), mit artifiziellem Knochen oder mittels Verschiebeosteotomie korrigiert werden. Bei der Verschiebeosteotomie wird der besser erhaltene, dem Gelenk anliegende Knochenanteil (meist der metatarsale) oder beide Anteile über eine Schrägosteotomie gegen den Gelenkspalt verschoben und so die Knochenlücke geschlossen (Abb. 153, 154). Nach der Reposition erfolgt die Plattenosteosynthese, wobei eine Plattenschraube das Verschiebefragment stabilisieren sollte.
An der Lisfranc'schen Gelenkslinie trifft harter kortikaler Knochen auf weicheren spongiösen Knochen der Ossa cuneiformia. Für eine gute ossäre Überbrückung dieser beiden Knochentypen müssen die Gelenksflächen vor allem auf Seiten der metatarsalen Knochen angefrischt werden. Augrund der kleinen Knochenflächen und der hohen Knochenkonsistenz eignen sich Miniplättchen der Dimension 2,0 oder 2,8. Bei ungenügendem Schraubenhalt oder bei Manipulationsfehlern ist ein zweiter Fixationsversuch problemlos möglich.
Fehlstellungen des Vorfußes an der Lisfranc'schen Gelenkslinie lassen sich gleichzeitig über die Arthrodese mitkorrigieren. Die beste Korrekturmöglichkeit ergibt sich am tarsometatarsalen Gelenk I.

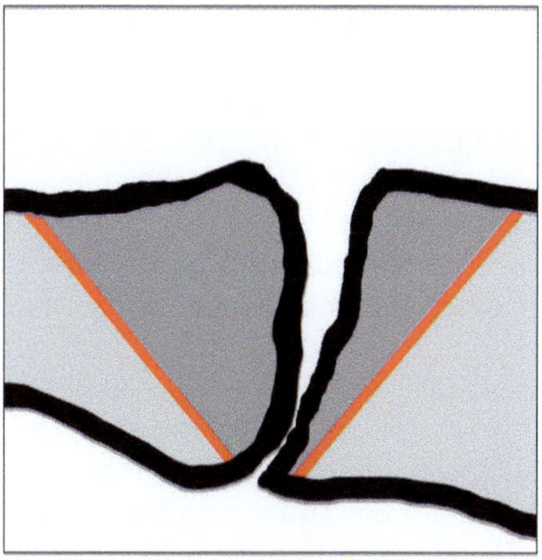

Abb. 153. **Lisfranc: Schrägosteotomien**

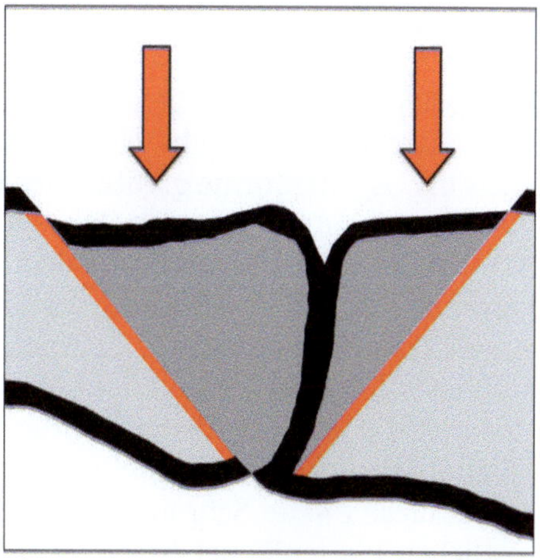

Abb. 154. **Lisfranc: Reduktion Knochenlücke**

Operationstechnik

Der Hautschnitt erfolgt längs über dem Gelenk (Abb. 155). Bei gleichzeitiger Operation am tarsometatarsalen Gelenk I und II werden zwei separate Zugänge angelegt, um das Gefäß-Nerven-Bündel zwischen dem ersten und zweiten Strahl zu schonen. Für den Erhalt einer genügend großen Hautbrücke wird der Zugang zum tarsometatarsalen Gelenk I dorsomedial, der Zugang zum tarsometatarsalen Gelenk II etwas lateral gelegt. Die Operation am tarsometatarsalen Gelenk II und III kann über einen einzigen Schnitt zwischen diesen beiden Gelenken erfolgen.

Als erstes werden die dorsalen Exostosen (Abb. 157) mit dem Narbengewebe mit der Säge horizontal abgetragen. Der nun gut identifizierbare Gelenkspalt wird eröffnet, mit einem Arthrodesenspreizer dargestellt und vollständig entknorpelt. Die tarsometatarsalen Gelenke sind straff angelegt und reichen weit in die Tiefe. Ideal sind kleine Spreizer, welche über zwei Kirschnerdrähte stabil in der Umgebung verankert werden können (keine Luxation des Spreizers). Dann werden die Arthrodeseflächen angefrischt. Dieser Schritt ist für die ossäre Überbrückung der Arthrodese zentral. Zur Vorbereitung des harten subchondralen Knochens werden über die gesamte Arthrodesefläche Bohrlöcher (1,5 oder 2,0) angelegt und anschließend mit einem Klingenmeißel von 5 mm Breite durchbrochen (Abb. 158). Das tarsometatarsale Gelenk wird vor der Bearbeitung mit dem Meißel reponiert. Durch die Reposition des Gelenkes können keine Knochenfragmente nach plantar entschwinden, und das Gelenk verliert bei der Anfrischung durch den Klingenmeißel nicht seine Form. Dies erleichtert die anschließende formschlüssige Reposition und Osteointegration der Arthrodese wesentlich. Der Klingenmeißel wird rechtwinklig mittig über

dem Gelenkspalt zentriert mit dem Hammer mehrfach parallel bis 2 cm tief in den Spalt getrieben. Das Gelenk wird durch Dorsalflexion des Vorfußes in reponierter Stellung gehalten und mit einem Kirschnerdraht präliminär fixiert. Der Kirschnerdraht wird ca. 45° schräg von distal über die metatarsale Basis ins Os cuneiforme geführt. Der Formschluss der Gelenksflächen und die Position des entsprechenden Os metatarsale-Köpfchens werden überprüft. Ein 2,0-Vierlochplättchen wird mit dem distalsten Plattenloch über den Kirschnerdraht geschoben. Die Platte wird längs über dem Gelenk zentriert und mit einer exzentrisch gebohrten Schraube im proximalsten Loch fixiert. Dadurch kommt es zur Kompression des Gelenkspaltes über Kirschnerdraht und Platte. Dann wird das zweite distale Plattenloch besetzt, idealerweise mit einer den Spalt überbrückenden Zugschraube parallel zum Kirschnerdraht (Abb. 159). Findet diese zweite Schraube guten Halt, können der Draht entfernt und die restlichen Plattenlöcher besetzt werden. Elegant ist, wenn die beiden mittleren Schrauben gekreuzt den Spalt überbrücken. Schraubenlage und -länge werden mit dem Bildwander überprüft (Abb. 161,162).
Zur Wiederherstellung der Fußform bei Fehlstellungen müssen die Talometatarsale I-Achse aliniert, die Basen der Metatarsalia auf die Cuneiformia passgenau reponiert und die Fußlängswölbung (Korrektur des Vorfuß adductus) rekonstruiert werden. Bei der Reposition dient das Os metatarsale II als Referenz. Steht es passgenau auf dem Os cuneiforme II, sind auch meist die tarsometatarsalen Gelenke III bis V gut positioniert. Ist der erste Strahl falsch positioniert, wird vor der Fixation des tarsometatarsales Gelenkes II zuerst das tarsometatarsale Gelenk I mobilisiert. Erst jetzt wird das tarsometatarsale Gelenk II reponiert und über einen Kirschnerdraht provisorisch fixiert. Danach wird auf das tarsometatarsale Gelenk I gewechselt und die dreidimensional korrekte Position des Os metatarsale I bestimmt. In der sagittalen Ebene kann unter dem Bildwandler die talonaviculare Achse als Referenz herangezogen werden. Die Längsachse des Talus sollte in Verlängerung der Längsachse des Os metatarsale I zu liegen kommen. Die Höhe der Fußlängswölbung sollte am gesunden Fuß abgeschätzt werden. Intraoperativ ist für die Überprüfung der Fußlängswölbung die Verwendung einer geraden Ebene (Plexiglasplatte, Deckel des Schraubensets etc.) hilfreich.
Komplexe Korrekturosteotomien erfolgen typischerweise nicht am Os cuneiforme I sondern an der Basis des Os metatarsale I. Hier ist der Knochen zwar härter, lässt aber größere Korrekturmöglichkeiten zu. Es bewährt sich, zuerst die transversale Ebene (Vorfußstellung) und erst danach die Flexionsposition des Os metatarsale I (sagittale Ebene) zu korrigieren. Durch eine zurückhaltende Knochenresektion wird eine übermäßige Verkürzung des Os metatarsale I vermieden. Eine bewusste Plantarverschiebung des Os metatarsale I zur Vermeidung einer Transferproblematik der Metatarsalia ist bei zurückhaltender Knochenresektion am tarsometatarsalen Gelenk I aus klinischer

Erfahrung nicht nötig. Nach der Fixation am tarsometatarsalen Gelenk I kann das tarsometatarsale Gelenk II bzw. die restlichen tarsometatarsalen Gelenke arthrodesiert werden. Fixationstechnisch liegt der Hauptfokus auf der sicheren Fixation des tarsometatarsalen Gelenkes I und II, am besten mit einer Plattenosteosynthese. Bei schlechter Knochenqualität kann am tarsometatarsalen Gelenk I eine Platte sowohl dorsal und wie auch medial angelegt werden, was die dreidimensionale Stabilität der Arthrodese erheblich erhöht.

Komplikationen

Die Hauptproblematik an der Lisfranc'schen Gelenkslinie liegt in der hohen Non-union- bzw. Pseudoarthrose-Rate. Die Gründe hierfür liegen in der unterschiedlichen Knochendichte des Os metatarsale und des Os cuneiforme sowie den straffen und kleinflächigen ossären Gelenksanteilen. Großzügiges Anfrischen der Arthrodeseflächen, möglichst große ossäre Kontaktflächen sowie stabile, komprimierende Osteosynthesetechnik sind deshalb wichtig.
Oft kommt es gleichzeitig zu einer Lockerung oder zum Bruch von Implantaten. Im Falle einer schmerzhaften Pseudarthrose am tarsometatarsalen Gelenk II und /oder III (bei stabilem I) kann eine einfache Metallentfernung zu einer schmerzfreien Pseudarthrose führen. Die sichere Lösung ist die Rearthrodese mit aggressivem Anfrischen der Arthrodeseflächen, Spongiosaplastik und stabiler Plattenosteosynthese.
Die dünnen Weichteilschichten am Fußrücken prädisponieren zu Wundheilungsstörungen. Diese sind unangenehm, da die Implantate offen liegen können. Hier muss eine frühzeitige Metallentfernung durchgeführt und die Rearthrodese nach erfolgter Wundheilung in einem zweiten Schritt geplant werden.
Die zahlreichen sensiblen Nerven am Fußrücken sind anfällig für narbige Adhäsionen und iatrogene Schädigungen (Weichteilpräparation, Einnähen).

Nachbehandlung

Die Nachbehandlung erfolgt mit dorsaler Schiene und Stockentlastung bis zur gesicherten Wundheilung, gefolgt von einem Unterschenkelsoftcast mit Zehenplatte. Bei isolierter Arthrodese des tarsometatarsalen Gelenkes II und/ oder III kann mit dem Gehgips eine stockfreie Vollbelastung erlaubt werden. Bei komplexen Serienarthrodesen unter Miteinbezug des tarsometatarsalen Gelenkes I ist eine vierwöchige Stockentlastung empfehlenswert. Vier Wochen postoperativ erfolgt die radiologische Verlaufskontrolle. Bei gutem Verlauf kann auf eine abnehmbare Unterschenkelorthese für weitere vier Wochen gewechselt werden. Das genaue zeitliche Prozedere richtet sich nach dem Heilungsverlauf. Meist kann nach acht Wochen postoperativ eine orthesenfreie Vollbelastung geplant werden.

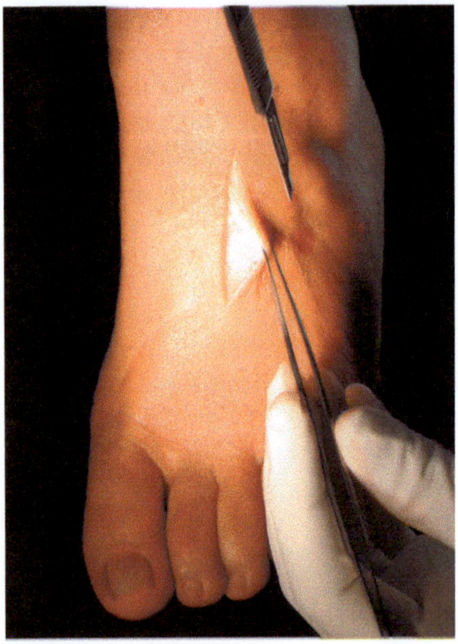

Abb. 155. Lisfranc: Hautschnitt

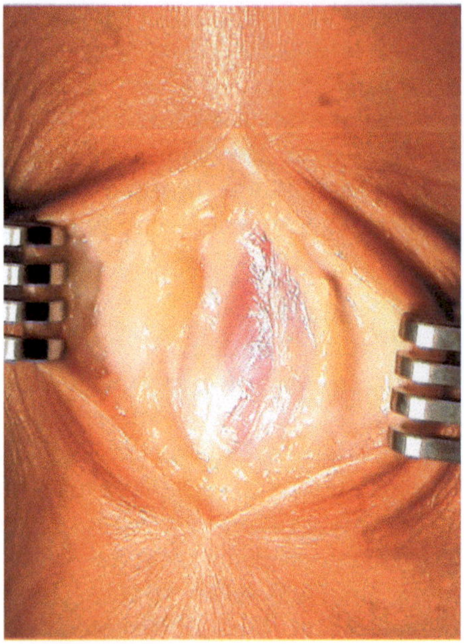

Abb. 156. Lisfranc: Darstellung

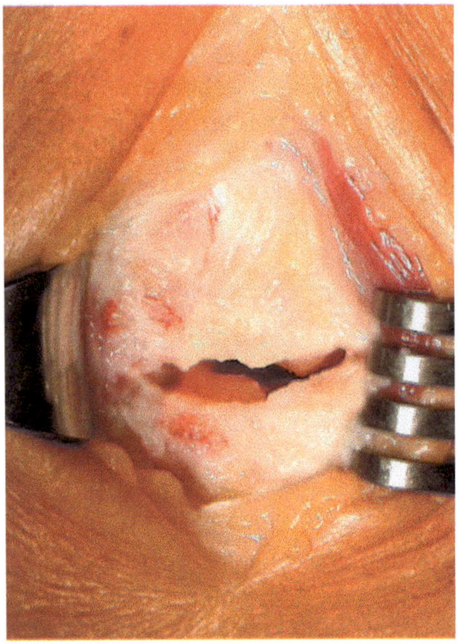

Abb. 157. Lisfranc: Arthrose

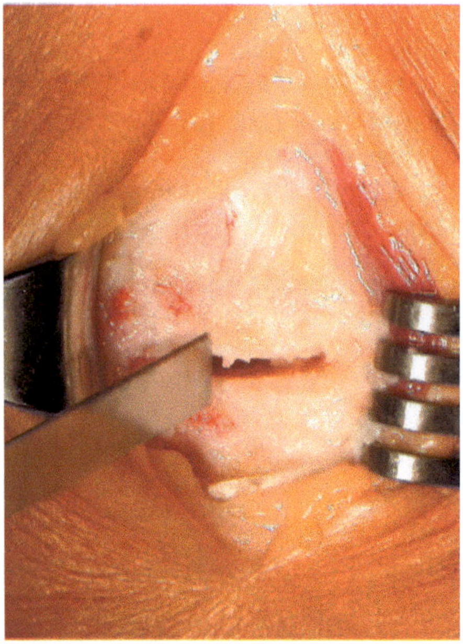

Abb. 158. Lisfranc: Anfrischen der Arthrodeseflächen

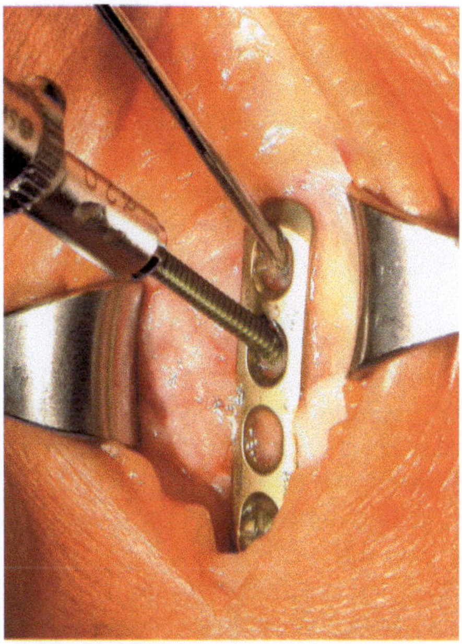

Abb. 159. Lisfranc: Schraubenfixation

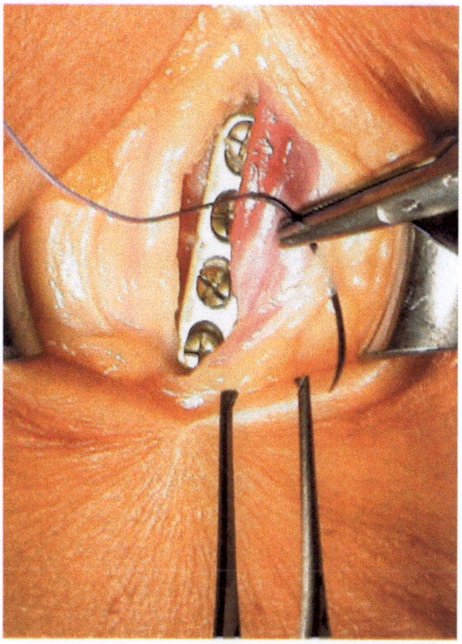

Abb. 160. Lisfranc: Faszienverschluss

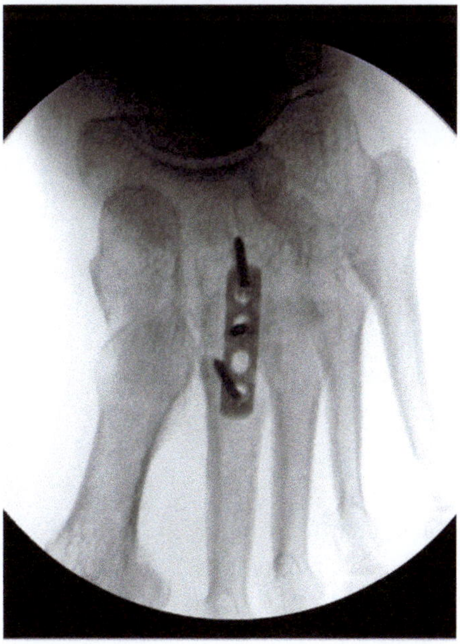

Abb. 161. Lisfranc: Kontrollröntgen dp

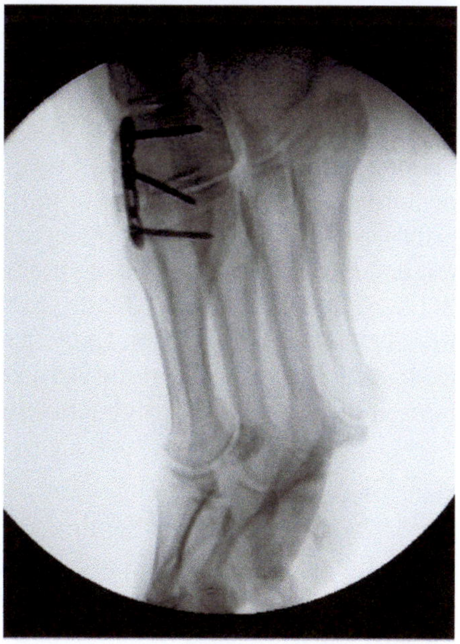

Abb. 162. Lisfranc: Kontrollröntgen seitl.

3.2.2 Os tibiale externum

Das Os tibiale externum kommt in verschiedenen Größen und Formen vor. Kleine, in die M. tibialis posterior-Sehne eingebettete Knöchelchen entsprechen funktionell einem Sesamknöchelchen. Größere Extraknochen sind meist über eine fibrokartilaginäre oder knöcherne Brücke mit dem Hauptknochen verbunden. Die Sesamknöchelchen bleiben meist asymptomatisch bis ein Trauma Beschwerden auslöst. Der Zug der M. tibialis posterior-Sehne führt dabei zu Wackelbewegungen des Knöchelchens gegenüber dem Os naviculare.

Diagnostik

Das Os tibiale externum kann wie eine Exostose gegen den Schuh drücken oder Pseudarthroseschmerzen provozieren. Palpatorisch imponiert eine lokale Druckdolenz. Ein Verschiebeschmerz kann bei größeren Knöchelchen auf eine Pseudarthrose hinweisen. Der Schmerz kann durch lokalen Palpationsdruck unter gleichzeitiger Anspannung der M. tibialis posterior-Sehne provoziert werden. Die Sehne selbst ist selten symptomatisch.

Konventionell radiologisch kann das Os tibiale externum durch Schrägaufnahmen dargestellt werden. In Zweifelsfall kann die Schmerzgenese durch eine Bildwandler-gesteuerte Infiltration in den Pseudarthrosespalt eruiert werden. Eine Magnetresonanztomografie ist routinemäßig nicht notwendig.

Operationsprinzip

Entweder muss das symptomatische Knöchelchen entfernt oder fixiert werden. Absolute Richtlinien für den einen oder anderen Weg existieren nicht. Je kleiner das Knöchelchen, desto eher sollte es entfernt werden.

Bei der Exzision muss der am Os naviculare inserierende Teil der M. tibialis posterior-Sehne transossär, d.h. mit einem Knochenanker, am Os naviculare refixiert werden. Andernfalls persistieren die Schmerzen und ist mittelfristig mit einer Abknickung des Fußes in Richtung eines Pes planovalgus zu rechnen. Bei der Refixation des Os tibiale externum wird die Sehneninsertion mit dem Knöchelchen im Sinne der Osteosynthese an das Os naviculare stabilisiert (Abb. 163). Dabei werden die Arthrodeseflächen so modelliert, dass die Prominenz des Knöchelchens gleichzeitig reduziert wird.

Operationstechnik

Der Schnitt erfolgt längs über dem Os tibiale externum (Abb. 164). Zuerst wird die M. tibialis posterior-Sehne identifiziert und bis an das Os tibiale externum präpariert. Der Pseudarthrosespalt wird aufgesucht, und es wird entschieden, ob eine Exzision oder Refixation durchzuführen ist. Bei der Exzision wird das Knöchelchen ausgeschält. Die Sehne wird herangezogen und mit einem Knochenanker im Os naviculare fixiert (und so die resektionsbedingte Lücke

reduziert). Wichtig ist eine leichte Vorspannung der Sehne. Deshalb wird zum Verknüpfen der Fuß in Adduktions- und Rechtwinkelstellung gehalten.
Bei der Osteosynthese des Os tibiale externum werden zuerst mit der oszillierenden Säge plane Arthrodeseflächen geschaffen (Abb. 165,166). Ist genügend Knochensubstanz vorhanden, kann diese so reduziert werden, dass beim Aneinanderfügen der Flächen keine Exostose mehr palpabel ist. Mit einem Kirschnerdraht kann eine präliminäre Fixation zur Kontrolle der Knochenlage und der Sehnenspannung erfolgen (Abb. 167). Zur Arthrodese können bei diesen harten Knochen Minischräubchen der Stärke 2,0 oder 2,8 verwendet werden (Abb. 168). Der Vorteil der kleinen Schrauben liegt darin, dass mehrere Fixationsversuche möglich sind und dass durch die geschickte Wahl der Schraubenrichtungen eine gleichmäßige Kompression der Arthrodeseflächen möglich ist. Für einen guten Halt im Os naviculare sollte die Länge der Schräubchen mindesten 20 mm betragen. Bei der Positionierung der Schrauben ist die Kurvatur der konkaven Gelenksfläche des Os naviculare im Chopart-Gelenk zu berücksichtigen (cave: intraartikuläre Schraubenposition). Ist die Spannung der M. tibialis posterior-Sehne zu hoch und/oder die lokale Knochenqualität zu schlecht, kann auf eine Plattenosteosynthese gewechselt werden. Dabei wird ein Plattenloch mit einer Zugschraube zur Kompression besetzt. Zusätzliche Kompression wird durch exzentrisches Einbringen der restlichen Plattenschrauben erreicht. Mit dem Bildwandler wird die Implantatlage und -länge überprüft. Anschließend erfolgt der schichtweise Wundverschluss.

Komplikationen

Die unvollständige oder mangelhafte Refixation der M. tibialis posterior-Sehne kann zu chronischen Schmerzen oder zu einer zunehmenden Abknickung des Fußes führen. In diesen Fällen ist eine Revisionsoperation notwendig.
Bei der Osteosynthese kann es durch den Zug der M. tibialis posterior-Sehne oder durch insuffiziente Fixationstechnik zur Pseudarthrose kommen. Auch hier ist eine chirurgische Revision unvermeidlich.

Nachbehandlung

Für die ersten Tage nach der Operation wird bis zur gesicherten Wundheilung die bereits im Operationssaal angepasste dorsale Schiene unter vollständiger Stockentlastung getragen. Danach wird ein Unterschenkelgehgips mit Zehenplatte angepasst. Damit ist die Vollbelastung auch ohne Stöcke erlaubt. Vier Wochen nach Osteosynthese erfolgt eine Röntgenverlaufskontrolle (Abb. 169, 170). Bei gutem ossären Durchbau kann auf einen abnehmbaren Gehstiefel für weitere vier Wochen gewechselt und mit Physiotherapie begonnen werden. Auch vier Wochen nach Exzision des Knöchelchens wird ein Gehstiefel angepasst. Ein freies Gehen ohne Hilfsmittel ist dann meist ab der 9. Woche postoperativ möglich. Eine Thromboseprophylaxe für die gesamte Entlastungsphase empfohlen.

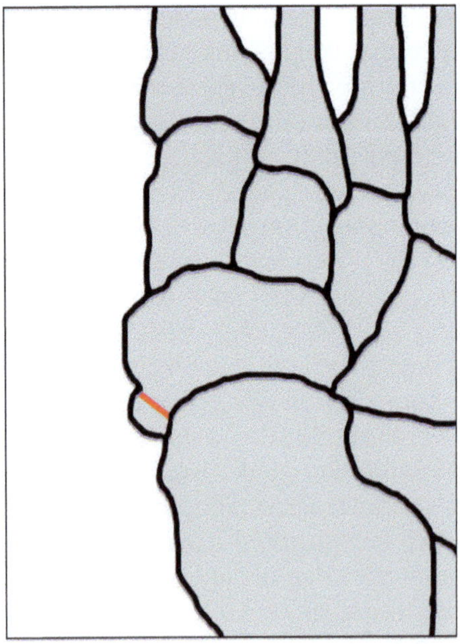

Abb. 163. Os tibiale externum: OP-Prinzip

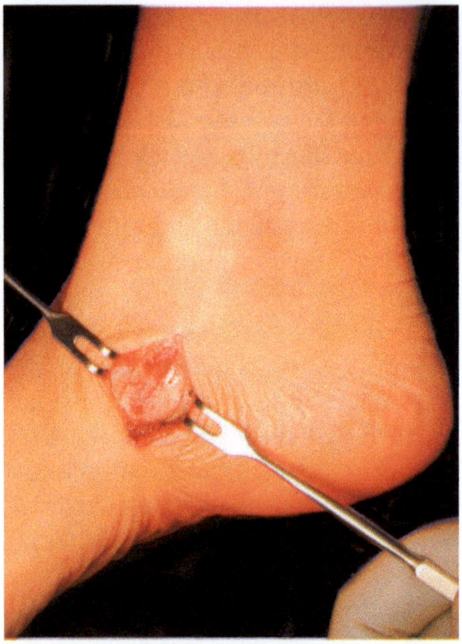

Abb. 164. Os tibiale externum: Darstellung

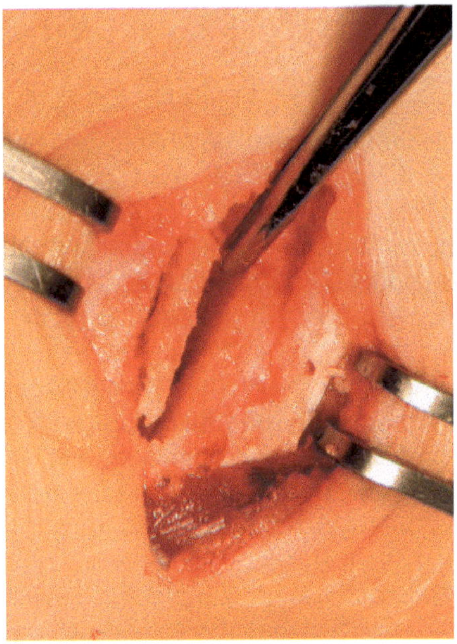

Abb. 165. Os tibiale externum: Osteotomien

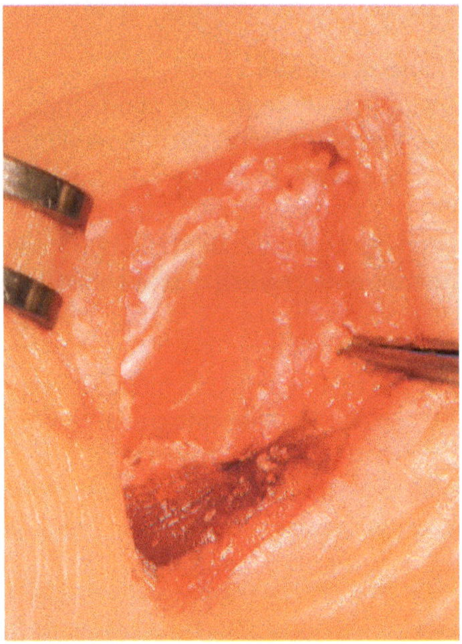

Abb. 166. Os tibiale externum: Arthrodeseflächen

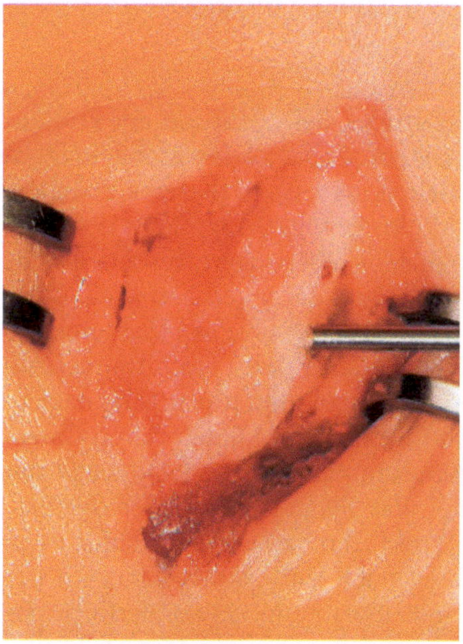

Abb. 167. Os tibiale externum: Reposition

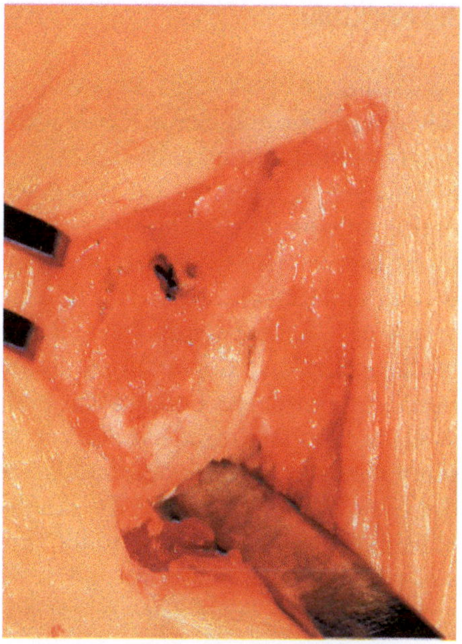

Abb. 168. Os tibiale externum: Fixation

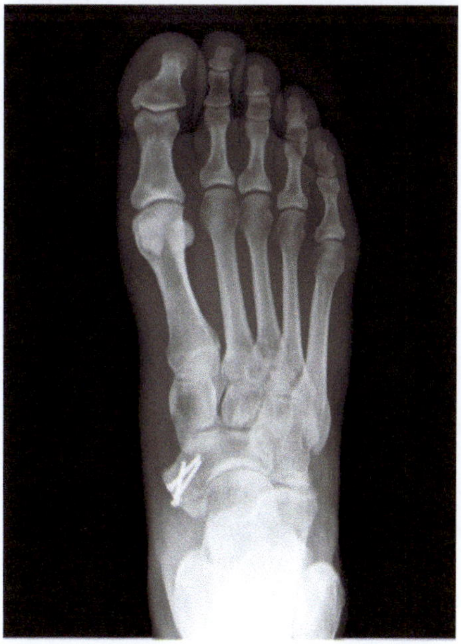

Abb. 169. Os tibiale externum: Röntgenkontrolle dp

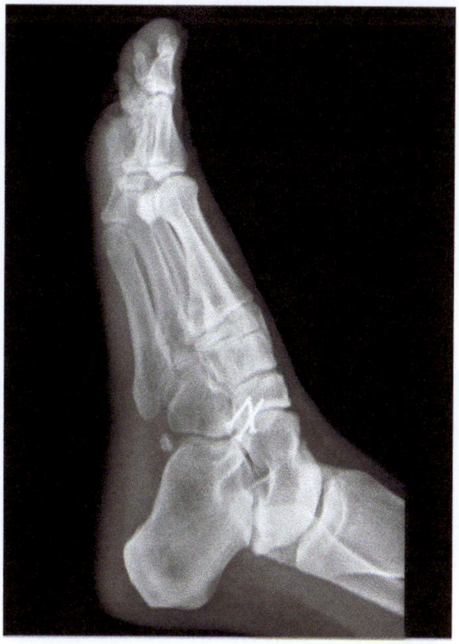

Abb. 170. Os tibiale externum: Röntgenkontrolle seitl.

3.3 Rückfuß

3.3.1 Arthrose oberes Sprunggelenk

Das obere Sprunggelenk (OSG) weist die größte Gelenksfläche am Fuß auf und ermöglicht eine große Bewegungsamplitude. Zusammen mit dem unteren Sprunggelenk bildet es ein universelles Gelenk und ist so wesentlich an der dreidimensionalen Beweglichkeit des Rückfußes beteiligt. Angesichts der großen Kräfte, welche über das obere Sprunggelenk übertragen werden, ist das Gelenk erstaunlich selten von degenerativen Veränderungen betroffen. Diese ergeben sich meist sekundär im Rahmen von posttraumatischen Verläufen.

In der Frühphase der Arthrose ist die Gelenksfläche meist noch weitgehend intakt. Am vorderen Gelenkspalt bilden sich Osteophyten (tibiale und naviculäre), welche medial meist stärker ausgeprägt sind. Es kommt durch Osteophyten an der ventralen Gelenkkapsel zum schmerzhaften Impingement mit der Synovialis. Das repetitive Einklemmen der Synovialis und der Gelenkskapsel fördert eine Hypertrophie dieser Strukturen, was einen Circulus vitiosus mit Einklemmschmerz und Schwellung nach sich ziehen kann. An der anterolateralen Ecke des oberen Sprunggelenkes kann als Sonderform des Impingement eine Reizung des Bassett-Ligamentes oder ein Meniscoid vorliegen. Das Bassett-Ligament entspricht dem Unterrand der vorderen Syndesmose. Wird dieses Band chronisch mechanisch überreizt, schwillt es an und führt zu schmerzhaften Friktionen mit dem Talus. Das Meniscoid ist eine narbige Scheibe (Interponat) im Gelenkspalt des anterolateralen oberen Sprunggelenkes. Es entsteht meist posttraumatisch im Rahmen eines Hämatoms und ist von narbiger Konsistenz.

Mit zunehmender Arthrose verschmälert sich der Gelenksspalt (symmetrisch oder asymmetrisch) und beeinflusst so auch die Rückfußstellung.

Bei der fortgeschrittenen Arthrose des oberen Sprunggelenkes ist die hyaline Knorpelschicht wesentlich zerstört. Die reaktive Osteophytenanlagerung periartikulär führt zu einer deutlichen Einschränkung der Gesamtbeweglichkeit im oberen Sprunggelenk, wobei das Ausmaß der Gelenksdestruktion nicht immer mit der Bewegungseinschränkung korreliert.

Die Arthrose des oberen Sprunggelenkes kann konzentrisch oder asymmetrisch sein. Die konzentrische Arthrose zeigt sich in einer gleichmäßigen Abnutzung des Gelenkknorpels und einer meist normomorphe Geometrie der Malleolengabel. Meist ist es die Spätfolge nach einem knöchernen Trauma mit anatomisch korrekter Wiederherstellung der Knochenanatomie mittels Osteosynthese. Die asymmetrische Arthrose ist meist die Folge einer residuellen, posttraumatischen Knochenfehlstellung des Rückfußes und/oder einer persistierenden Rückfußinstabilität.

Eine Sonderform der degenerativen Veränderungen im oberen Sprunggelenk ist die Osteochondrose. Die Therapie der Osteochondrose ist aktuell stark im

Wandel begriffen. Die zur Anwendung kommenden Techniken reichen von einfachen Anbohrungen des subchondralen Knochens bis zu Tissue Engineering mit Knorpeltransplantation.

Diagnostik

Das Leitsymptom des Impingements ist der intensive, stechende Schmerz bei forcierter Dorsalflexion im oberen Sprunggelenk. Der Schmerz tritt meist unter Belastung auf, in gravierenden Fällen auch ohne Belastung. Schmerzen bei der Plantarflexion entstehen, wenn die Gelenkkapsel und damit die geschwollene Synovialis zwischen die Osteophyten gedrückt werden. Durch Palpation des vorderen Gelenkspaltes kann der Schmerz meist ausgelöst werden. In chronischen Fällen lässt sich eine Crepitatio provozieren.

Die passive Gesamtbeweglichkeit ist in der Frühphase nicht eingeschränkt. Gelegentlich besteht eine schmerzbedingte, reflektorische Einschränkung der aktiven Beweglichkeit. Zunehmende Osteophyten schränken in der Spätphase die Beweglichkeit im oberen Sprunggelenk markant ein. Die kompensatorisch erhöhte Beweglichkeit im Bereich der Chopart'schen Gelenkslinie kann eine noch gut erhaltene Beweglichkeit im oberen Sprunggelenk vortäuschen. Es ist deshalb wichtig, bei der Beweglichkeitsprüfung des oberen Sprunggelenkes in der einen Hand den Calcaneus, und mit der anderen Hand den distalen Unterschenkel fest zu halten.

Beim symptomatischen Bassett-Ligament und dem Meniscoid projizieren sich die Schmerzen isoliert auf die anterolaterale Ecke des oberen Sprunggelenkes. Dort lässt sich auch ein Palpations- und Bewegungsschmerz reproduzieren, welcher sich meist bei zunehmender Dorsalflexion verstärkt. Das symptomatische Bassett-Ligament ist allerdings eine Diagnose, welche erst intraoperativ bestätigt werden kann.

Seltene Differenzialdiagnosen sind die Reizung des Nervus peronaeus profundus über dem vorderen oberen Sprunggelenk oder die Tendinopathie der M. tibialis anterior-Sehne. Rupturen der M. Tibialis anterior-Sehne verursachen ebenfalls oft Schmerzen in der Region des ventralen oberen Sprunggelenkes. Der proximale Sehnenstupf retrahiert sich in diesen Fällen unter das untere Retinaculum ventral am oberen Sprunggelenk, lässt sich aber meist als derber Knoten palpieren. Differentialdiagnostisch wegweisend ist der Funktionsverlust der M. tibialis anterior-Sehne.

Die fortgeschrittene Arthrose des oberen Sprunggelenkes und die benachbarten Gelenke lassen sich auf konventionellen Röntgenbildern sehr gut darstellen. Nur bei speziellen Fragestellungen sind zusätzliche Untersuchungen sinnvoll. Bei der Indikation für eine Prothese des oberen Sprunggelenkes empfiehlt sich zur Beurteilung der Beinachse und der Traglinie eine Aufnahme des ganzen Beines. Diese Information beeinflusst die Implantation der Prothesenkomponenten. Da die residuelle Beweglichkeit im oberen Sprunggelenk

ein wichtiger Faktor bei der Entscheidung für oder gegen die Implantation einer OSG-Prothese ist, empfiehlt sich eine spezielle Röntgenuntersuchung. Bei dieser Technik wird der voll belastete Fuß seitlich in maximal möglicher Dorsalflexion und in maximal möglicher Plantarflexion geröntgt und gibt so Aufschluss über die wirkliche Beweglichkeit im oberen Sprunggelenk.
Ist in der Röntgenaufnahme die Malleolengabel gut sichtbar verbreitert, muss auch der Zustand der vorderen Syndesmose beurteilt werden. Die Syndesmose wird bei einem Trauma häufig verletzt, destabilisiert die Malleolengabel und stabilisiert sich, meist knöchern, nach Jahren sekundär in einer Fehlstellung. Durch die ad latum dislozierte Fibula ist der Formschluss des Talus vermindert. In diesen Fällen ist die Implantation einer OSG-Prothese ungünstig.
Eine Untersuchung mittels Computertomographie (ev. mit dreidimensionaler Rekonstruktion) ist zur Beurteilung einer dysmorphen Malleolengabel mit Rotationsfehler hilfreich.
Mittels Magnetresonanztomografie können Meniscoide, Osteonekrosezonen und die Osteochondrose als Differentialdiagnose des Impingements dargestellt werden.
Bei Osteochondrosen und/oder low grade-Infektionen kann eine Spect/CT-Untersuchung indiziert sein.

Operationsprinzip

Gelenkstoilette

Bei der Impingementproblematik ist das Ziel der Operation die Osteophytenabtragung und die Resektion der einklemmenden Weichteilstrukturen. Der Eingriff kann arthroskopisch (Abb. 171) oder offen via Miniinzisionen vorgenommen werden. Die Miniinzisionstechnik ist wenig aufwändig, schnell, präzise und erlaubt eine gute Gesamteinsicht auf das vordere obere Sprunggelenk. Auch ein Meniscoid oder ein symptomatisches Bassett-Ligament können offen oder arthroskopisch angegangen werden. Müssen die horizontalen tibialen und talaren Gelenksflächen eingesehen werden, ist die arthroskopische Technik besser geeignet.

Umstellungsosteotomie

Bei der mittelgradigen asymmetrischen Arthrose kann eine supramalleoläre Umstellungsosteotomie eine Lösung darstellen. Dabei wird der Druck im Gelenk von der defekten Zone auf die noch intakte Knorpelregion umgelenkt.

Arthrodese

Die Arthrodese ist eine standardisierte und sichere Therapieform für Patienten, welche den Rückfuß starken Belastungen aussetzen, bei größeren Fehlstellungen des Rückfußes und bei posttraumatisch dysmorphen Malleolengabeln. Das Ziel der Arthrodese ist die Reposition und Fixation des Talus in der Malleolengabel. Die Stellung des Rückfußes spielt eine wichtige Rolle für den Bewegungsablauf. Am besten toleriert wird eine leichte Valgusstellung und eine Dorsalflexion von 2–3° in der Sagittalebene. Eine Spitzfußstellung führt zu einer Überstreckung des Kniegelenkes, eine Varusstellung zu einer Überlastung des medialen Kniegelenkes und zu potentiellen Problemen im Hüft- und Lumbalbereich.

Die Arthrodese kann arthroskopisch oder offen durchgeführt werden. Die arthroskopische Technik hat eine sehr gute Durchbaurate, ist jedoch zeitlich, technisch und apparativ aufwändiger. Der Autor bevorzugt deshalb die offene Technik. Hier kann der Operationszugang paramedian von ventral auf das Gelenk gewählt werden. Dadurch können die diffizilen Hautverhältnisse und die arterielle Durchblutung in der Region der Fibula geschont werden, was die Gefahr von Wundheilungsstörungen und einer ossären Non-Union deutlich vermindert. Müssen Fehlstellungen mitkorrigiert werden, empfiehlt sich ebenfalls die offene Technik.

Bei einer markanten zwei- oder dreidimensionalen Fehlstellung des oberen Sprunggelenkes kann die Arthrodese mit einer supramalleolären (Tibia, Fibula) und/oder einer calcanearen Korrekturosteotomie kombiniert werden.

Die Technik hängt von der Art der Arthrose (konzentrische oder asymmetrische Abnutzung des Gelenkknorpels) ab. Bei der symmetrischen Arthrose kann die Arthrodese in situ erfolgen, d.h. ohne gleichzeitige Korrektur der Knochenachsen des Rückfußes. Es werden nur die horizontale und die mediale tibiotalare Gelenksflächen arthrodesiert. Liegt der Talus verkippt in der intakten Malleolengabel (Instabilitätsarthrose), muss beurteilt werden, ob er manuell redressierbar ist. Ist der Talus redressierbar, kann auch hier eine Arthrodese in situ geplant werden. Ist die talare Fehlstellung partiell oder vollständig fixiert, muss entweder die Malleolengabel und/oder der Talus so modelliert werden, dass die Passform (und damit die Rückfußstellung) stimmt, oder es muss mit zusätzlichen Korrekturosteotomien gearbeitet werden. Bei komplexen Fehlstellungen des Rückfußes und/oder des distalen Unterschenkels muss die korrekte Rückfußposition zwingend über Osteotomien erreicht werden. Korrekturosteotomien können epimalleolär, malleolär oder am Calcaneus erfolgen. Sie werden vor der OSG-Arthrodese vorgenommen, idealerweise durch kleinere separate Zugänge. Feinkorrekturen können dann durch Modellieren des Talus erfolgen.

Ein intaktes Chopart'sches Gelenk kompensiert bei der Arthrodese des oberen Sprunggelenkes einen großen Teil an Beweglichkeit in der Sagittalebene. Wichtig ist deshalb die präoperative palpatorische und radiologische Beurteilung der Chopart'schen Gelenkslinie. Sind sowohl das Chopart'sche Gelenk wie auch das obere Sprunggelenk degenerativ verändert, empfiehlt sich wenn immer möglich die Implantation einer OSG-Prothese, um eine Dekompensation der Chopart'schen Gelenkslinie zu verhindern.

Prothese

Die Prothesen der neuesten Generation sind mittlerweile eine gute Alternative zu den Arthrodesen, eine korrekte Indikationsstellung vorausgesetzt. Der Vorteil der Prothese ist der Erhalt einer Restbeweglichkeit im oberen Sprunggelenk und damit eine relative Schonung der benachbarten Gelenke (sekundäre Arthrose) sowie ein im Vergleich zur Arthrodese harmonischerer Bewegungsablauf. Der Nachteil liegt in der geringeren Belastbarkeit des Rückfußes und der weniger sicheren Schmerzbefreiung sowie der Möglichkeit der Prothesenlockerung bzw. Abnutzung. Immer ist jedoch mit einem Verlust an Beweglichkeit im Vergleich zur präoperativen Situation zu rechnen, v.a. bei der posttraumatischen Arthrose. Die Konversion einer schlecht funktionierenden Prothese in eine Arthrodese ist möglich. Bei einer markanten zwei- oder dreidimensionalen Fehlstellung des oberen Sprunggelenkes kann die Prothese mit einer supramalleolären und/oder einer calcanearen Korrekturosteotomie kombiniert werden. Bei der Prothesenimplantation geht es neben der sicheren Verankerung und der korrekt dimensionierten und positionierten Komponenten immer auch um das Ausbalancieren der Bandzüge um das obere Sprunggelenk. Gerade bei größeren Fehlstellungen kann dies eine Herausforderung darstellen.

Die Implantation der OSG-Prothesen ist bei allen Prothesentypen technisch anspruchsvoll. Die Operationstechnik richtet sich nach dem jeweiligen Produkt. Wegen der vielen Prothesentypen und der dadurch nicht allgemeingültigen, standardisierten Operationstechnik wird an dieser Stelle auf die genaue Beschreibung einer Operationstechnik verzichtet.

Operationstechnik

Gelenkstoilette

Der Autor bevorzugt die offene Technik. Der Minischnitt erfolgt genau über der anteromedialen Ecke des oberen Sprunggelenkes. Die Schnittlänge wird durch die Breite des Langenbeckhakens definiert (ca. 7 mm). Der Fuß wird in Rechtwinkelstellung gehalten. Nach Durchtrennung der Kutis wird das subkutane Gewebe zum Schutze des Nervus saphenus mit einer Schere gespreizt und die Gelenkkapsel dargestellt und inzidiert. Durch das Einbringen eines Langenbeckhakens wird die Gelenkkapsel parallel zur Tibiavorderkante angehoben und der mediale Teil des vorderen Gelenkspaltes inspiziert (Abb. 173). Synovia und Narbengewebe werden entfernt, Osteophyten abgetragen (Abb. 174). Muss der gesamte vordere Gelenksraum eingesehen werden, wird eine Gegeninzision auf Höhe der anterolateralen Ecke des oberen Sprunggelenkes angelegt. Hierfür wird von medial her, durch die Operationsöffnung, entlang der Tibiavorderkante ein stumpfes Instrument nach lateral eingeführt und so die genaue Lokalisation für die Gegeninzision markiert (Abb. 172). Über diese Inzision wird ein zweiter Langenbeckhaken eingebracht. Durch Anheben der beiden Haken kann die Kapsel von der Tibia abgehoben und so das ganze ventrale obere Sprunggelenk eingesehen bzw. bearbeitet werden. Abschließend erfolgt der schichtweise Verschluss. Wir applizieren noch im Operationssaal eine dorsale Schiene.

Umstellungsosteotomie

Die Umstellungsosteotomie erfolgt medial aufklappend oder zuklappend entsprechend dem gewünschten Effekt am oberen Sprunggelenk. Sie wird ca. 4 cm monokortikal oberhalb des Gelenkspaltes des oberen Sprunggelenkes angelegt und mit einer winkelstabilen Platte gesichert. Das Ausmaß der Korrektur (Breite der Basis des Knochenkeiles) kann präoperativ auf belasteten Röntgenaufnahmen des oberen Sprunggelenkes geplant werden. Beim Aufklappen kann der Spalt mit solidem Ersatzknochen oder einem trikortikalen Beckenkammstück gefüllt werden. Die Umstellungsosteotomie kann mit einer Arthrodese oder Prothese kombiniert werden.

Arthrodese

Bei komplexen Fehlstellungen des Talus und des Rückfußes sollte aus Gründen der ossären Zirkulation und der Weichteiltrophik auf einen einzigen großen lateralen (d.h. fibulären) Zugang verzichtet werden. Günstiger ist es, das obere Sprunggelenk von ventral zu eröffnen und den Talus so weit wie möglich zu reponieren. Falls nötig kann die Fibula durch einen separaten lateralen Zugang bearbeitet werden.

Der Schnitt erfolgt zwischen der M. tibialis anterior-Sehne und der Sehne des M. hallucis longus. Das durchtrennte Retinaculum wird markiert (Abb. 177), was die spätere Refixation wesentlich erleichtert. Das zu schonende Gefäß-Nerven-Bündel wird nach lateral weggehalten (Abb. 178). Nach der Durchtrennung des Fettgewebes wird die Gelenkkapsel eröffnet und türflügelartig nach medial und lateral vom Talus und der ventralen Tibia gelöst. Auf diese Weise wird der gesamte vordere Gelenksraum des oberen Sprunggelenkes eingesehen. Die Osteophyten werden abgetragen (Abb. 180) und der Gelenksraum mit einem Spreizer aufdilatiert. Am besten eignet sich ein durch Kirschnerdrähte fixierbarer Spreizer, welcher bei der Bearbeitung der Arthrodeseflächen nicht dislozieren kann. Wenn der gesamte Gelenksraum eingesehen werden kann, erfolgt die Entfernung des Restknorpels (Abb. 181) und großzügiger Anfrischung der Gelenksflächen. Der harte subchondrale Knochen wird dabei idealerweise mit Bohrlöchern geschwächt (Abb. 182) und anschließend mit Meißeln aufgeraut, damit die Arthrodeseflächen bei der Kompression ineinander verzahnen können. Die Fibula muss bei der Arthrodese in situ keinen Kontakt mit dem Talus aufweisen. Bei schlechten Knochenverhältnissen oder bei großen Achsenkorrekturen kann es sinnvoll oder notwendig sein, die Fibula als laterale seitliche Führung mit dem Talus zu verbinden. Die Fibula wird dabei durch einen separaten lateralen Zugang dargestellt und mit der oszillierenden Säge längs gespalten.

Dadurch wird die Membrana interossea mit der vorderen Syndesmose und dem medialen Teil der Fibula reseziert und mit der restlichen Fibula eine plane Fläche als Kontaktauflage für den lateralen entknorpelten Talus kreiert. Falls der Talus und/oder die tibiale Gelenksfläche im Rahmen einer zu korrigierenden Rückfußfehlstellung zu modellieren sind, erfolgt die Knochenresektion idealerweise Schritt für Schritt mit der oszillierenden Säge. Ist die gewünschte Position erreicht, erfolgt das Anfrischen der Arthrodeseflächen.
Nach der Positionierung des Talus in der Gabel erfolgt eine präliminäre Fixation des Talus mit der ventralen Tibia. Sehr angenehm ist hierfür die Verwendung von Klammern (Abb. 175, 183). Kirschnerdrähte sind schwierig zu positionieren und ergeben meist einen ungenügenden provisorischen Halt. Dann wird die Fußposition in der sagittalen und transversalen Ebene klinisch und radiologisch nochmals überprüft und die definitive Kompression/Fixation mit Schrauben vorgenommen. Wir verwenden kanülierte, selbstschneidende Spongiosaschrauben der Dimension 6,5 mit kurzem Gewinde (Abb. 176). Wir bringen zwei bis drei Schrauben von proximal nach distal, d.h. von der Tibia in den Talus, ein (Abb. 184). Die Schrauben sollten sich so überkreuzen, dass ein Schraubengewinde in den Taluskopf und ein anderes in den Talusdom zu liegen kommt. Der Kreuzungsort der Schrauben sollte nicht genau auf der Höhe der Arthrodese liegen (Kontrolle im seitlichen Bildwandler-Strahlengang) und die Schrauben sollten für eine ideale Abstützfunktion in möglichst großem Winkel in den Taluskopf und den Talusdom divergieren. Die Kompression der großen Arthrodeseflächen sollte möglichst gleichmäßig sein. Bei sehr schlechter Knochenqualität oder bei Revisionen können auch vorgebogene Platten zur Anwendung kommen. Schraubenlage und -länge werden anschließend mit dem Bildwandler überprüft. Zeigt sich eine gute Talusposition aber ungenügende Kongruenz der Arthrodeseflächen, sollte eine Spongiosaunterfütterung der Kavitäten in Betracht gezogen werden. Für kleinere Volumina eignet sich Spongiosa vom Tuber calcanei, größere Mengen werden vom Tibiakopf oder vom Beckenkamm entnommen. Abschließend erfolgt der schichtweise Verschluss der ventralen Gelenksfläche, des Retinaculums, der Subkutis und der Kutis. Wir applizieren noch im Operationssaal eine dorsale Schiene.

Komplikationen

Der Nervus saphenus mitsamt Vene ist beim anteromedialen Zugang gefährdet. Seine Verletzung resultiert in sehr unangenehmen und hartnäckigen Beschwerden. Oft muss eine mikrochirurgische Revision erfolgen. Auch der Nervus peronaeus profundus kann bei der Weichteilresektion für die Gelenkstoilette verletzt werden, weshalb diese unter voller Sicht und schrittweise von der Tibiavorderkante nach ventral vorgenommen werden sollte.
Typische Komplikationen der Arthrodese sind die ossäre Non-Union, die suboptimale Positionierung des Talus in der Gabel und Wundheilungsstörungen.

Zur Vermeidung einer Non-Union ist das großzügige Anfrischen der Arthrodeseflächen unterhalb des Niveaus des subchondralen Knochens bis weit in die Tiefe des spongiösen Knochens notwendig. Die Revision der Non-Union beinhaltet neben der Plattenosteosynthese am ventralen oberen Sprunggelenk auch eine Spongiosaplastik.
Die Gefahr von Wundheilungsstörungen kann durch den ventralen Zugang (d.h. am Ort des maximalen Weichteilmantels), durch exakte Blutstillung zur Verhinderung von Hämatomen, durch Verzicht von scharfen Haken und groben Wundspreizern deutlich reduziert werden. Treten sie dennoch auf, muss der Fuß konsequent ruhiggestellt, regelmäßiges Débridement durchgeführt und in hartnäckigen Fällen mit einer resistenzgerechten Antibiose kombiniert werden. Bei tief greifenden Infekten muss das Implantatmaterial entfernt und eine Rearthrodese zu einem späteren Zeitpunkt geplant werden.
Es lohnt sich, die Gewebeschichten wasserdicht zu verschließen, dann kann auf eine Redon-Drainage verzichtet werden.
Eine markante Fehlpositionierung der Arthrodese führt in den meisten Fällen zur Revisionsoperation.

Nachbehandlung

Auch kleinere Operationen am oberen Sprunggelenk bedingen eine kurze, aber effiziente relative Ruhigstellung. Wird sie nicht eingehalten, sind eine längere postoperative Schmerzphase und ein protrahierter Belastungsaufbau wahrscheinlich.
Nach der Gelenkstoilette wird die dorsale Schiene für drei bis vier Wochen belassen oder durch eine Orthese ersetzt. Mit der Orthese wird durch den Miteinbezug der Wadenmuskulatur das obere Sprunggelenk effizient ruhiggestellt. Unter deren Schutz kann eine stockfreie Vollbelastung erlaubt und bei Bedarf auch eine Physiotherapie initialisiert werden. Bei schlechter Compliance verwenden wir alternativ einen Unterschenkelgehgips für vier Wochen. Danach erfolgt der rasche freie Belastungsaufbau nach Maßgabe der Beschwerden.
Bei der Arthrodese wird die unmittelbar postoperativ angepasste dorsale Schiene bis zur gesicherten Wundheilung und Abschwellung belassen. Das weitere postoperative Protokoll gestaltet sich individuell nach den Gegebenheiten. Nach der dorsalen Schiene wird ein zirkulärer Liegegips angepasst, um den Rückfuß Tag und Nacht zu sichern. Der Gips wird insgesamt für vier Wochen belassen. Danach erfolgt eine Röntgenkontrolle mit Entscheid des weiteren Belastungsaufbaues. Idealerweise zeigt sich nach vier Wochen eine fortgeschrittene ossäre Konsolidation, sodass anschließend für nochmals vier Wochen auf eine Unterschenkelorthese gewechselt werden kann (Abb. 185, 186). Mit dem Wechsel auf die Orthese erfolgt der Übergang in die Vollbelastung. Frühestens ab der neunten Woche postoperativ kann dann ein normales Gehen ohne Hilfsmittel erlaubt werden.

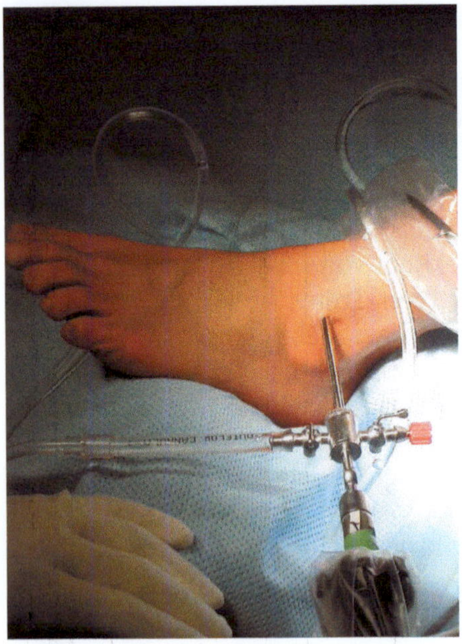

Abb. 171. Arthroskopie OSG

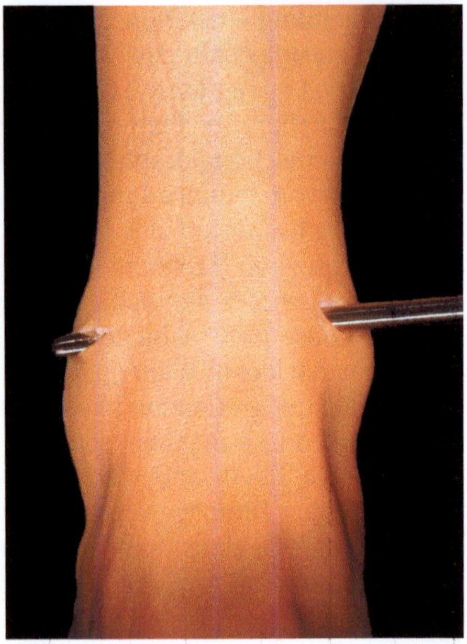

Abb. 172. Gelenkstoilette OSG: Tunnelierung

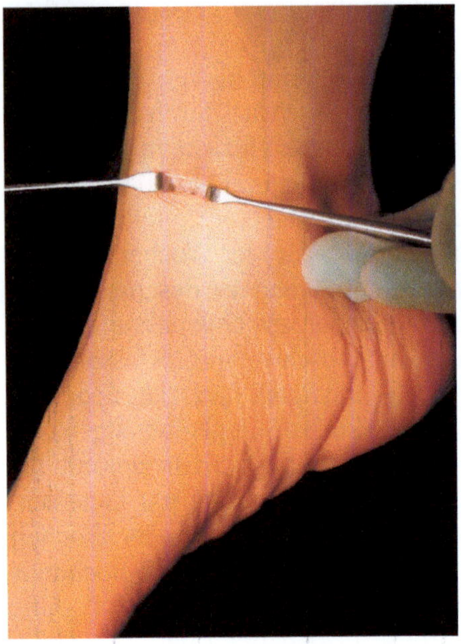

Abb. 173. Gelenkstoilette OSG: Darstellung

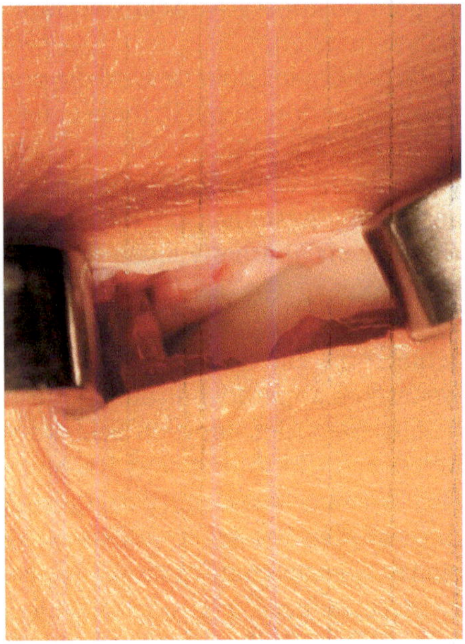

Abb. 174. Gelenkstoilette OSG: Arthrotomie

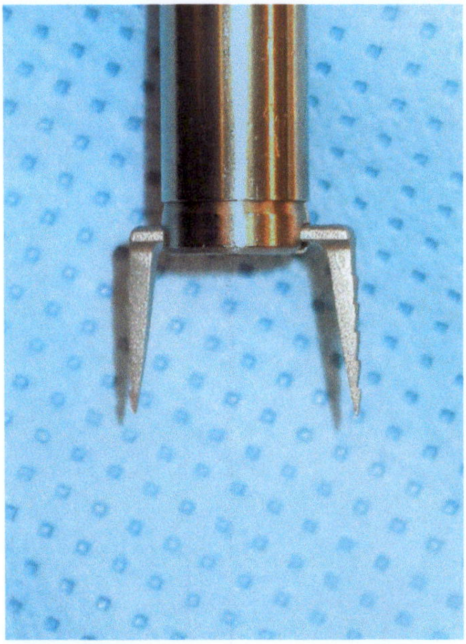

Abb. 175. Arthrodese OSG: Knochenklammer

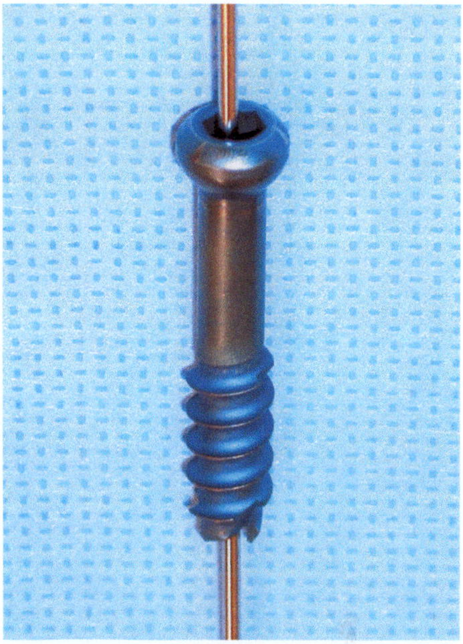

Abb. 176. Arthrodese OSG: kanülierte Schraube mit Kirschnerdraht

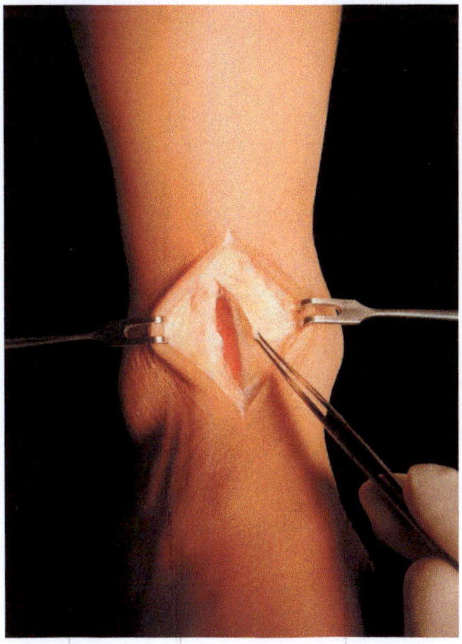

Abb. 177. Arthrodese OSG: Zugang

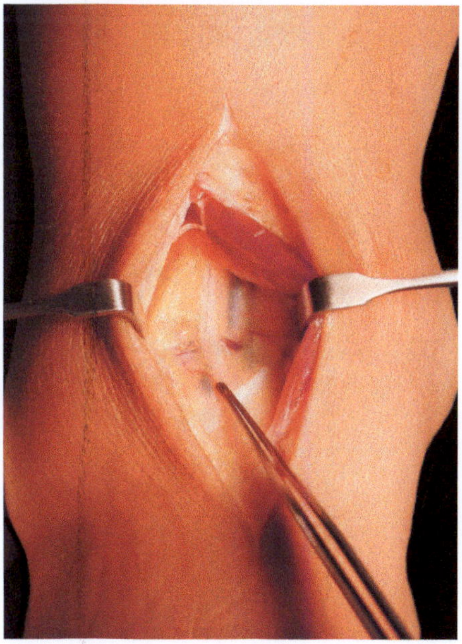

Abb. 178. Arthrodese OSG: Gefäß-Nerven-Bündel

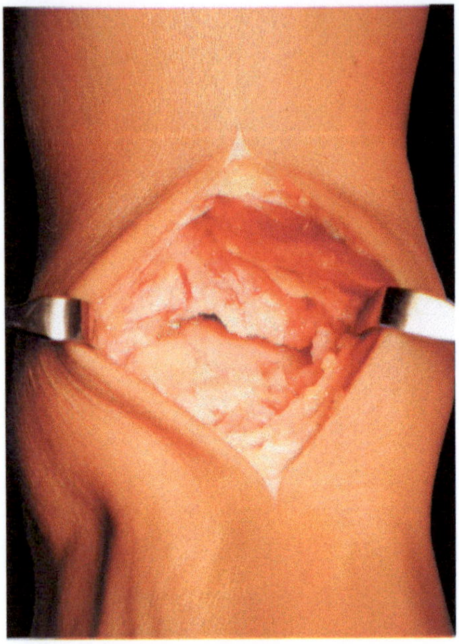

Abb. 179. Arthrodese OSG: ventrale Osteophyten

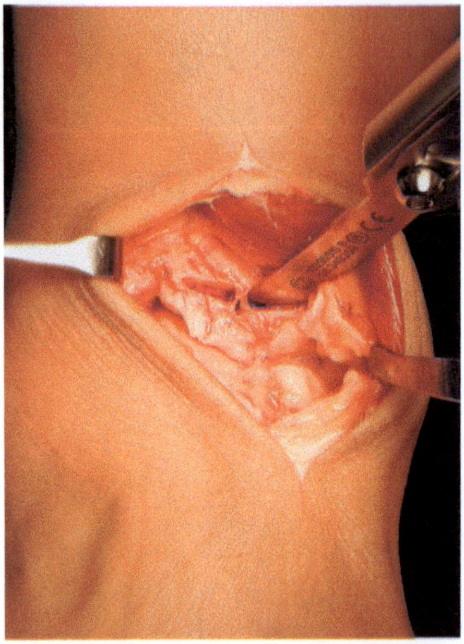

Abb. 180. Arthrodese OSG: Osteophytenabtragung

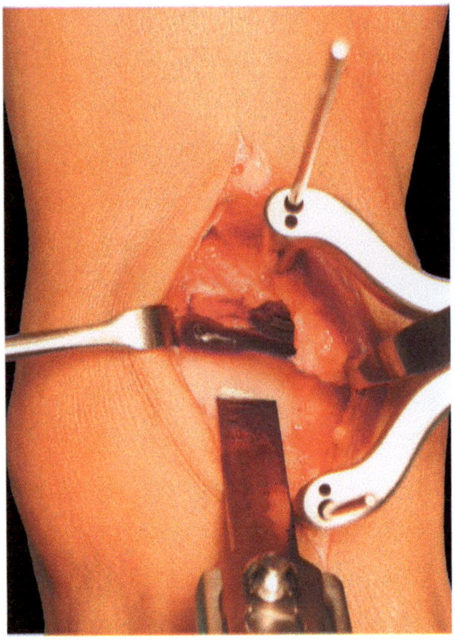

Abb. 181. Arthrodese OSG: Entknorpelung

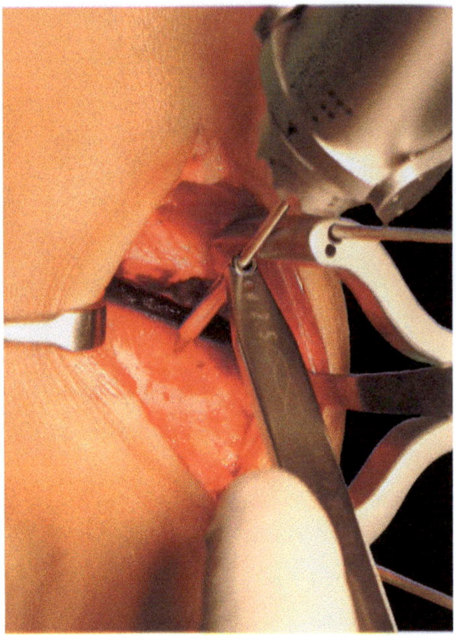

Abb. 182. Arthrodese OSG: Anfrischen

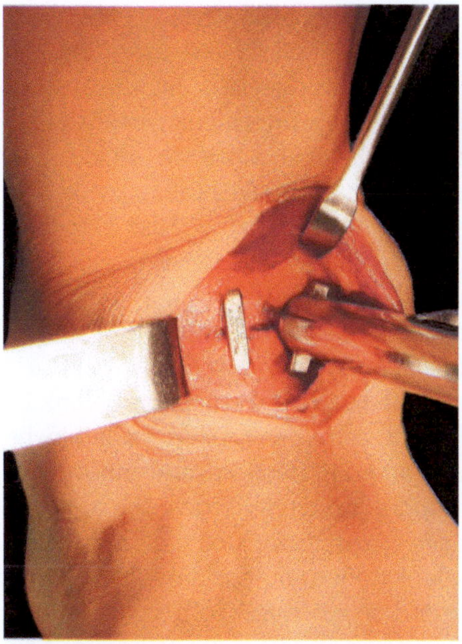

Abb. 183. Arthrodese OSG: Klammerfixation

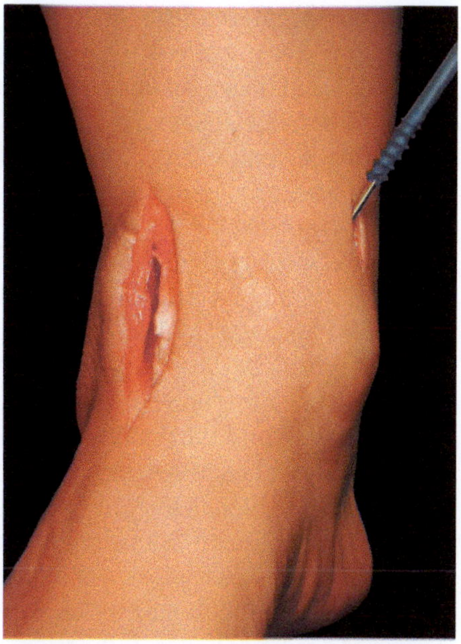

Abb. 184. Arthrodese OSG: Schraubenfixation medial

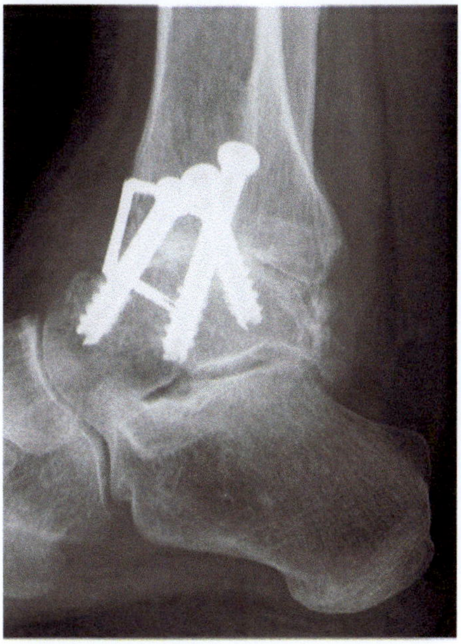

Abb. 185. Arthrodese OSG: 8 Wochen postop. seitl.

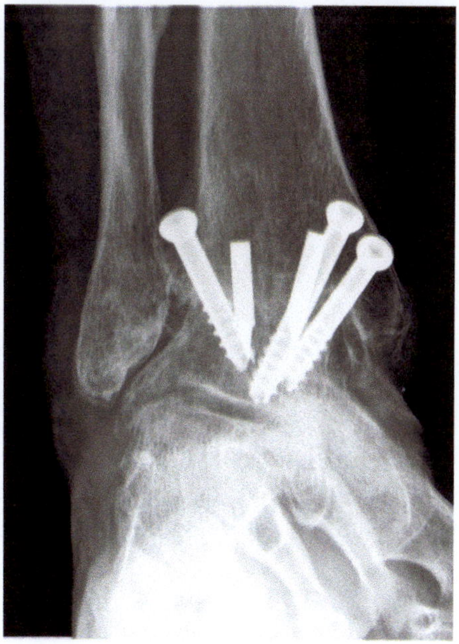

Abb. 186. Arthrodese OSG: 8 Wochen postop. ap

3.3.2 Arthrose unteres Sprunggelenk

Das untere Sprunggelenk (USG) ermöglicht die Eversion und Inversion des Rückfußes und bildet zusammen mit dem oberen Sprunggelenk ein universelles Gelenk. Durch das Zusammenspiel mit dem oberen Sprunggelenk gewährleistet das untere Sprunggelenk die dreidimensionale Beweglichkeit des Rückfußes. Durch die Rückfußeversion im unteren Sprunggelenk wird die Fußlängswölbung in der Landephase des Gehens deblockiert bzw. in der Abstoßphase blockiert. Das untere Sprunggelenk ist somit ein wichtiger Faktor bei der Bewegungs- und Kraftübertragung zwischen dem Körper und dem Boden.

Das untere Sprunggelenk setzt sich aus drei separaten Gelenksflächen zusammen. Die größte ist die gekrümmte dorsale Fläche, welche durch den Sinus tarsi von den zwei kleineren ventralen Gelenksflächen separiert wird. Das Gelenk ist straff angelegt und wird am besten von lateral präpariert. Die dorsale Fläche kann nur durch Lösen der Bänder im Sinus tarsi und nach Durchtrennung des Ligamentum fibulocalcaneare dargestellt und bearbeitet werden. Die am häufigsten durchgeführte Operation am unteren Sprunggelenk ist die Arthrodese. Offene oder arthroskopisch assistierte Gelenkstoiletten oder die Revision von Coalitio oder Osteochondroseherden werden selten durchgeführt. Dies liegt einerseits an der seltenen Indikationsstellung und andererseits an den im Vergleich zu den Arthrodesen unsichereren Operationsresultaten.

Diagnostik

Die Arthrose des unteren Sprunggelenkes verursacht im Vergleich zur gesunden Seite eine deutlich eingeschränkte Gelenksbeweglichkeit. Schmerzen projizieren sich auf die Region unterhalb der Knöchel. Neben Bewegungsschmerzen finden sich oft Druckschmerzen entlang des lateralen Gelenkspaltes. Differentialdiagnostisch muss eine Problematik im Bereich der Peronealsehnenloge oder des Sinus tarsi, eine Fraktur des Processus lateralis tali, eine laterale Bandinsuffizienz des oberen Sprunggelenkes, eine Übermüdungsfraktur des Calcaneus oder eine Neuropathie des Nervus suralis ausgeschlossen werden. Im Zweifelsfall lohnt sich eine bildwandlergesteuerte Infiltration der dorsalen Facette des unteren Sprunggelenkes mit einem Lokalanästhetikum.

Durch ein seitliches konventionelles Röntgenbild lässt sie sich meist gut dokumentieren. Bei Valgus- oder Varusverkippung kommt es zur Überprojektion der dorsalen Gelenksfläche durch das Fersenbein, weshalb in diesen Fällen die Exposition entsprechend angepasst werden muss. Die Projektion nach Salzmann erlaubt eine Beurteilung der Fersenstellung gegenüber der tibialen Achse.

Operationsprinzip

Die häufigste Indikation für die Arthodesen des unteren Sprunggelenkes sind: primäre oder posttraumatische Arthrose, Osteochondrose, Coalitio, Knick-Senkfuß. Abgehandelt wird im Folgenden die Arthrodese im Rahmen einer

Arthrose der dorsalen USG-Gelenksfläche. Arthrodesen können in situ oder mit Stellungskorrektur des Fersenbeines durchgeführt werden. Das Ausmaß der Korrektur der Fersenstellung ist wegen der straffen Gewebsverhältnisse limitiert. Kleinere Korrekturen können durch Modellierung des Talus und Calcaneus erreicht werden. Größere Stellungskorrekturen des Fersenbeines können durch Interposition von autologem, homologem, heterologem oder artifiziellem Knochen oder Metall (Tantalum) erreicht werden. Sind größere Rückfußfehlstellungen zu korrigieren, kann die Korrektur im unteren Sprunggelenk mit einer calcanearen Verschiebeosteotomie und einer supramalleolären Korrekturosteotomie kombiniert werden.
Arthrodesen des unteren Sprunggelenkes werden in aller Regel gut toleriert und provozieren bei den meisten Patienten keine wesentliche subjektive Beeinträchtigung der Rückfußfunktion im täglichen Leben.
Bei der in situ-Arthrodese erfolgt die Kompression über eine kanülierte Spongiosaschraube mit kurzem Gewinde vom Calcaneus in den Dom des Talus. Aufgrund der Geometrie der dorsalen Facette ist die Rotationsstabilität normalerweise mit nur einer Schraube gegeben. Bei unsicherer Rotationsstabilität oder bei der Interpositionsarthroplastik kommt eine Gegenschraube zur Anwendung, welche vom Talus her eingebracht wird.
Im Falle einer Rückfußvalgusstellung kann das dorsale untere Sprunggelenk mit einer Knocheninterposition aufgerichtet werden. Für das Interponat nimmt man autologen kortikalen Knochen, um ein Einsintern und eine Non-Union zu verhindern, und unterfüttert mit autologer Spongiosa.
Bei einer Rückfußvarusstellung kann die dorsale USG-Facette im Sinne einer lateral zuklappenden Osteotomie modelliert werden, welche mit einer lateralisierenden Calcaneusosteotomie kombiniert werden kann. Inkongruenzen der Arthrodeseflächen können mit autologer Spongiosa gefüllt werden.

Operationstechnik

Der Hautschnitt wird von der Fibulaspitze zur Basis des vierten Strahles gerade gelegt (Abb. 187). Die Peronealsehnen und der Nervus suralis werden dargestellt und nach plantar weggehalten. Nach Durchtrennung der Ligamente im Sinus tarsi und des Ligamentum fibulocalcaneare wird die dorsale Facette dargestellt. Das Ligamentum fibulocalcaneare muss als zweigelenkiges Band am Schluss des Eingriffes wieder vernäht werden, um eine laterale OSG-Instabilität zu vermeiden. Die Markierung des Bandes mit Haltefäden erleichtert die Bandnaht beim abschließenden Gewebeverschluss erheblich. Jetzt kann das Gelenk eröffnet werden, was im Falle von posttraumatischen Vernarbungen den Gebrauch von Meißeln notwendig machen kann. Nützlich sind Arthrodesenspreizer, welche sich durch Kirschnerdrähte fixieren lassen. Die Bearbeitung der Arthrodeseflächen wird so nicht behindert, und eine Dislokation des Spreizers wird verhindert. Der Restknorpel wird entfernt und der

subchondrale Knochen mit Bohrern angefrischt. Wichtig ist die zusätzliche Bearbeitung der Arthrodeseflächen mit Meißeln, damit die Knochen bei der Schraubenkompression gut ineinander verzahnen. Der Calcaneus wird mit einem 2,0 Kirschnerdraht präliminär fixiert und die Stellung visuell oder mit dem Bildwandler überprüft. Die Drahtspitze sollte in den Talusdom mittig zu liegen kommen und dabei die dorsale USG-Facette ebenfalls möglichst mittig überbrücken. Wichtig ist es, die Lage des Fersenbeines zu überprüfen. Es sollte gerade oder in minimaler valgischer Stellung stehen. Nach der Längenmessung des Drahtes erfolgt das Einbringen der Spongiosaschraube mit kurzem Gewinde (Abb. 188, 189). Die Schraube sollte mindestens das Kaliber 6,5 aufweisen. Die korrekte Schraubenlage und Kompression des Arthrodesespaltes wird mit dem Bildwandler überprüft. Bei Bedarf kann eine zusätzliche Unterfütterung des Arthrodesespaltes mit Spongiosa erfolgen.
Zeigt sich im intraoperativen Röntgenbild eine dorsal gerichtete Verkippung des Talushalses, kann eine zweite Gegenschraube eingebracht werden. Dabei wird die erste, vom Calcaneus her eingebrachte Schraube vorerst nicht ganz angezogen. Die Gegenschraube wird unter Bildwandlerkontrolle durch eine Miniinzision über einen Kirschnerdraht vom Talushals in den Calcaneus eingebracht. Diese Gegenschraube wird zuerst angezogen, um den Talus zu reponieren. Die Reposition wird unter dem Bildwandler kontrolliert und erst dann die erste Schraube angezogen.
Für die Knocheninterposition kann die notwendige Dicke des Interponates mit einem Arthrodesespreizer ermittelt werden. Mit dem Spreizer wird der Arthrodesespalt bis zum Erhalt der gewünschten Fersenposition aufgedehnt und der Abstand der Spreizerbranchen vermessen. Meist müssen die Arthrodeseflächen für die Aufnahme des Interponates vorbereitet, d.h. die Kurvatur der Flächen etwas abgeflacht werden. Dann wird das wenn möglich kortikale Interponat in den Arthrodesespalt eingeklemmt und mit den Schrauben zusätzlich komprimiert. Schließlich erfolgt die Naht des Ligamentum fibulocalcaneare und der schichtweise Gewebeverschluss. Eine dorsale Schiene in Rechtwinkelstellung wird angepasst.

Komplikationen

Die Hauptkomplikation ist die Non-Union. Die Gründe hierfür dürften in der mangelhaften Anfrischung der Arthrodeseflächen und einem ungenügenden ossären Kontakt der Arthrodeseflächen liegen. Bei ungenügendem Knochenkontakt der Arthrodeseflächen können entweder die Flächen besser modelliert werden oder es wird mit Spongiosa großzügig unterfüttert und somit die Knochenlücken geschlossen. Ein Entrapment des Nervus suralis in der Operationsnarbe kann eine mikrochirurgische Revision notwendig machen. Narbige Adhäsionen im Bereich des Peronealsehnenfaches müssen in Ermangelung alternativer konservativer Optionen chirurgisch gelöst werden.

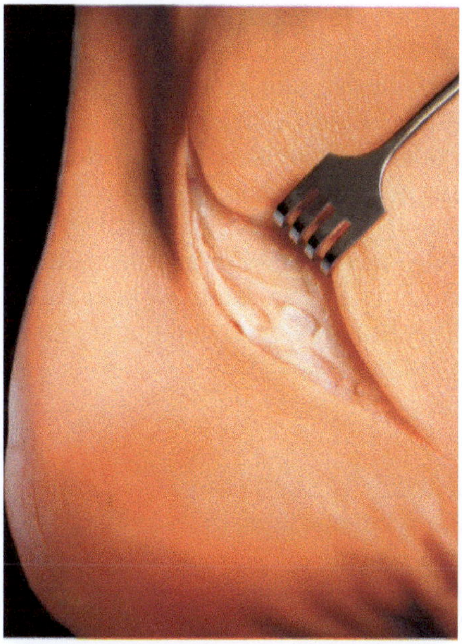

Abb. 187. Arthrodese USG: Hautschnitt

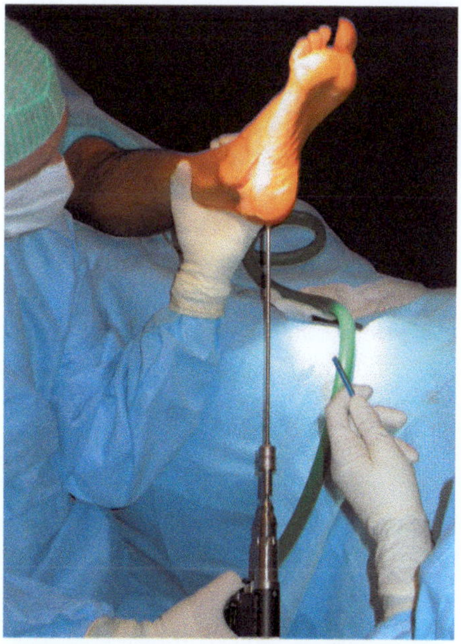

Abb. 188. Arthrodese USG: Überbohren des Kirschnerdrahtes

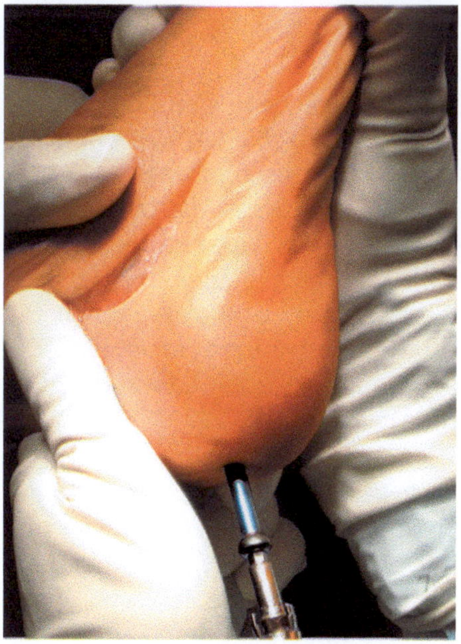

Abb. 189. Arthrodese USG: Schraubenkompression

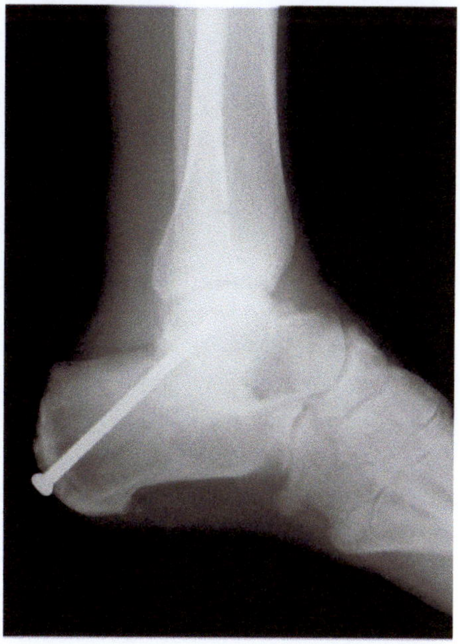

Abb. 190. Arthrodese USG: Verlaufskontrolle

Nachbehandlung

Die dorsale Schiene wird bis zur gesicherten Wundheilung belassen. Danach erfolgt die Applikation eines Unterschenkelgipses oder einer gut sitzenden Unterschenkelorthese. Mit der Gipshülse kann eine Teilbelastung von 15 kg erlaubt werden. Nach vier Wochen erfolgt eine radiologische Verlaufskontrolle mit Beurteilung des weiteren Belastungsaufbaues (Abb. 190). Bei gutem ossären Durchbau wird der Gips entfernt und eine Unterschenkelorthese angelegt, welche nochmals vier Wochen getragen werden sollte. Ein freies Gehen ist meist ab der neunten Woche nach dem Eingriff erlaubt. In einigen Fällen stört der Schraubenkopf an der Ferse. Die Schraube kann bei gutem ossären Durchbau drei Monate nach dem Eingriff entfernt werden.

3.3.3 Arthrose Chopart

Bei der Arthrose des talonavicularen Gelenkes ist die Fußform meist nicht verändert. Das talonaviculare Gelenk ist ein kugelartiges Gelenk, wobei das Os naviculare den Äquator des Talushalses nicht umfasst. Am talonavicularen Gelenk lässt sich die Fußmorphologie gut verändern. Das Os naviculare ist härter als der spongiöse Taluskopf. Bei älteren Patienten mit Osteoporose ist der subchondrale Knochen am Taluskopf hart und dünn wie eine Eierschale.

Diagnostik

Die Arthrose des talonavicularen Gelenkes ist klinisch nicht immer einfach von einer Arthrose des oberen Sprunggelenkes zu unterscheiden. Zudem muss eine Pathologie der M. tibialis posterior-Sehne unterschieden werden. Instabilitäten des talonavicularen Gelenkes können arthroseähnliche Symptome provozieren. Zur Überprüfung eignet sich hier am besten die bildwandlergesteuerte selektive Infiltration des Gelenkes, da das konventionelle Röntgenbild meist unauffällig ist. Das Gelenk schmerzt beim Stehen. Die dorsalen Gelenksosteophyten können auch bei adipösen Patienten palpiert werden. Die Gelenksbeweglichkeit ist eingeschränkt und die Palpation schmerzhaft. Die Arthrose des talonavicularen Gelenkes kann mit belasteten konventionellen Röntgenbildern zuverlässig bestätigt werden.

Die Diagnose der calcaneocuboidalen Arthrose ist klinisch aufgrund der gut palpablen Osteophyten einfach zu stellen. Das Gelenk ist straff angelegt und liegt oberflächlich. Differenzialdiagnostisch ist eine Insertionstendinopathie der M. peronaeus brevis-Sehne an der Basis des Os metatarsale V, eine Insuffizienz des Ligamentum bifurcatum oder eine Pathologie des Nervus suralis zu unterscheiden. Das konventionelle Röntgenbild ist zur Sicherung der Diagnose bestens geeignet.

Operationsprinzip

Bei der Arthrose der Chopart'schen Gelenkslinie ist es bei guter Knochenqualität oft ausreichend, nur das talonaviculare Gelenk zu arthrodesieren. Dabei muss die Kompression der Arthrodeseflächen mit einer Stabilisierung in dp-Richtung kombiniert werden. Da der Talus tendenzmäßig nach medioplantar abrutscht, werden die Implantate vorzugsweise eher von medial her eingebracht.

Das calcaneocuboidale Gelenk wird meist nur bei der posttraumatischen isolierten Arthrose, bei Instabilität (Ruptur des Ligamentum bifurcatum) oder im Rahmen einer Triple-Arthrodese versteift.

Operationstechnik

Für den Zugang am talonavicularen Gelenk wird ein dorsomedialer Zugang parallel medial zur M. tibialis anterior-Sehne gewählt (Abb. 191). Geschont werden der Ausläufer der Vena saphena magna und der ventrale Anteil des Ligamentum deltoideum. Das talonaviculare Gelenk wird eröffnet und mit einem über Kirschnerdrähte fixierten Knochenspreizer sichtbar gemacht (Abb. 193). Dann erfolgt die vollständige Entknorpelung (Abb. 194). Die Entknorpelung ist aufgrund der Konvexität des Talus aufwendig und anspruchsvoll, weil der spongiöse Knochen diffizil ist und die Rundung des Kopfes erhalten werden soll. Ideal lässt sich die Entknorpelung der Gelenksflächen vorsichtig mit einem Klingenmeißel und einem scharfen Löffel bewerkstelligen. Es sollen keine Knochenverluste durch abgesprengte Knochenstücke entstehen. Bei asymmetrischer Präparation der Taluskopfoberfläche ergeben sich eine Inkongruenz zum Os naviculare und damit nur punktförmige Kontaktflächen.
Der subchondrale Knochen des Os naviculare muss großzügig angefrischt werden, damit er mit dem weicheren Taluskopf verzahnen kann. Bewährt hat sich das Anbohren mit einem 2,5-Bohrer (Abb. 195) und anschließende Bearbeitung mit einem kräftigen Meißel (Abb. 196).
Anschließend wird das talonaviculare Gelenk reponiert, provisorisch mit einem Kirschnerdraht fixiert und die Ausrichtung mit dem Bildwandler überprüft (Abb. 197). Als Kontrollparameter dient die talometatarsale I-Achse in dorsoplantarer und seitlicher Projektion.
Ein neuer Kirschnerdraht wird von medial her über das Os naviculare in den Taluskopf eingebracht. Die Position der Kirschnerdrahtspitze im Talus ist mit dem Bildwandler in zwei Ebenen zu überprüfen. Mit einer selbstschneidenden kanülierten 6,5-Spongiosaschraube mit kurzem Gewinde wird die Arthrodese komprimiert (Abb. 198). Die Schraube stabilisiert die Arthrodese auch in dp-Richtung. Die Arthrodese wird mit zwei oder drei zusätzlichen, komprimierenden Klammern möglichst breitflächig fixiert (Abb. 199, 200).

Durch die Klammern kann der Kompressionsbereich der Arthrodese vergrößert werden. Nach erneuter Bildwandler-Kontrolle erfolgt der schichtweise Wundverschluss.

Der Zugang am calcaneocuboidalen Gelenk erfolgt längs, um eine Schädigung des Nervus suralis zu vermeiden. Der Nerv sollte dargestellt und weggehalten werden. Nach der Entknorpelung und nach dem Anfrischen der Arthrodeseflächen wird beurteilt, ob ein ossärer Kontakt der Arthrodeseflächen möglich ist. Meist persistiert eine kleine Lücke, welche nicht durch manuelle Kompression reduziert werden kann. In diesen Fällen wird entweder eine Spongiosaplastik oder eine lokale Verschiebeosteotomie nötig. Wir bevorzugen die lokale Osteotomietechnik. Dabei wird am Calcaneus und am Cuboid je eine breitflächige, gelenksnahe, schräge Osteotomie durchgeführt und die Knochenfragmente auf der entstandenen schiefen Ebene in die Tiefe gedrückt und so aufeinander zugeschoben. Auf diese Weise wird die Knochenlücke reduziert. Bei Bedarf kann zusätzlich mit Spongiosa unterfüttert werden. Die Arthrodese wird am besten über Kompressionsklammern fixiert, da das Einbringen von gekreuzten Kompressionsschrauben technisch deutlich anspruchsvoller ist.

Komplikationen

Die Hauptkomplikation bei beiden Gelenken der Chopart'schen Gelenkslinie ist die ossäre Non-union. Vier Faktoren begünstigen dies: ungenügendes Anfrischen der Arthrodeseflächen, zu kleine Kontaktfläche der Arthrodese, ungenügende Kompression und zu wenig konsequente postoperativ Ruhigstellung. Wundheilungsstörungen und Gefäß-Nervenschädigungen sind selten. Am ehesten ist bei der calcaneocuboidalen Arthrodese der Nervus suralis gefährdet. Schwierig ist die dreidimensionale Positionierung der talonavicularen Arthrodese (korrekte Fußlängswölbung und Vorfußposition anhand der talo-metatarsalen Achse). Die schlechte Mobilisierbarkeit des Calcaneus und des Cuboids erschwert die Adaptation und Kompression der Knochenflächen. Die Fixation der Arthrodese ist anspruchsvoll, da Calcaneus und Cuboid eine konturlose flache Oberfläche besitzen, was das Einbringen von Schrauben erschwert.

Nachbehandlung

Postoperativ wird eine dorsale Schiene wird bis zur gesicherten Wundheilung angelegt und anschließend durch einen Unterschenkelsoftcast ersetzt. Bis zur radiologischen Verlaufskontrolle vier Wochen postoperativ (Abb. 201, 202) soll das Bein mit Stöcken voll entlastet werden. Bei zunehmendem ossären Durchbau kann dann der Übergang in die Vollbelastung unter Schutz einer abnehmbaren Unterschenkelorthese (für weitere vier Wochen) erfolgen. Physiotherapeutische Maßnahmen aus der Orthese richten sich nach dem Bedarf. Freies Gehen ohne Hilfsmittel sollte ab der 9. Woche möglich sein.

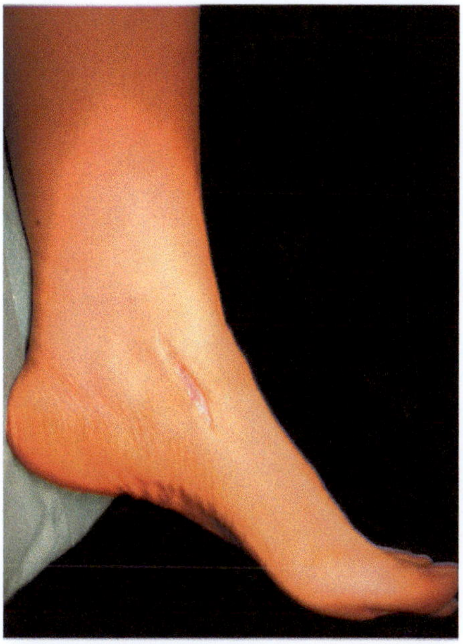

Abb. 191. Arthrodese talonavicular: Hautschnitt

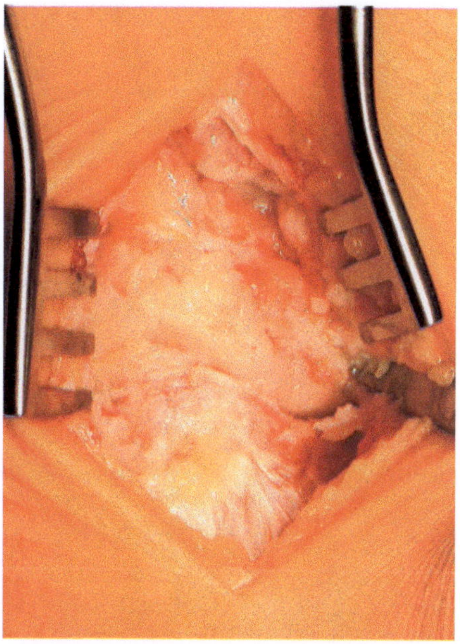

Abb. 192. Arthrodese talonavicular: Arthrose

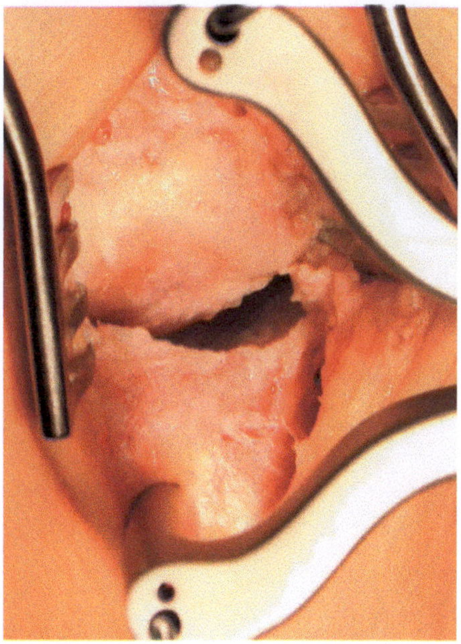

Abb. 193. Arthrodese talonavicular: Gelenkspalt

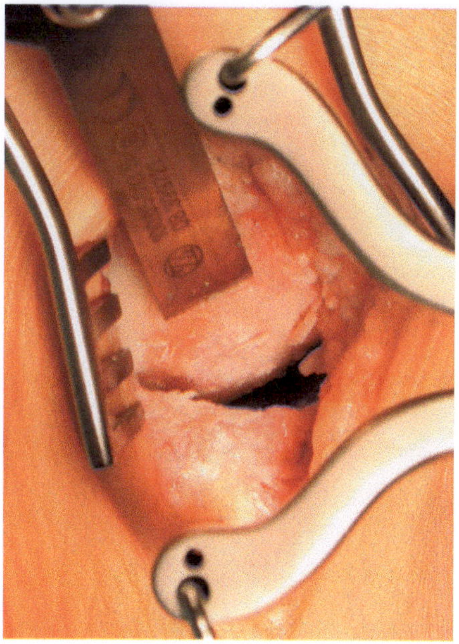

Abb. 194. Arthrodese talonavicular: Entknorpelung

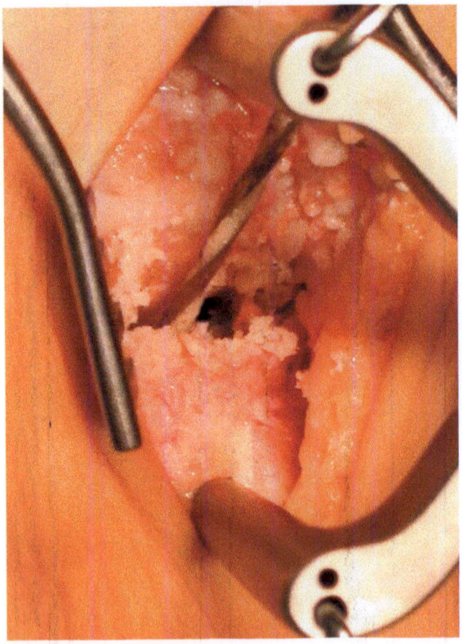

Abb. 195. Arthrodese talonavicular: Anfrischen mit Bohrer

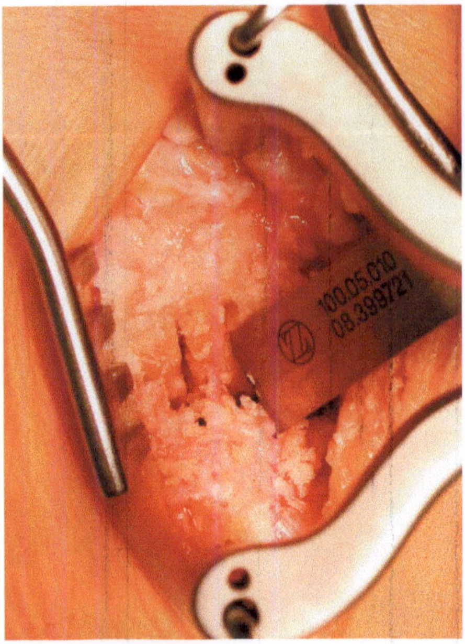

Abb. 196. Arthrodese talonavicular: Anfrischen mit Meißel

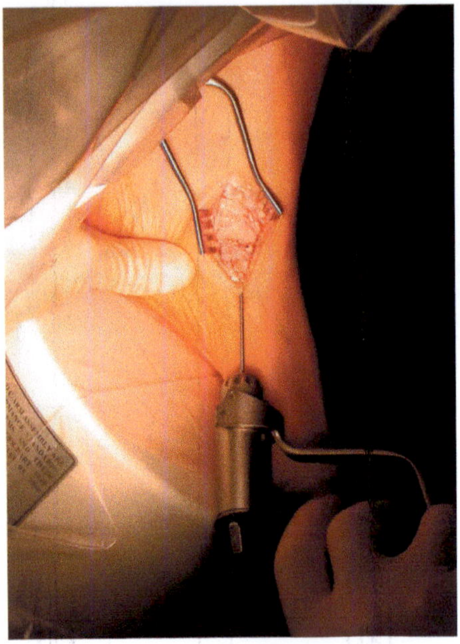

Abb. 197. Arthrodese talonavicular: Fixation unter Bildwandler-Kontrolle

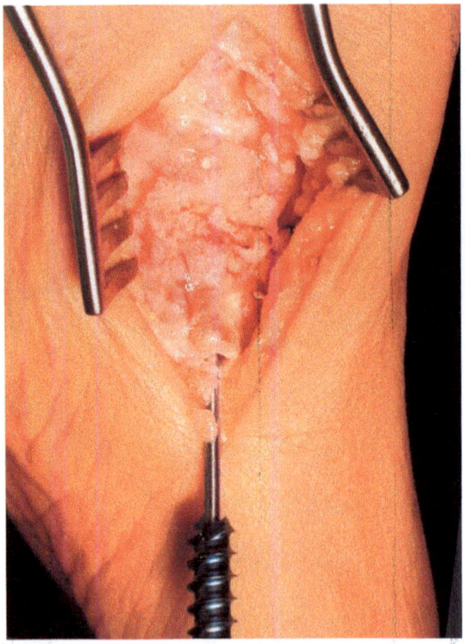

Abb. 198. Arthrodese talonavicular: Schraubenkompression

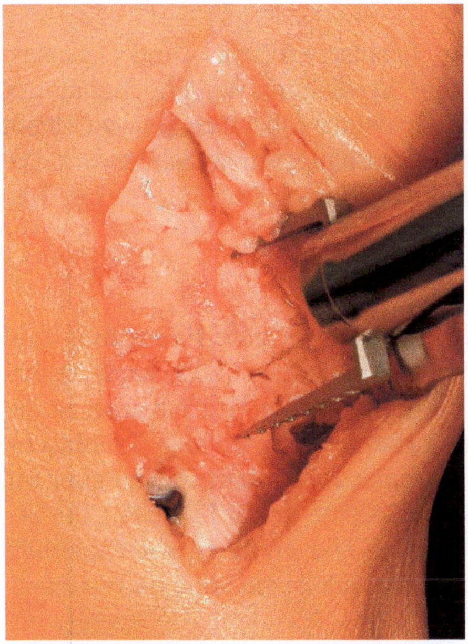

Abb. 199. Arthrodese talonavicular: Positionierung Klammer

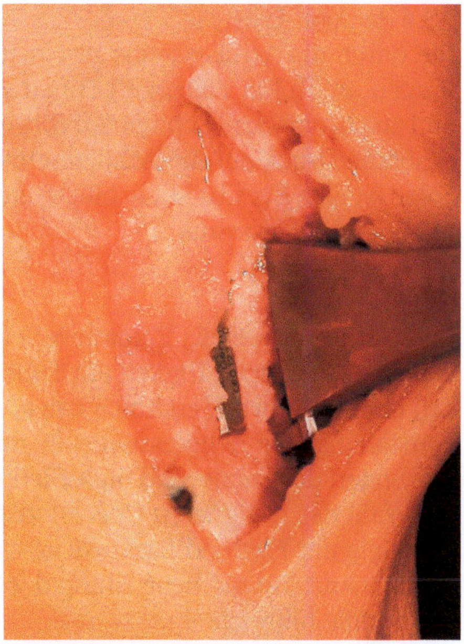

Abb. 200. Arthrodese talonavicular: Klammerkompression

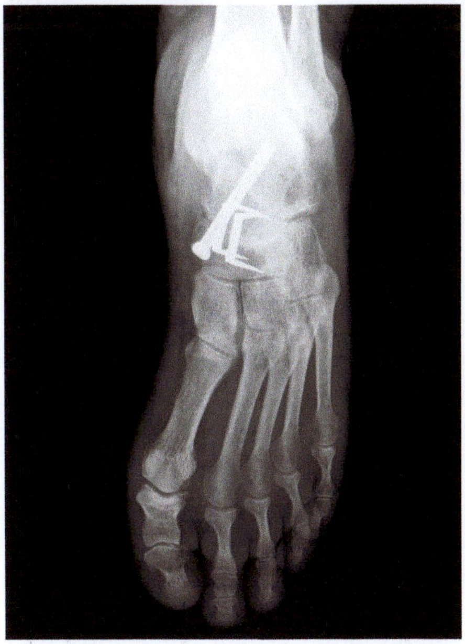

Abb. 201. Arthrodese talonavicular: Röntgenkontrolle dp

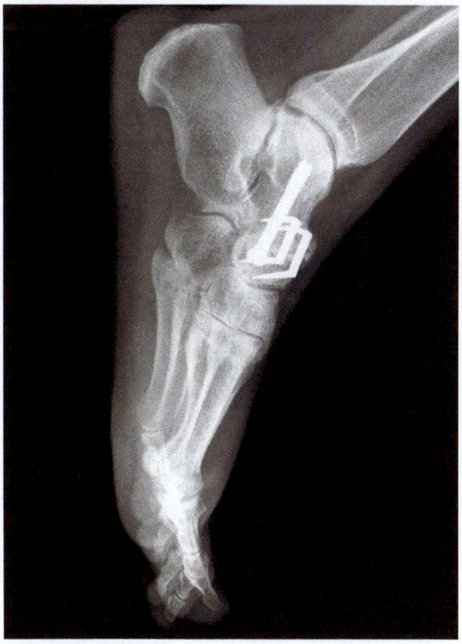

Abb. 202. Arthrodese talonavicular: Röntgenkontrolle seitlich

3.3.4 Haglund-Exostose

Die durch die Achillessehne provozierten chronischen Druck- und Zugbelastungen am Tuber calcanei können zu einer Verdickung der Knochenmatrix und zu chronischen Schmerzen führen. Die Exostose führt ihrerseits zu einem erhöhten Druck auf die Achillessehne und in geschlossenem Schuhwerk. Die Folge ist eine Bursitis subachillea und unter Umständen eine Störung der Trophik der Achillessehne.

Diagnostik

Klinisch imponiert als Palpationsbefund die Exostose, eine Hautrötung und die Druckschmerzhaftigkeit am Tuber calcanei. In einigen Fällen kann zusätzlich ein Kalksporn (Tendinitis calcarea) vorliegen. Neben der Exostose ist die Beurteilung der Achillessehne in ihrem Ansatzbereich wichtig. Trophische Störungen der Sehne sind äußerlich nicht immer erkennbar, spielen aber für die Wahl des geeigneten Operationsprozederes eine große Rolle. Für die Beurteilung der Haglund-Exostose ist ein seitliches konventionelles Röntgenbild ausreichend. Für die Beurteilung der Sehnentrophik ist eine Magnetresonanztomografie hilfreich.

Operationsprinzip

Die Exostose wird abgetragen und die Bursa subachillea exzidiert. Bei Bedarf kann die Achillessehne gleich mitsaniert werden (s. Kap. Achillessehne). Die Operation kann offen oder arthroskopisch assistiert erfolgen. Über eine offene Miniinzision ist der Eingriff schnell, präzise und mit wenig Weichteilschaden durchführbar. Die arthroskopische Exostosenabtragung ist aufwändiger und zeitintensiver.
Alternativ kann auch eine Korrekturosteotomie des Tuber calcanei nach Kelly Keck angewendet werden. Hier wird die Exostose durch eine dorsal zuklappende keilförmige Osteotomie nach ventrokranial weggekippt. Der Ansatz der Achillessehne wird durch die Einkippbewegung so versetzt, dass der Hebelarm zum Rotationszentrum des oberen Sprunggelenkes verkürzt wird. Dadurch erhöht sich die Zugbelastung aber auf die Achillessehne. Die Basisbreite des resezierten Keiles bestimmt das Ausmaß der Korrektur. Ideal ist die Fixation der Osteotomie mit zwei komprimierenden Klammern. Die Osteotomie benötigt mindestens vier Wochen zur Konsolidation. Sie eignet sich als indirekte Methode vor allem für die Revisionschirurgie und bei diffizilen Hautverhältnissen im Ansatzbereich der Achillessehne.

Operationstechnik

Für die hier empfohlene offene Exostosenabtragung erfolgt der Hautschnitt seitlich parallel zur Achillessehne, zwischen der Sehne und dem Tuber calcanei mit einer Schnittlänge von 3 bis 4 cm (Abb. 203). Das Spatium zwischen

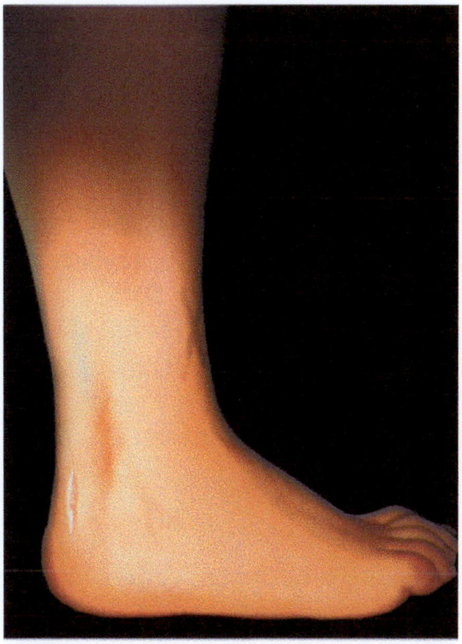

Abb. 203. Haglund: Hautschnitt

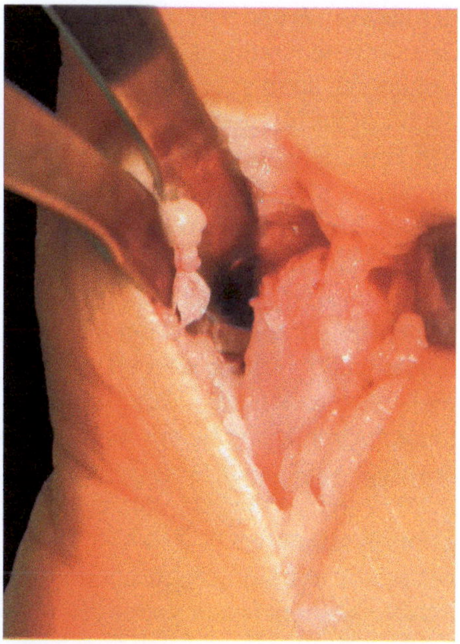

Abb. 204. Haglund: Darstellung Exostose

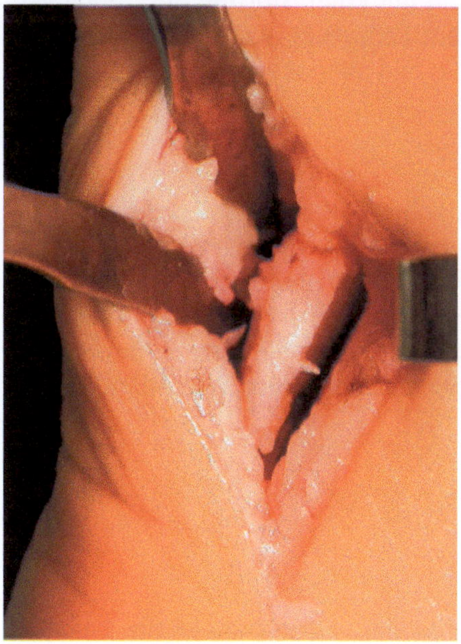

Abb. 205. Haglund: Resektion

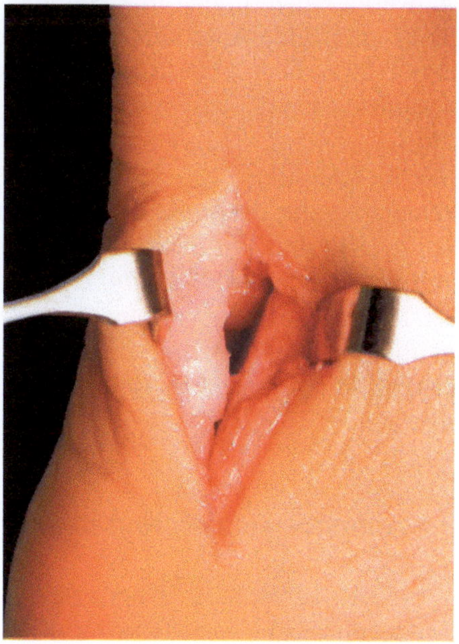

Abb. 206. Haglund: Kontrolle Sehnenspiel

der Exostose und der Achillesssehne wird präpariert (Abb. 204). Meist ist das Gewebe vernarbt und die Strukturen nicht ganz klar abgrenzbar. Bei Unklarheit kann zuerst auf den Knochen zu präpariert werden, um von dort nach dorsal hin gegen die Sehne zu gelangen. So kann eine Schädigung der Sehne im delikaten Ansatzbereich vermieden werden. Wenn die Exostose und die Sehne identifiziert sind, kann die Bursa subachillea reseziert werden. Die Haglund-Exostose wird dargestellt und mit der oszillierenden Säge abgetragen (Abb. 205). Die Resektion erfolgt nach distal bis genau an den Sehnenansatz. Es wird soviel reseziert, dass die Achillessehne bei maximaler Dorsalflexion des Fußes parallel zur Resektionsfläche verläuft (Abb. 206). Die Sehnenfasern dürfen nicht verletzt werden, und es darf kein residueller Knochenvorsprung mehr vorhanden sein. Zur Blutstillung kann die spongiöse Resektionsfläche mit Knochenwachs belegt werden. Zuletzt erfolgt der schichtweise Wundverschluss.

Komplikationen

Die häufigsten Komplikationen sind Wundheilungsstörungen, Verletzung des Achillessehnenansatzes und die unvollständige Knochenresektion. Wundheilungsstörungen lassen sich durch eine feine Operationstechnik und schonende Weichteilbehandlung minimieren. Wird die Achillessehne verletzt, muss unter Umständen die Insertion über einen Knochenanker verstärkt werden. Nur in schweren Fällen (meist in Zusammenhang mit einer Störung der Sehnentrophik) muss eine Augmentationsplastik am Sehnenansatz durchgeführt werden. Erfolgt die Knochenresektion ungenügend oder asymmetrisch, muss eine Nachresektion geplant werden.

Nachbehandlung

Wir verwenden die dorsale Schiene unter voller Entlastung mit Gehstöcken bis zur gesicherten Wundheilung. Danach applizieren wir einen Unterschenkelgehgips für vier Wochen und lassen den Patienten ohne Stöcke voll belasten. Nach Gipsentfernung erfolgt ein rascher Belastungsaufbau mit physiotherapeutischer Unterstützung. Die volle Belastbarkeit ist ab dem 3. Monat, Spitzenbelastungen etwa ab dem vierten oder fünften Monat nach dem Eingriff möglich.

3.4 Komplexe Fußdeformitäten

3.4.1 Knick-Senkfuß (Pes planovalgus)

Bei zunehmender Insuffizienz der M. tibialis posterior-Sehne beginnt der Fuß im talonavicularen Gelenk abzukippen. Der Talus gleitet dabei sukzessive nach medioplantar weg, das Spring Ligament und das Ligamentum deltoide-

um werden überdehnt und im calcaneocuboidalen Gelenk kommt es zu einer erhöhten Kompression. Der Calcaneus kippt in eine valgische Position. Im Endstadium berührt der mediale Anteil des Os naviculare den Boden, der Vorfuß gleitet in eine Supination. Die Gastrocnemiusmuskeln sind verkürzt und die Achillessehne vermehrt gespannt. Es kommt zu einem Hallux valgus mit deutlicher Innenrotation der Großzehe.
Die Formveränderung des Fußes zum Pes planovalgus wird grob in drei Stadien unterteilt, wobei der Grad der Insuffizienz der M. tibialis posterior-Sehne eine wichtige Rolle spielt. Diese Einteilung hat sich für die Wahl der Operationsmethode gut bewährt: 1. Tendovaginitis der M. tibialis posterior-Sehne ohne strukturelle Veränderung; 2. Degenerative Veränderungen der M. tibialis posterior-Sehne, der Rückfuß gleitet in eine Pes planovalgus-Position, die Fehlstellung kann dabei redressierbar (2A) oder bereits partiell fixiert (2B) sein; 3. Fixierte, nicht redressierbare Fehlstellung des Rückfußes. Die Vorfußstellung ist in dieser Stadieneinteilung nicht berücksichtigt.

Diagnostik

Die Unterscheidung zwischen einer flexiblen, partiell fixierten oder fixierten Fehlstellung erfolgt manuell und bezieht sich vor allem auf die Mobilisierbarkeit des unteren Sprunggelenkes, des talonavicularen Gelenkes und des Vorfußes. Flexible und fixierte Fehlstellungen benachbarter Gelenke können in Kombination auftreten. Konventionelle Röntgenbilder geben Aufschluss über den Zustand der Fußgelenke, kompressionsbedingte Knochensubstanzverluste und die Vorfußmorphologie. Nur in einzelnen Komplexfällen wird die Beurteilung via Computertomografie notwendig sein. Die Magnetresonanztomografie wird zum Ausschluss von relevanten Begleitdiagnosen empfohlen.

Operationsprinzip

Als Faustregel gilt: je fixierter eine Fehlstellung ist, desto eher muss mit korrigierenden Arthrodesen gearbeitet werden. Die Operation im Stadium 1 ist eine reine Weichteiloperation, während im Stadium 3 mit Korrekturarthrodesen gearbeitet werden muss. Am anspruchsvollsten ist die Diskussion um die beste Operationstechnik bei den Stadien 2A und 2B. Grundsätzlich bevorzugt der Autor die Korrektur der Rückfußstellung am Ort des Abgleitens, d.h. mit Schwergewicht der Stellungskorrektur am talonavicularen Gelenk. Dort ist die Korrektur am effektivsten, technisch am wenigsten aufwändig und mit wenigen Folgeproblemen behaftet. Unabhängig von der Operationstechnik geht es immer um die Verstärkung der M. tibialis posterior-Sehne zusammen mit einer ossären Korrektur der Rückfußstellung und einer Bandstabilisierung.
Im Stadium 1 wird selten operiert, da die Synovitiden konservativen Therapien gut zugänglich sind. Es wird lediglich eine reine Synovektomie durchgeführt und die Sehne inspiziert.

Im Stadium 2 ist die alleinige Sehnennaht ungenügend bzw. zu unsicher. Es empfiehlt sich, hier die Augmentationsplastik der M. tibialis posterior-Sehne durch einen Sehnentransfer mit der M. flexor digitorum longus-Sehne. Sehr wichtig ist dabei das Vorspannen des Augmentates. Im Stadium 2A wird die Augmentationsplastik mit einer varisierenden Calcaneus-Verschiebeosteotomie und im Bedarfsfall mit einer Straffung des Deltabandkomplexes kombiniert. Dadurch wird die Fersenbeinstellung optimiert und das Sehnenaugmentat entlastet. Im Stadium 2B muss meist eine Korrekturarthrodese des unteren Sprunggelenkes, ev. mit einer Veschiebeosteotomie des Calcaneus, geplant werden. In beiden Stadien (2A und 2B) kann bei instabilem talonavicularen Gelenk eine zusätzliche selektive Arthrodese dieses Gelenkes notwendig sein. Indirekte Methoden wie die Verlängerung des lateralen Rückfußes (lateral column) sind technisch aufwändig, weniger effektiv und mit einer höheren Rate an Komorbiditäten (lokal problematische Hauttrophik, Verletzung des Nervus suralis, Beckenkammschmerzen, sekundäre Arthrose des calcaneocuboidalen Gelenkes) verbunden. Lässt sich die gewünschte Rückfußposition durch die intraoperative Manipulation am Calcaneus nicht erreichen, muss die Achillessehne bzw. der Gastrocnemiusspiegel verlängert werden (s. Kap. Achillessehne), da erfahrungsgemäß die postoperative physiotherapeutische Aufdehnung nicht leicht gelingt.
Im Stadium 3 ist das Operationsziel ein Anheben des Os naviculare zur Verhinderung von Bodenkontakt und die möglichst gute Einstellung der Ferse unter die Traglinie des Beines, um sekundären Problemen des fixierten Pes planovalgus (Knie-, Hüft- und Rückenschmerzen, Achillessehne) vorzubeugen. Die Aufrichtung des Rückfußes wird mit Serienarthrodesen (unteres Sprunggelenk, Chopart) gekoppelt. Durch die Arthrodese am unteren Sprunggelenk wird die Fersenstellung korrigiert, am talonavicularen Gelenk die Längswölbung aufgerichtet und mit der Arthrodese am calcaneocuboidalen Gelenk die Stabilität des Rückfußes zusätzlich gesichert. Um die Aufrichtung des Rückfußes zu ermöglichen, muss praktisch immer die Achillessehne oder der M. gastrocnemius verlängert werden. Die Augmentation der M. tibialis posterior-Sehne stabilisiert das mediale obere Sprunggelenk und ist deshalb auch bei Serienarthrodesen sinnvoll. Aus praktischer Sicht wird vor der Sehnenaugmentation zuerst die ossäre Rückfußkorrektur vorgenommen. Dadurch kann die Spannung des Augmentates der definitiven Fußform angepasst werden, und das Augmentat ist nicht durch die Arbeit an den Arthrodesen gefährdet. Bei Instabilität des medialen oberen Sprunggelenkes wird die transossäre Raffung des Deltabandes durchgeführt. Die Korrektur des Spring Ligamentes entfällt. Kontrovers diskutiert wird die Notwendigkeit der Arthrodese des calcaneocuboidalen Gelenkes, ist doch der Rückfuß durch die Arthrodesen am unteren Sprunggelenk und talonavicularen Gelenk mechanisch stabil. Die Arthrodese des calcaneocuboidalen Gelenkes bietet aber im Sinne der Seitenstütze vor

allem bei Patienten mit schlechter Knochenqualität eine zusätzliche Sicherheit.
In fortgeschrittenen Fällen kann durch den fixierten Pes planovalgus eine mediale Instabilität des oberen Sprunggelenkes oder gar eine beginnende Valgusarthrose vorliegen. Dies kann neben einer Raffung des Ligamentum deltoideum auch eine supramalleoläre Korrekturosteotomie notwendig machen. In extremen Fällen (fixierter Pes planovalgus mit instabiler, fortgeschrittener Valgusarthrose des oberen Sprunggelenkes) muss in einem zweistufigen Verfahren der Rückfuß zuerst ossär aufgerichtet und ligamentär stabilisiert werden, um in einem zweiten, zeitlich versetzten Schritt eine Prothese des oberen Sprunggelenkes zu implantieren.

Operationstechnik

Synovektomie und Skarifizierung

Stadium 1: die Schnittführung erfolgt entlang der M. tibialis posterior-Sehne vom Os naviculare bis unter den Malleolus medialis. Nach Eröffnen der Sehnenscheide erfolgt die Synovektomie. Die Sehne wird inspiziert und bei Bedarf werden die degenerierten Sehnenabschnitte längs inzidiert, skarifiziert und vernäht. Sind größere Abschnitte der Sehne insuffizient, muss eine Augmentationsplastik in Betracht gezogen werden (s. Sehne d. M. tibialis posterior).

Augmentation der M. tibialis posterior-Sehne

Stadium 2: Die Schnittführung erfolgt zwischen der M. tibialis posterior- und der M. flexor digitorum longus-Sehne. Die M. tibialis posterior-Sehne wird dargestellt und die insuffizienten Abschnitte debridiert. Die Trophik des Teilansatzes der M. tibialis posterior-Sehne am Os naviculare wird im Ansatzbereich auch bei unauffälligem Magnetresonanztomografie-Befund überprüft. Dies erfolgt über eine Längsinzision der Sehne mit Inspektion der Sehnenfaserung. Ist diese zweifelhaft oder degenerativ verändert, muss eine transossäre Verankerung des Augmentates (Sehne des M. flexor digitorum longus) am Os naviculare in Betracht gezogen werden. Dies kann durch Einziehen der M. flexor digitorum longus-Sehne durch ein Bohrloch oder über einen Knochenanker am Os naviculare erfolgen. Ist der Sehnenansatz intakt, kann die M. flexor digitorum longus-Sehne mit dem distalen Anteil der M. tibialis posterior-Sehne vernäht werden. Wir verwenden hierfür unsere „Sandwich“-Technik, indem die M. flexor digitorum longus-Sehne in die längs gespaltende M. tibialis posterior-Sehne zentral eingezogen und vernäht wird. Für die Naht empfiehlt sich ein resorbierbarer, monofiler Faden in fortlaufender Technik. So werden Druck- und Zugkräfte auf das Gewebe verteilt, wodurch feine Fadenkaliber verwendet werden können. In jedem Fall muss das Sehnenaugmentat vorgespannt werden. Der Fuß wird bei der Naht in maximaler Dorsalflexion und Inversion gehalten.

Mediale calcaneare Verschiebeosteotomie

Im Stadium 2A erfolgt die Korrektur der valgisch positionierten Ferse zurück in die Traglinie des Beines über eine medialisierende calcaneare Verschiebeosteotomie.
Der Hautschnitt erfolgt lateral am Tuber calcanei in dorsoplantarer Richtung etwa mittig zwischen dem Malleolus lateralis und der Achillessehne (Abb. 207). Die Subkutis wird sorgfälltig präpariert und der Nervus suralis dargestellt und weggehalten. Nachdem das Periost inzidiert und weggeschoben wurde, kann der Knochen mit einem breiten Sägeblatt durchtrennt werden (Abb. 208). Vorsicht ist geboten, um die medialen Weichteilstrukturen inkl. Gefäß-Nerven-Bündel nicht zu verletzen. Mit einem Knochenspreizer oder einem Meißel wird in den Osteotomiespalt eingegangen und die Fragmente vorsichtig auseinandergespreizt, da die calcaneare Spongiosa weich und empfindlich ist und keine Impressionen verursacht werden sollen (Abb. 209). Die straffen bindegewebigen Strukturen werden aufgedehnt, um das Tuber calcanei genügend verschieben zu können. Das Tuber kann nun in jede beliebige Richtung verschoben werden. Für die Verschiebung wird das Kniegelenk flektiert. Dies entspannt die Gastrocnemiusmuskulatur und die Achillessehne, was die Verschiebbarkeit des Tuber wesentlich verbessert. Aufgrund des Calcaneusquerschnittes kann das Tuber nicht mehr als etwa einen Zentimeter verschoben werden. Beim Pes planovalgus erfolgt die Verschiebung nach medial und eventuell nach plantar, um den Fuß zusätzlich aufzurichten. Die neue Position des Tubers wird mit einem Kirschnerdraht der Stärke 2,0 provisorisch fixiert (Abb. 210). Lage und Länge des Kirschnerdrahtes werden radiologisch überprüft (Abb. 211). Unter Bildwandler-Kontrolle erfolgt die Kompression der Korrekturosteotomie mit einer selbstschneidenden Spongiosaschraube der Dimension 6,5 mit kurzem Gewinde (Abb. 212). Durch die Verschiebung ergibt sich eine frei liegende Spongiosafläche bzw. eine Knochenkante. Die Kante wird mit einem Stößel etwas abgeflacht und die Spongiosafläche mit Knochenwachs abgedeckt, um einem postoperativen Hämatom vorzubeugen (Abb. 213). Danach erfolgt der schichtweise Wundverschluss.
Abschließend wird der Repositionseffekt des Fersenbeines auf die Stellung und Stabilität des Rückfußes beurteilt. Befindet sich der Fuß in einer deutlichen spontanen Spitzfußstellung, erfolgt die Verlängerung der Achillessehne oder der Gastrocnemiusaponeurose (s. Kap. Achillessehne).

Ligamentäre Straffung

Ligamentäre Eingriffe werden in der Literatur kontrovers diskutiert, bewähren sich aber in der Praxis. Ist das Ligamentum deltoideum zu lax und/oder das talonaviculare Gelenk noch zu instabil, können zusätzliche ligamentäre Eingriffe sinnvoll sein. Der zu laxe vordere Deltabandkomplex wird mittels transossärer Raffung (s. Ligamentum deltoideum) korrigiert, das instabile talonaviculare Gelenk über eine transossäre Naht des Spring Ligament. Falls sich das talonaviculare Gelenk als „Schlüsselstruktur“ beim Abgleiten Richtung Pes planovalgus durch die ligamentäre Korrektur (Deltaband, Spring Ligament) nicht sicher stabilisieren lässt, muss die Arthrodese dieses Gelenkes in Betracht gezogen werden. Die sichere Stabilisierung der Fußlängswölbung überwiegt die funktionellen Nachteile der Arthrodese.

Arthrodesen

Im Stadium 2B muss die im unteren Sprunggelenk fixierte valgische Fehlstellung mittels Arthrodese korrigiert werden. Milde Fehlstellungen können durch Modellierung der Arthrodeseflächen behoben werden, bei größeren Abweichungen muss eventuell ein Knochenspan (Beckenkamm) zur Gelenksaufrichtung oder gar eine Verschiebeosteotomie kombiniert werden (s. Arthrose des unteren Sprunggelenkes). Mit einem Arthrodesenspreizer wird das untere Sprunggelenk dilatiert, bis der Calcaneus in der gewünschten Stellung aufgerichtet ist. So kann die notwendige Dicke des Beckenkamminterponates definiert werden. Auch hier wird am Schluss die ligamentäre Stabilität des medialen Rückfußes und des talonavicularen Gelenkes beurteilt. In seltenen Fällen muss im fortgeschrittenen Stadium 2B eine Arthrodese des unteren Sprunggelenkes mit der Arthrodese des talonavicularen Gelenkes kombiniert werden.

Im Stadium 3 wird zuerst das untere Sprunggelenk und das calcaneocuboidale Gelenk durch einen lateralen Schnitt, danach via separaten dorsomedialen Schnitt das talonaviculare Gelenk (s. Arthrose des talonavicularen Gelenkes) eröffnet und zur Arthrodese vorbereitet (s. Arthrose des unteren Sprunggelenkes). Durch den lateralen und den dorsomedialen Zugang können die Weichteile über der Chopart'schen Gelenkslinie abgehoben werden. Durch diese Tunnelierung der Weichteile kann die gesamte Gelenkslinie eingesehen und bearbeitet werden. Wenn alle zu versteifenden Gelenke gelöst und die Achillessehne verlängert ist, kann der Fuß präliminär via eine provisorische Kirschnerdrahtfixation in die gewünschte Form (Rückfußeinstellung, Aufrichtung Fußlängswölbung) redressiert werden. Gelingt dies nicht gänzlich, muss die Gelenkslyse erweitert werden. Durch die Aufrichtung des Rückfußes ergeben sich oft Inkongruenzen der zu versteifenden Gelenksflächen. Hier müssen die Arthrodeseflächen mit der oszillierenden Säge modelliert werden, um möglichst große Kontaktflächen zu erhalten. Bei großen, relevanten ossären Lücken, müssen diese mit soliden Eigen- oder Kunstknochenstücken gefüllt und gestützt werden. Der Rückfuß und die Fußlängswölbung werden in der gewünschten Position mit Kirschnerdrähten der Stärke 2,0 oder 2,5 provisorisch fixiert und anschließend osteosynthetisiert. Ob die Arthrodesen mit Schrauben alleine oder in Kombination mit Platten fixiert werden, bleibt der

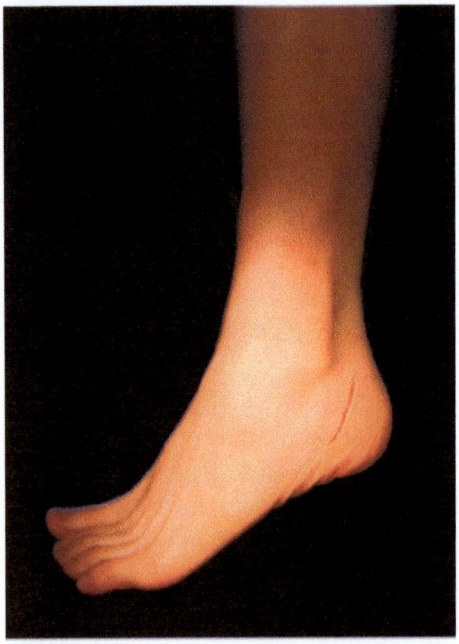

Abb. 207. Calcaneusosteotomie: Hautschnitt

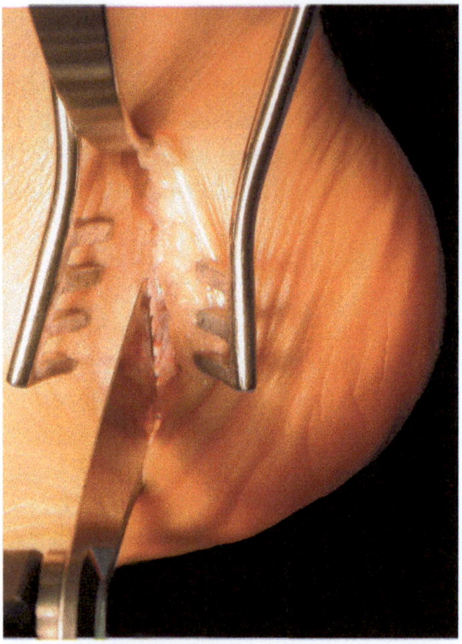

Abb. 208. Calcaneusosteotomie

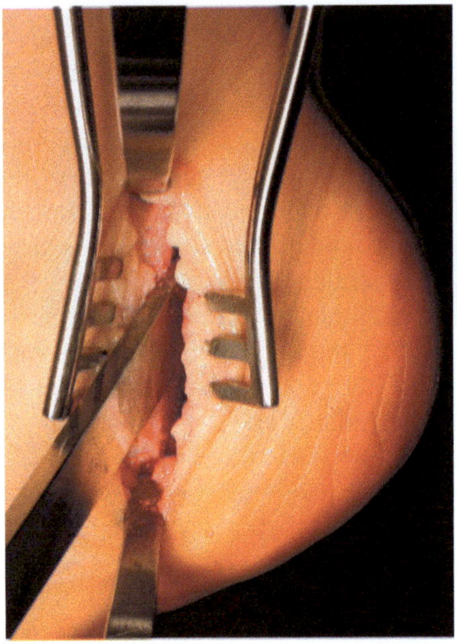

Abb. 209. Calcaneusosteotomie: Aufdehnen

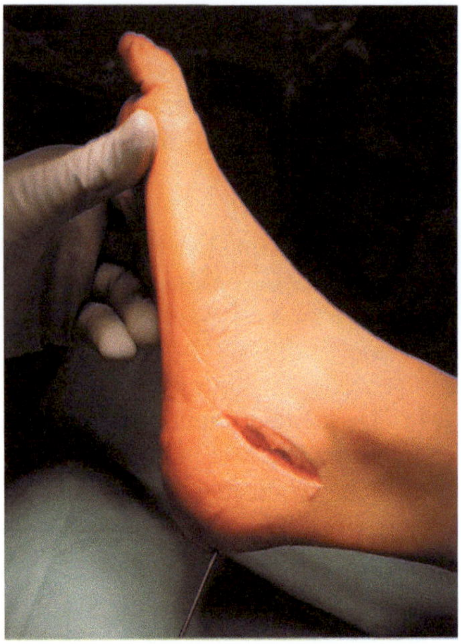

Abb. 210. Calcaneusosteotomie: Kirschnerdrahtfixation

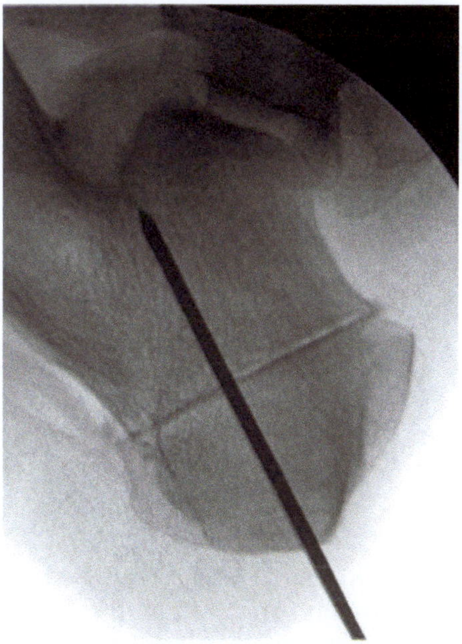

Abb. 211. Calcaneusosteotomie: Kontrolle Kirschnerdraht

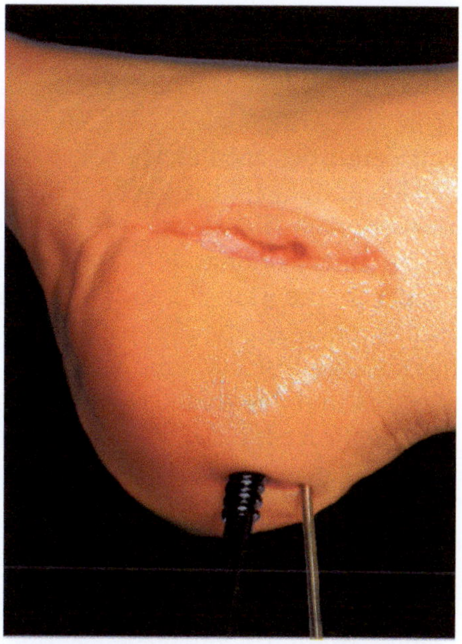

Abb. 212. Calcaneusosteotomie: Schraubenkompression

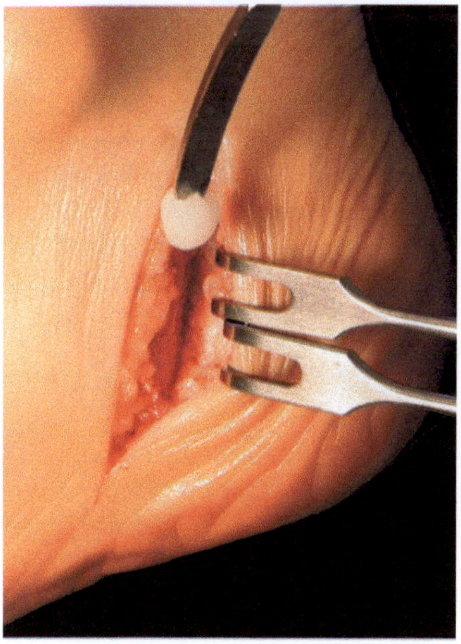

Abb. 213. Calcaneusosteotomie: Wachsplombierung

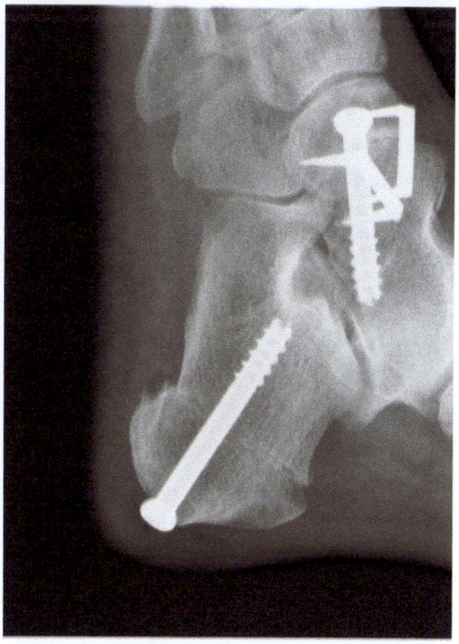

Abb. 214. Calcaneusosteotomie: Röntgenkontrolle

Vorliebe des Operateurs überlassen. Anschließend erfolgt die Beurteilung der Ligamentotaxis: Bei Bedarf wird der Deltabandkomplex transossär angespannt. Erst jetzt erfolgt die Augmentation der M. tibialis posterior-Sehne. Trotz der Arthrodesen ist diese wichtig für den Schutz des Deltabandes und damit des medialen oberen Sprunggelenkes. Zum Schluss wird nach der Rückfußkorrektur die Stellung des Vorfußes beurteilt. Meist persistiert eine Dorsalflexion des ersten Strahles in Kombination mit einem vergrößserten Intermetatarsale-Winkel und einer Innenrotationsfehlstellung der Großzehe. Die Kleinzehen sind oft im Sinne von Hammerzehen deformiert. Ist das tarsometatarsale Gelenk I im Rahmen der Dorsalfehlstellung des Os metatarsale instabil, empfiehlt sich die Korrektur des Metatarsus primus elevatus und eventuell des zu großen IM-Winkels mit einer modifizierten Lapidus-Prozedur, d.h. mit einer Korrekturarthrodese im tarsometatarsalen Gelenk I.

Komplikationen

Die Hauptkomplikation bei der Knick-Senkfuß-Operation ist die Unterkorrektur bzw. die Rezidivfehlstellung. Es ist deshalb von großer Wichtigkeit, die Stabilisierung des Fußes eher auf der sicheren Seite zu gestalten. Die ossäre Stabilität des Fußes ist höher zu gewichten als die ligamentäre Stabilität.

Nachbehandlung

Bis zur gesicherten Wundheilung wird eine dorsale Schiene appliziert. Danach erfolgt das Anpassen eines Unterschenkelgipses für vier Wochen. Ob und wie schnell mit dem Gips belastet werden kann, hängt in erster Linie davon ab, ob eine knöcherne Korrektur vorgenommen wurde. Falls eine Verschiebeosteotomie oder Arthrodese durchgeführt wurde, muss eine vierwöchige Entlastung eingehalten werden. Danach erfolgen eine Röntgenkontrolle (Abb. 214) und die Beurteilung des Überganges in die Vollbelastung unter Schutz einer Unterschenkelorthese für nochmals vier Wochen. Nach der Gipsentfernung wird mit Physiotherapie begonnen. Ein freies Gehen ist ab der neunten Woche möglich.

3.4.2 Hohlfuß

Der reine Hohlfuß (Pes cavus) zeigt eine Überhöhung der Fußlängswölbung mit normaler Rückfußstellung. In geschlossenem Schuhwerk kann es zur Kompression des Nervus peronaeus profundus auf Höhe der Lisfranc'schen Gelenkslinie und über ein Rekrutierungsphänomen zu erhöhtem plantaren Druck im Bereich der Ossa metatarsalia (Metatarsalgien) kommen. Patienten mit einem Pes cavus neigen vermehrt zu Supinationstraumen. Der Hohlfuß ist meist angeboren. Neurologische Erkrankungen oder Muskelschwäche können ebenfalls zum Hohlfuß führen.

Der Pes cavus, varus et adductus ist komplexer, meist partiell fixiert und führt zu einer schmerzhaften Überlastung des lateralen Fußes und der Planta pedis. Er ist entweder angeboren oder sekundär bei Nerven- oder Muskelerkrankungen durch muskuläre Dysbalancen erworben. Im fortgeschrittenen Stadium steifen die Gelenke ein, und es kommt zu Muskelverkürzungen (Mm. gastrocnemii) und zu Haltungsschäden.

Diagnostik

Der isolierte Pes cavus lässt sich klinisch problemlos definieren. Klassisch sind die Dorsalflexionskontraktur der Zehen (Rekrutierungsphänomen) und die damit verbundene Verschiebung des plantaren Fettgewebes mit Metatarsalgie. Manchmal lässt sich zusätzlich eine Plantarneuritis feststellen. Das seitliche Röntgenbild zeigt eine überhöhte talometatarsale I-Achse.

Patienten mit einem Pes cavus, varus et adductus zeigen oftmals eine Insuffizienz der Peronealsehnen, eine laterale ligamentäre Instabilität des oberen Sprunggelenkes und Schmerzen am Ansatz der M. peronaeus brevis-Sehne an der Basis des Os metatarsale V. Das untere Sprunggelenk ist varisch deviiert und in dieser Fehlstellung meist fixiert. Der Vorfuß ist proniert mit Plantarflexionskontraktur des ersten Strahles (Kontraktur des Musculus peronaeus longus). Die Verkippung des unteren Sprunggelenkes manifestiert sich im seitlichen Röntgenbild als Überprojektionsphänomen des Talus mit dem Calcaneus.

Operationsprinzip

Für die Wahl des operativen Vorgehens wesentlich ist die Beurteilung, welche Strukturen fixiert oder flexibel in Fehlstellung positioniert sind. Dies betrifft vor allem das untere Sprunggelenk und die Plantarflexion des ersten Strahles. Wenn immer möglich empfiehlt es sich, neben den passiven Stabilisatoren (Bänder, Gelenke) auch aktive Stabilisierungshilfen einzusetzen.

Beim reinen Pes cavus richtet sich die Operation nach dem klinischen Hauptproblem. Meist stehen die Metatarsalgien im Vordergrund. In diesen Fällen muss eventuell die Gastrocnemiusaponeurose verlängert und das Rekrutierungsphänomen der Kleinzehen korrigiert werden. Soll die Fußlängswölbung abgeflacht werden, kann dies entweder über Korrekturosteotomien der Ossa metatarsalia und/oder eine Korrekturosteotomie des Calcaneus erfolgen.

Beim Pes cavus, varus et adductus ist der Entscheidungsalgorithmus komplizierter. Ist die Fehlstellung im unteren Sprunggelenk fixiert, muss eine aufrichtende USG-Arthrodese geplant werden. Die lateralisierende Calcaneusosteotomie kann bei einer flexiblen Calcaneusfehlstellung angewendet oder mit der aufrichtenden USG-Arthrodese kombiniert werden. Am lateralen oberen Sprunggelenk erfolgt dann die Beurteilung und Reparatur der Peronealsehnen und des Ligamentum talofibulare anterius bzw. des Ligamentum fibulo-

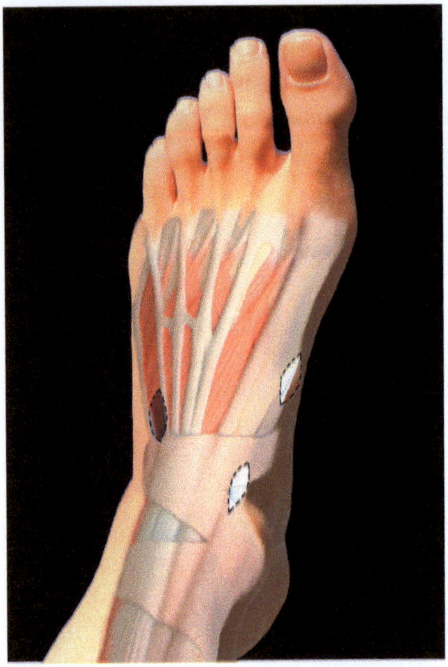

Abb. 215. **Sehnensplitting M. tibialis ant.: Hautschnitte**

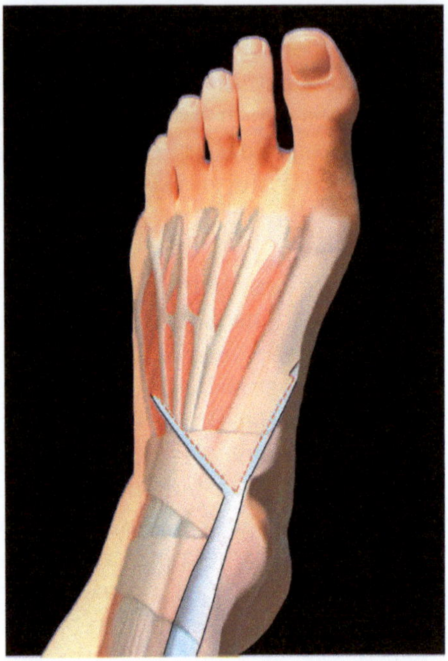

Abb. 216. **Sehnensplitting M. tibialis ant.: Transposition**

calcaneare. Im Falle einer Flexionskontraktur des ersten Strahles muss die M. peronaeus longus-Sehne tenotomiert und auf die M. peronaeus brevis-Sehne tenodesiert werden. Dadurch wird der erste Strahl in dp-Richtung mobilisiert und die aktive Eversion des lateralen Fußrandes verstärkt.
Zeigt der Fuß nach Korrektur des Rückfußes immer noch eine Tendenz zur Varusfehlstellung, kann ein Sehnensplitting und die Transposition der M. tibialis anterior-Sehne sinnvoll sein. Dadurch erhält der mittlere Fuß einen zusätzlichen aktiven evertierenden Agonisten. Am besten ist ein Splitting der Anticussehne mit Umlenkung einer Sehnenhälfte auf das Os cuboideum (Abb. 215, 216).

Nach Korrektur des Rückfußes folgt die Beurteilung des Vorfußes. Ziel ist die gleichmäßige Auflage der Metatarsalia und der Zehen auf einer den Boden simulierenden Plexiglasplatte. Meist ist die Korrektur des Rekrutierungsphänomens ausreichend. Selten muss das Os metatarsale I über eine Osteotomie plantarflektiert werden. Bei ausgeprägter valgischer Fehlstellung und/oder Dorsalflexionskontraktur wird eine Halluxkorrektur miteinbezogen. Mit der Korrektur des Rückfußes und des ersten Strahles ist in den meisten Fällen der Vorfuß adductus mitkorrigiert.

Operationstechnik

Bei der Behandlung des Pes cavus bzw. Pes cavus, varus et adductus werden verschiedene Operationsschritte je nach Befund und intraoperativem Verlauf beliebig kombiniert: Die Behandlung des Rekrutierungsphänomenes (s. Kleinzehendeformationen), Osteotomien der proximalen Ossa metatarsalia (s. Metatarsalgie), die Korrektur des Hallux valgus, die Calcaneusosteotomie (s. Knick-Senkfuß) und die Sanierung der Peronealsehnen (s. Sehne des M. peronaeus brevis und longus). Eine transossäre Rekonstruktion der lateralen OSG-Bänder (s. Bänder des lateralen oberen Sprunggelenkes) kann durch das Peronealsehnenfach erfolgen. Es lohnt sich aus Platzgründen, die Bandrekonstruktion vor dem peronealen Sehnentransfer vorzunehmen.

Die Tenotomie der M. peronaeus longus-Sehne zur Entspannung des ersten Strahles erfolgt an deren Umlenkpunkt proximal der Basis des Os metatarsale V. Hierfür muss der Hautschnitt etwas gegen dessen Basis verlängert werden. Der N. suralis muss dabei geschont werden (Abb. 217). Die M. peronaeus longus-Sehne wird mit einem stumpfen Haken gefasst, in Rückfußeversion maximal angespannt und so distal wie möglich abgesetzt (Abb. 218). Anschließend wird die Sehne zurückgezogen und retromalleolär an die M. peronaeus brevis-Sehne herangeführt. Die Tenodese mit der M. peronaeus brevis-Sehne erfolgt über eine möglichst lange Strecke. Der Fuß wird hierfür zum Zweck der Vorspannung der Tenodese rechtwinklig und in maximaler Eversion gehalten. Mit einer ersten Naht wird die Vorspannung des Sehnenaugmentates definiert (Abb. 219) und über eine fortlaufende Naht gesichert (Abb. 220).

Für das Splitting und die Transposition der M. tibialis anterior-Sehne wird ein Minischnitt (ca. 2 cm) ventral am oberen Sprunggelenk, ein zweiter auf Höhe des Sehnenansatzes der Anticussehne am tarsometatarsalen Gelenk I angelegt. Die M. tibialis anterior-Sehne wird distal dargestellt, in der Mitte längs inzidiert und ein monofiler Faden in die Inzision gezogen. Eine Klemme wird durch die proximale Inzision subkutan bis an die distale Inzision geschoben und der Faden gefasst. Durch das Zurückziehen des Fadens wird die Sehne der Länge nach gespalten, und der laterale Anteil kann distal abgesetzt werden. Dieser Sehnenstumpf wird mit der Klemme nach proximal gezogen. Unter maximaler Eversion des Fußes wird anhand der Länge des gespaltenen Sehnenteils der Ort der ossären Fixation am Os cuboideum bestimmt. Hierfür wird der Sehnenstumpf am Ende mit einer Klemme gefasst und über der Haut in Richtung des Os cuboideum gespannt. Am Ort des Sehnenstumpfendes erfolgt die Hautinzision, und das Os cuboideum wird dargestellt. Das Sehnenstumpfende wird durch den Hautschnitt, ventral über dem oberen Sprunggelenk, eingeführt und subkutan nach lateral zum Os cuboideum gezogen. Am besten

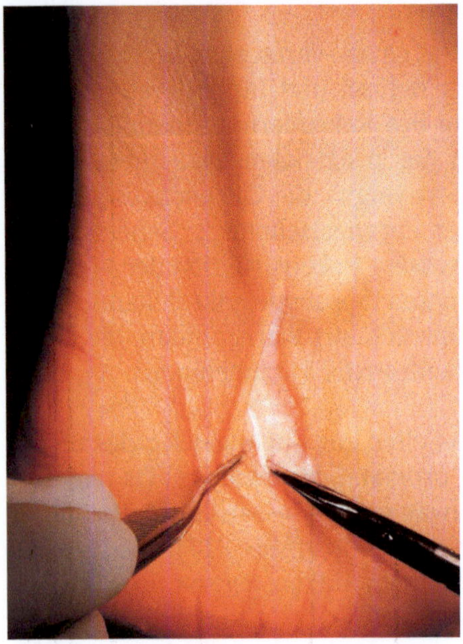

Abb. 217. M. peronaeus longus: N. suralis

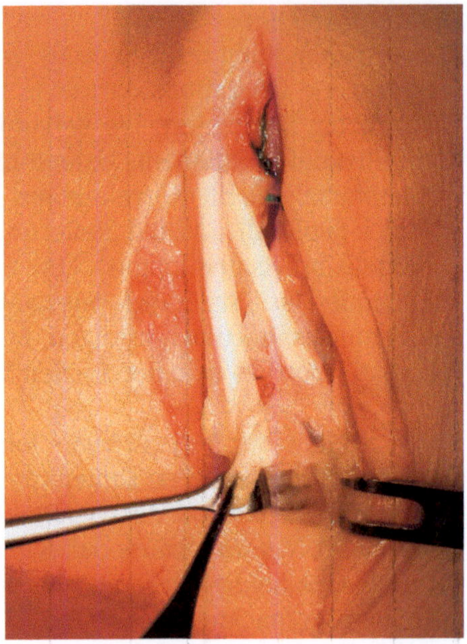

Abb. 218. M. peronaeus longus: Absetzen

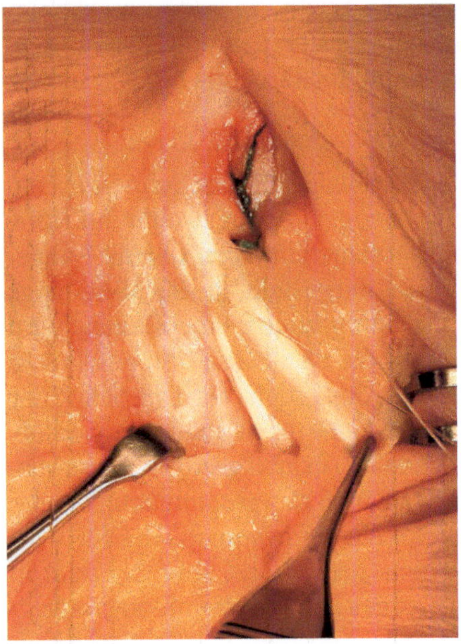

Abb. 219. M. peronaeus longus: Tenodese

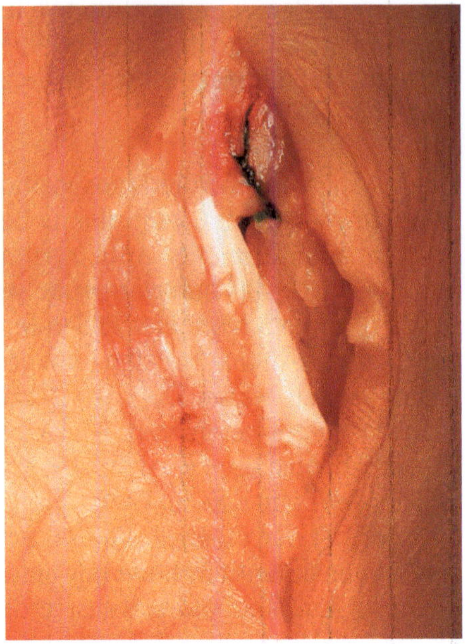

Abb. 220. M. peronaeus longus: Sehnennaht

gelingt dieser Sehnendurchzug, wenn die Klemme von distal nach proximal (durch den Hautschnitt am Os cuboideum zum Hautschnitt am ventralen OSG) vorgeschoben wird. Die Sehne wird gefasst und unter dem subkutanen Gewebe zum Os cuboideum hin gezogen. Unter Bildwandler-Kontrolle wird ein Knochenanker in das Os cuboideum eingebracht (Nähe zur Chopart'schen Gelenkslinie!). Der Fuß wird evertiert und die Sehne so unter Vorspannung fixiert. Schließlich erfolgt der schichtweise Wundverschluss.

Komplikationen

Die Hauptkomplikation bei der Korrektur der komplexen Hohlfußoperationen ist die Unterkorrektur und die Rezidivfehlstellung. Es ist deshalb von großer Wichtigkeit, die Stabilisierung des Fußes auf der sicheren Seite zu gestalten. Dies bedeutet, dass im Zweifelsfall eher zu ausgeprägt als zu wenig stabilisiert werden soll. Die Anpassung von äußerlichen Stützhilfen ist frühestens drei Monate nach dem Eingriff sinnvoll. In hartnäckigen Fällen muss eine Revisionsoperation geplant werden. Diese beinhaltet meist eine zusätzliche knöcherne Stellungskorrektur.

Durch die vielen Zugänge ist die Gesamtoperationsfläche beträchtlich. Es ist deshalb auf eine feine und gewebsschonende Operationstechnik zu achten, um Wundheilungsstörungen, Gefäß- und Nervenschädigungen zu vermeiden. Zur Vermeidung von Wundheilungsstörungen lohnt sich postoperativ eine rigorose Ruhigstellung des Fußes.

Nachbehandlung

Die noch im Operationssaal angelegte dorsale Schiene wird bis zur gesicherten Wundheilung belassen und der Fuß mit Gehstöcken entlastet. Danach erfolgt das Anpassen eines Unterschenkelgipses für vier Wochen. Ob und wie schnell mit dem Gips belastet werden kann, hängt in erster Linie davon ab, ob eine knöcherne Korrektur vorgenommen wurde. Falls eine Verschiebeosteotomie oder Arthrodese durchgeführt wurde, muss eine vierwöchige Entlastung eingehalten werden. Danach erfolgen eine Röntgenkontrolle und die Beurteilung des Überganges in die Vollbelastung unter Schutz einer Unterschenkelorthese für nochmals vier Wochen. Nach der Gipsentfernung wird mit Physiotherapie begonnen.

3.5 Nerven

3.5.1 Morton-Neurom

Das Morton-Neurom tritt isoliert oder in Kombination mit anderen Vorfußpathologien wie z.B. Spreizfüßigkeit, Kleinzehendeformationen oder dem M. Köhler II auf. In wenigen Fällen liegt das Neurom monosegmental II/III oder

III/IV vor. Meist besteht neben der Hauptlokalisation des Schmerzes ein weniger ausgeprägter Befund im Nachbarsegment.

Diagnostik

Die Diagnose des Morton-Neuromes ist klinisch. Der effizienteste Weg zur Diagnosesicherung führt über die Infiltrationstherapie. Die Infiltration mit einem Lokalanästhetikum gibt auch Aufschluss über das Stadium des Neuromes. Dauert der Infiltrationseffekt nur einige Tage, besteht wahrscheinlich bereits eine perineurale Vernarbung (Schmerzanamnese über ein halbes Jahr) und sind weitere Infiltrationen meist ineffektiv. Bei entsprechendem Leidensdruck und nicht anhaltendem Infiltrationseffekt wird die Operationsindikation gestellt. Magnetresonanztomografie, Sonographie und andere Diagnostika sind nicht beweisend.
Die Magnetresonanztomografie hilft differentialdiagnostisch einen Morbus Köhler II auszuschließen. Der sichere Nachweis des Mortonschen Neuromes führt erst über die Histologie des Operationspräparates.

Operationsprinzip

Mit der Neuromresektion wird der Schmerz, aber auch das Gefühl, im Versorgungsgebiet des jeweiligen sensiblen Plantarnervs beseitigt. Die Kleinzehenmotorik wird nicht beeinträchtigt.
Verschiedene Operationstechniken sind beschrieben. Sie unterscheiden sich vor allem in der Wahl der Schnittführung. Es sind Schnitte von dorsal als auch von plantar beschrieben. Die sensiblen Plantarnerven liegen plantar, weshalb sie von unten schneller und besser dargestellt werden. Das Ligamentum metatarseum transversum wird so geschont. Der plantare Schnitt kann entweder sagittal, d.h. von distal nach proximal, oder horizontal, d.h. von medial nach lateral (Abb. 224) gelegt werden. Der vom Autor bevorzugte plantare sagittale Schnitt zwischen den Mittelfußköpfchen ermöglicht eine bessere Übersicht über den Nervenverlauf, eine vollständigere Entfernung aller abgehender Nervenästchen und das Versenken des Nervenstumpfes nach proximal.
Ist die Operationsindikation für den Hauptschmerz gegeben, wird entschieden, ob auch das benachbarte Segment revidiert werden soll. Die Neuromexzision kann ambulant durchgeführt werden.

Operationstechnik

Der Assistent spannt das Weichteilgewebe durch Dorsalflexion der Kleinzehen. Diese Zehenstellung wird auch bei der Inzision beibehalten. Die Os metatarsale-Köpfchen werden palpiert und mit einem Stift markiert (Abb. 221), damit die Längsschnitte genau zwischen den Os metatarsale-Köpfchen geführt werden, um eine Narbenbildung unter den Gewicht tragenden Köpfchen zu vermeiden. Der Schnitt erfolgt von proximal der Flexorenfalte der

Kleinzehen zwischen den Os metatarsale-Köpfchen über eine Länge von ca. 4 cm. Nach Einbringen eines Wundspreizers werden die wenigen kleinen Gefäße koaguliert. In Nervennähe lohnt sich der Wechsel vom Skalpell auf die Präparierschere. Mit ihr kann im weichen Fettgewebe gefahrlos dilatiert und das Neurom aufgesucht werden (Abb. 222).
Das erste Ziel der Präparation ist die Identifikation der Nervenbifurkation. Ist diese gefunden, werden proximal und distal des Schnittes kleine Haken eingesetzt. Dies erleichtert das Absetzen des Nerven 1 cm distal und 3 cm proximal der Bifurkation (Abb. 223). Der Nervenkanal kann danach zwischen den Muskelschichten gegen die Fußlängswölbung hin eingesehen werden. Mit einem Luer wird der proximale Nervenstumpf gefasst und weit nach proximal zurückgeschoben. Damit soll die Verwachsung des Nervenstumpfs mit dem Narbengewebe um die metatarsale Belastungszone vermieden werden. Die Hämatomprophylaxe durch minutiöse Blutstillung stellt die wichtigste Maßnahme zur Vermeidung von Wundheilungsproblemen dar und ermöglicht die rasche Vollbelastung im Spezialschuh.
Der Wundverschluss erfolgt ohne subkutane Adaptationsnähte zur Vermeidung von Granulomen direkt mit einem monofilen nichtresorbierbaren Faden der Stärke 4,0 in fortlaufender Umwendelungstechnik. Auf diese Weise kann die dicke Haut unter gleichmäßiger Kompression wasserdicht verschlossen werden. Das Vermeiden von vielen Einzelknöpfen an der Planta pedis verringert die mechanische Irritation der Narbe. Eine Drainage ist nicht notwendig. Mit einem langwirksamen Lokalanästhetikum wird das Operationsgebiet unmittelbar proximal der Os metatarsale-Köpfchen von dorsal her infiltriert (s. Kap. Regionalanästhesie).

Komplikationen

Wundheilungsstörungen können bei zu rascher Vorfußbelastung, schlechter Fußdurchblutung, Sensibilitätsstörungen, blutverdünnenden Medikamenten, Zytostatika oder bei Cortisondauermedikation (z.B. bei Rheumatoider Arthritis) auftreten. Das Erstellung eines interdisziplinären Risikoprofiles mit den entsprechenden Spezialisten (Angiologe, Neurologe, Rheumatologe, Endokrinologe) ist von Vorteil.
Schmerzen können aufgrund einer falschen Diagnose oder bei unvollständiger Neuromentfernung persistieren. Die praktische Erfahrung hat uns gezeigt, dass sehr oft Verzweigungen oder sogar Nebenäste aus benachbarten Nerven übergreifen. Werden diese bei der Operation übersehen, persistieren die Schmerzen.
Auch eine übermäßiger Narbenbildung kann schmerzhaft sein. Hier ist eine lokale mechanische Therapie in Analogie zur Ergotherapie an der Hand (Friktionstechniken), physikalische Maßnahmen (Laser), Silikonpolsterungen und gegebenenfalls Unterspritzung der Narbe mit Steroiden zu empfehlen. Bei

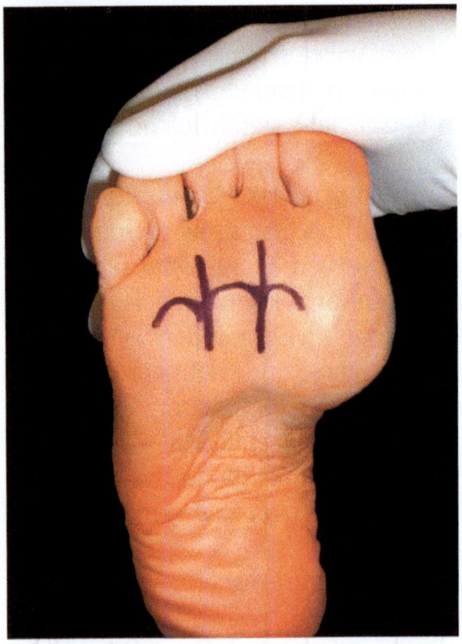

Abb. 221. Morton-Neurom: Markierung

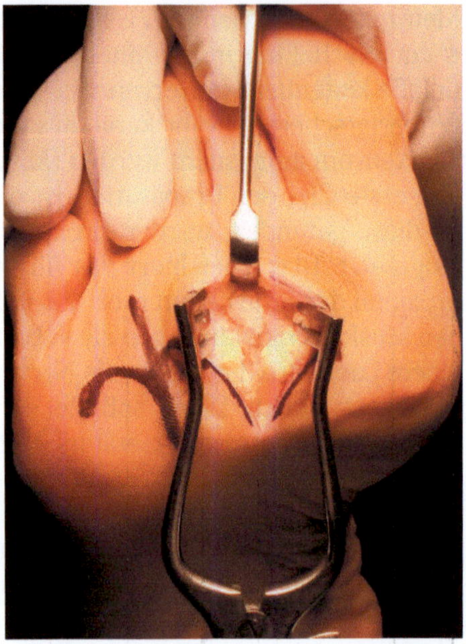

Abb. 222. Morton-Neurom: Darstellung Neurom II/III

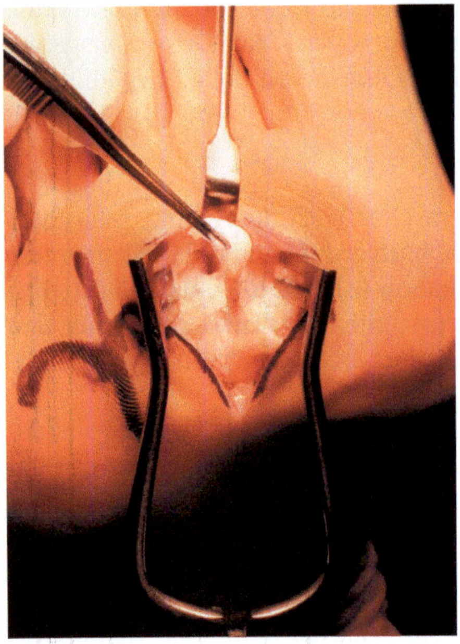

Abb. 223. Morton-Neurom: Exzision

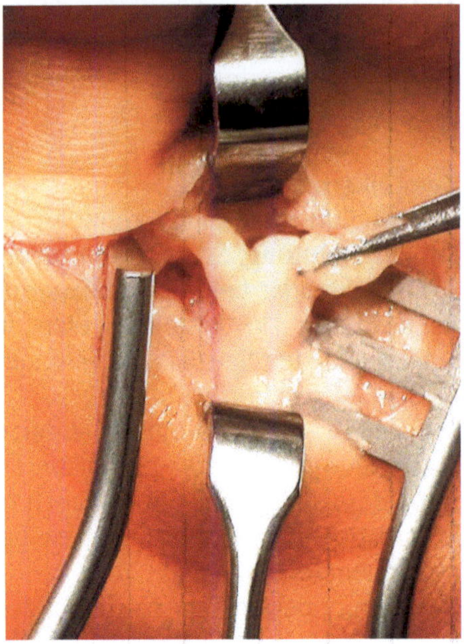

Abb. 224. Morton-Neurom: alternative horizontale Schnittführung

Patienten mit vorbestehender Tendenz zur Keloidbildung ist der dorsale Zugang zu wählen.
Bei großen Hämatomen, großflächigen Wundheilungsstörungen und Infekten ist oft die chirurgische Reintervention notwendig. Neben dem Débridement, der intraoperativen Entnahme von Gewebe- und Bakteriologieproben wird die völlige Ruhigstellung des Fußes und Antibiose empfohlen. Der Wundverschluss erfolgt in den allermeisten Fällen per secundam intentionem.
Durchblutungsstörungen, v.a. bei kombiniertem dorsalen und plantaren Zugang infolge Verletzung von dorsalen und plantaren Gefäßen, sind eher selten.
Selten kann sich eine Hammerzehe bei dorsalem Zugang infolge Narbenkontraktur ausbilden.

Nachbehandlung

Vorfußentlastung mit Spezialschuh ab initio mit Vollbelastung über die Ferse für zwei Wochen. Der VES kann bereits anlässlich der präoperativen Vorbesprechung angepasst werden. Der Patient mit Rückenschmerzen erhält einen die Höhe ausgleichenden Gegenschuh. Übergang in die Vollbelastung ohne Spezialschuh (ev. mit Silikonpolsterung) nach Fadenentferung 3 Wochen postoperativ. Sportfähigkeit nach ca. 6 Wochen, Spitzenbelastungen nach ca. 8 Wochen. Je nach Habitus und dem Zustand der Venen- und Lymphbahnen kann die residuelle leichte Fußschwellung bis zu 4 Monaten persistieren.

3.5.2 Tarsaltunnelsyndrom

Auf der Fußinnenseite unterkreuzen Gefäße und Nerven die scharfkantige Faszie des Musculus abductor hallucis in einem schrägen Winkel. Am Kreuzungspunkt kann es zu Kompressionsneuropathien kommen. Typisch sind das Tarsaltunnelsyndrom (Nervus tibialis) und die Kompressionsneuropathie des Nervus abductor digiti quinti (Baxternerv). Das Tarsaltunnelsyndrom kann auch durch lokale variköse Venenkonvolute begünstigt werden. Die Gefäße stauen sich am Faszienoberrand und komprimieren dort den Nerv. Auch andere Bindegewebsstrukturen können zu Kompression führen. Dehnung oder Hypertrophie des Musculus abductor hallucis führt ebenfalls zu einem erhöhten Anpressdruck auf das Gefäß-Nerven-Bündel. Die Dehnung des Muskels steht oft in Zusammenhang mit der Entwicklung eines Pes planovalgus.

Diagnostik

Das Tarsaltunnelsyndrom kann durch Druckdolenz am Unterkreuzungspunkt des Nervus tibialis mit der Faszie ausgelöst werden. Differentialdiagnostisch muss an eine Tendovaginitis der M. flexor hallucis longus-Sehne und eine Pathologie der M. tibialis posterior-Sehne gedacht werden. Der Ort der Kompression kann auch weiter distal und plantar liegen (distales oder unteres Tarsaltunnelsyndrom, Joggers foot) oder weiter proximal unter dem Ligamentum laciniatum. Ab und zu strahlt der Schmerz in die Planta pedis aus und ist mit Gefühlsstörungen vergesellschaftet. Die Diagnose lässt sich mit einer diagnostischen Infiltration mit einem Lokalanästhetikum und einem Kortisonpräparat bestätigen. Die Wirkungsdauer gibt Hinweise auf den Zustand des Nervs: Ist der Nerv nur entzündet und ohne strukturelle Schäden, wird die Infiltration längere Zeit wirken. Die Infiltration sollte zur Vermeidung von kortisonbedingten lokalen Gewebsschädigungen auf drei Durchgänge begrenzt werden. Besteht bereits eine relevante Nervenschädigung, wird der Infiltrationseffekt jeweils nur von kurzer Dauer (wenige Tage) sein. Elektrophysiologisch kann dann meist eine Störung der Erregungsleitung nachgewiesen und die Indikation für eine operative Nervendekompression gestellt werden. Bildgebende Verfahren spielen nur eine Rolle für den Nachweis von seltenen Pathogenesen wie lokale Exostosen, Tumore, Gefäßanomalien etc.

Operationsprinzip

Bei der Dekompression des Tarsaltunnels geht es in erster Linie um das Spalten der scharfen Kante der tiefen Faszie des Musculus abductor hallucis. Der Nerv selbst wird vom Ort der Kompression nach proximal und distal verfolgt und freigelegt. Sehr wichtig sind die minutiöse Blutstillung und das Vermeiden von postoperativen Hämatomen.

Operationstechnik

Der Hauptschmerzpunkt wir präoperativ markiert. Die Schnittführung erfolgt entlang des Nervenverlaufes (Abb. 225). Zuerst wird die oberflächliche Faszie inzidiert (Abb. 226) und der Oberrand des Muskelbauches des Musculus abductor hallucis präpariert. Die Muskelfasern werden sanft weggeschoben und die Faszie und deren Kante dargestellt. Nachdem der Nerv samt Begleitgefäßen identifiziert ist (Abb. 227), wird die Faszie im Nervenverlauf mit den Branchen einer stumpfen Schere unterfahren (Abb. 228). Die Schere schützt den Nerv so, dass die Faszie mit einer 15er Klinge inzidiert werden kann. Ziel ist, den Nerv unter den Muskelbauch mit dem Kleinfinger hindernisfrei nach distal verfolgen zu können. Meist müssen in der Tiefe kleinere, der Faszie anliegende Kommissuren nachreseziert werden. Nach proximal hin werden Anteile von raumfordernden Gefäßkonvoluten oder bindegewebige Strukturen beseitigt. Am Ort der Kompression zeigt sich eine lokale Hypervaskularisierung und in fortgeschrittenen Fällen eine Veränderung der Nerventrophik. Schwierig zu behandeln sind distale venöse Blutungen, welche bei der Adhäsiolyse unter dem Muskel entstehen. Wegen der Nähe zum Nerven kann hier nicht „blind“ koaguliert werden. Bewährt hat sich die Verwendung von vasoaktiven Tampons. Nach der Überprüfung der Blutstillung erfolgt der Verschluss der epimuskulären Subkutis und der Kutis mit Monocrylfäden.

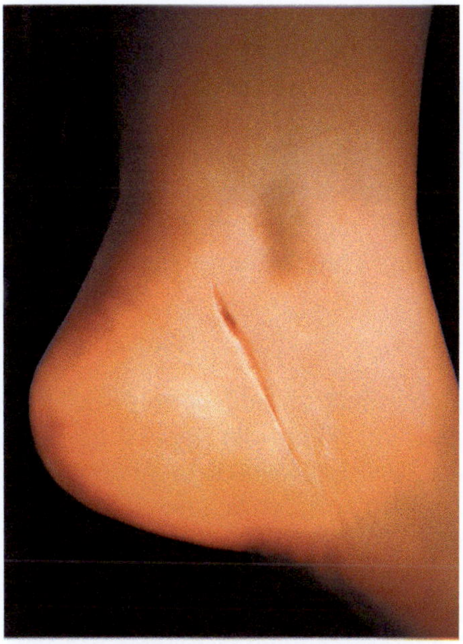

Abb. 225. Tarsaltunnel: Hautschnitt

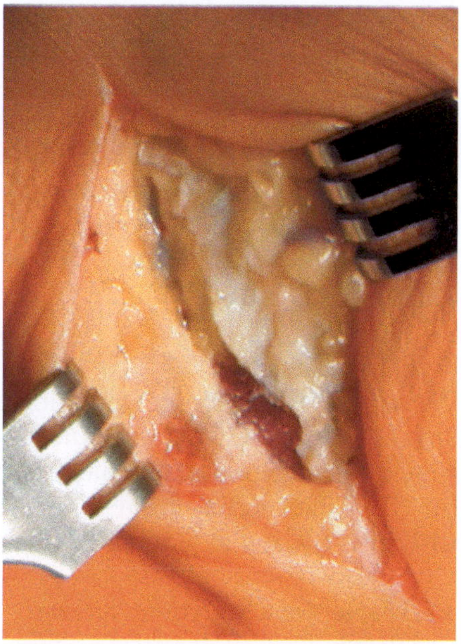

Abb. 226. Tarsaltunnel: oberflächliche Faszie

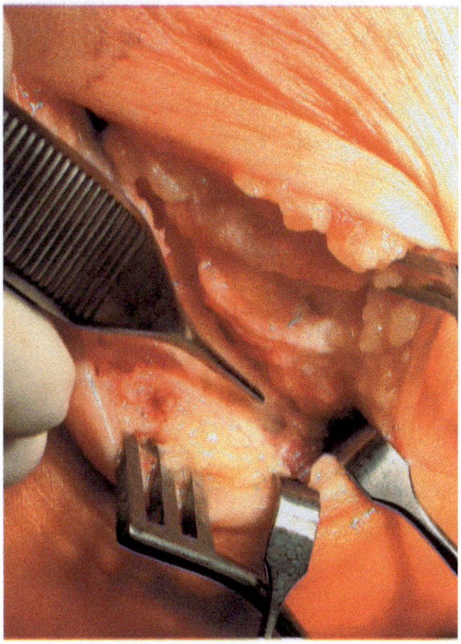

Abb. 227. Tarsaltunnel: N. tibialis

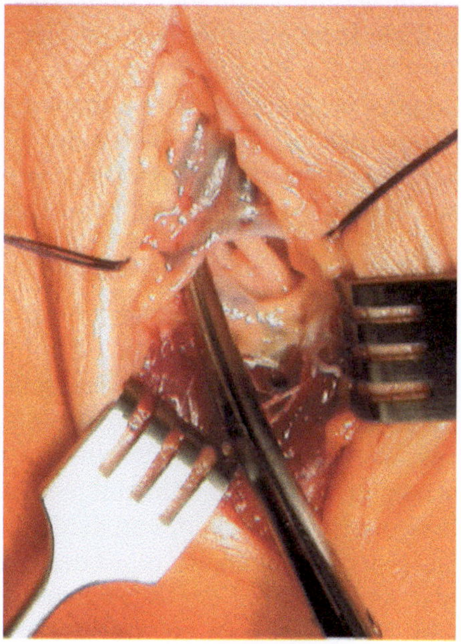

Abb. 228. Tarsaltunnel: Varikosis

Komplikationen

Einer Verletzung des Gefäß-Nerven-Bündels kann durch sorgfältige Präparation und Einrichten einer guten Übersicht durch Blutleere vorgebeugt werden. Bei iatrogener Verletzung des Nervus tibialis empfiehlt sich die Konsultation eines Neurochirurgen. Schmerzen können trotz Operation persistieren, wenn der Nerv durch die Kompression schon wesentlich geschädigt ist. Dies lässt sich präoperativ nicht voraussagen und auch nicht beeinflussen. Postoperative Hämatome können zu druckbedingten Wundheilungsstörungen und Narbenverwachsungen führen.

Nachbehandlung

Wir applizieren noch im Operationssaal eine dorsale Schiene mit Stockentlastung bis zur gesicherten Wundheilung. Dann erfolgt die Anpassung eines Unterschenkelgipses (individuelle optimale Passform, keine Reibephänomene) für 3 Wochen mit Vollbelastung. Nach Entfernung der Schutzhülse erfolgt rascher Übergang in die freie Vollbelastung.

3.5.3 Baxter-Nerv (Nervus abductor digiti quinti)

Der Baxter-Nerv ist der erste Seitenast des lateralen plantaren Astes des Nervus tibialis. Er ist gemischt motorisch/sensibel und verläuft medial der Ferse über dem Ansatz der Plantaraponeurose nach lateral. An der scharfkantigen Faszie des Musculus abductor hallucis und im Bereich des Musculus quadratus plantae kann es zu Reibephänomenen kommen. Dies ist eine der häufigsten Ursachen für Fersenschmerzen. Sehr oft täuscht die Reizung des Baxter-Nervs fersenspornähnliche Symptome vor. Manchmal ist die Reizung des Nervs mit einer Insertionstendinopathie der Plantaraponeurose (Fersenspornschmerz) kombiniert, was die Diagnostik erschwert. Auslöser für die Symptomatologie sind ähnliche Faktoren wie beim Tarsaltunnelsyndrom.

Diagnostik

Der symptomatische Baxternerv ist eine versteckte, aber häufige neurogene Diagnose in der Fußmedizin. Da er bildgebend und apparativ nur selten nachzuweisen ist, wird er häufig übersehen. Leitsymptom ist der stechende, meist belastungsabhängige Fersenschmerz. Der Schmerz kann im Gegensatz zum Fersenspornschmerz wechseln und tritt teilweise auch in Ruhe auf. Nachtschmerzen sind selten. In einigen Fällen wird eine Schmerzausstrahlung entlang des Nervenverlaufes an den lateralen Fußrand beschrieben. Palpatorisch lässt sich der Schmerz typischerweise medial an der Ferse etwa submalleolär am Oberrand des Musculus abductor hallucis auslösen. Im Gegensatz zum Fersensporn ist bei der isolierten Nervenkompression die Palpation an der Insertion der Plantaraponeurose unauffällig. Auch kann durch Dorsalflexion der Kleinzehen (Windlass-Effekt) keine Schmerzverstärkung provoziert werden. Die beim klassischen Fersensporn oftmals beobachtete Verkürzung der Gastrocnemius-Muskulatur ist beim symptomatischen Baxternerv nicht regelmäßig vorhanden. Differentialdiagnostisch muss in erster Linie an die Reizung des Ramus calcanearis gedacht werden, welcher etwas weiter dorsal vom klassischen Baxternervdruckpunkt liegt. Die effizienteste Form der Diagnosesicherung erfolgt über die Injektion mit einem Anaesthetikum-Kortison-Gemisch.

Operationsprinzip

Bei der Dekompression des Nervus abductor digiti quinti geht es in erster Linie um das Spalten der scharfen Kante der tiefen Faszie des Musculus abductor hallucis. Der Nerv selbst wird dabei vom Ort der Kompression nach proximal und soweit distal wie möglich verfolgt und von scharfkantigen und/oder konstringierenden Bindegewebestrukturen befreit. Bewährt hat sich hierfür eine stumpfe Schere. Sehr wichtig ist die minutiöse Blutstillung zur Vermeidung von postoperativen Hämatomen.

Operationstechnik

Der Hauptschmerzpunkt wir präoperativ markiert. Die Schnittführung erfolgt entlang des Nervenverlaufes (Abb. 229). Zuerst wird der Oberrand des Muskelbauches des Musculus abductor hallucis präpariert. Die Muskelfasern werden sanft weggeschoben und die Faszie und deren Kante dargestellt. Nachdem der Nerv samt Begleitgefäßen identifiziert ist, wird die Faszie im Nervenverlauf mit den Branchen einer stumpfen Schere unterfahren (Abb. 230). Die Schere schützt den Nerv so, dass die Faszie mit einer 15er Klinge inzidiert werden kann. Ziel ist, den Nerv mit dem Kleinfinger hindernisfrei nach distal verfolgen zu können. Meist müssen in der Tiefe kleinere, der Faszie anliegende Kommissuren nachreseziert werden. Nach proximal hin werden Anteile von raumfordernden Gefäßkonvoluten oder bindegewebige Strukturen beseitigt. Am Ort der Kompression zeigt sich eine lokale Hypervaskularisierung und in fortgeschrittenen Fällen eine Veränderung der Nerventrophik. Schwierig zu behandeln sind distale venöse Blutungen, welche bei der Adhäsiolyse unter dem Muskel entstehen. Wegen der Nähe zum Nerven kann hier nicht „blind“ koaguliert werden. Bewährt hat sich die Verwendung von vasoaktiven Tampons. Nach der Überprüfung der Blutstillung erfolgt der Verschluss der epimuskulären Subkutis und der Kutis mit Monocrylfäden.

Komplikationen

Mögliche Probleme in Zusammenhang mit der Nervenkompression sind die Verletzung des Gefäß-Nerven-Bündels, die Schmerzpersistenz trotz der Dekompression und die postoperative Hämatombildung. Ersteres kann durch sorgfältige Präparation bei guter Übersicht in Blutleere beeinflusst werden.

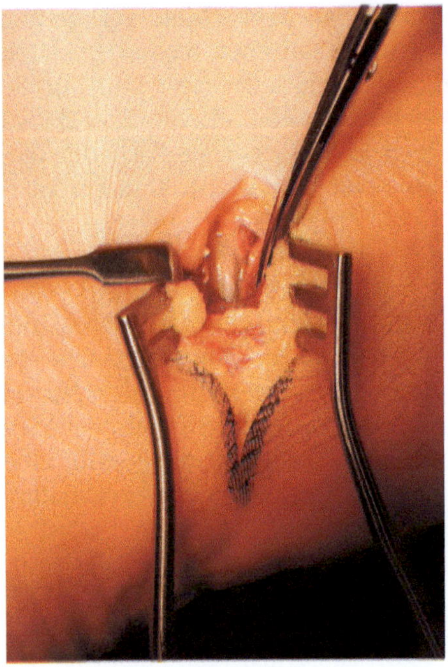

Abb. 229. **Baxter-Nerv: Zugang**

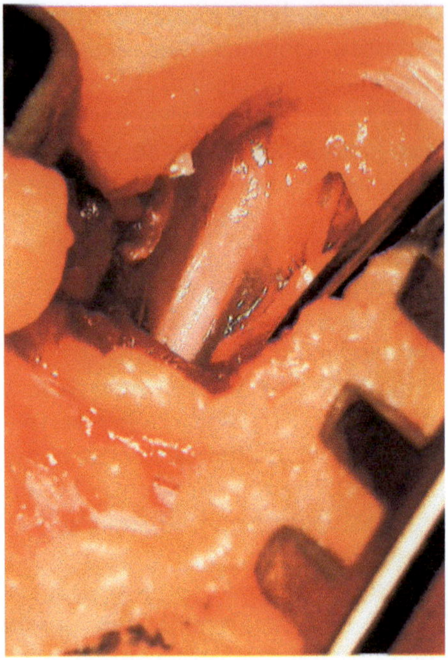

Abb. 230. **Baxter-Nerv: Inzision Faszie**

Verletzte Gefäße müssen ligiert werden. Ist der Nerv durch die Kompression schon wesentlich geschädigt sind Ausmaß und Zeitdauer der Erholung unklar und nicht genau vorhersehbar. Diese Faktoren sind nicht zu beeinflussen. Im schlechtesten Falle erholt sich der Nerv nicht mehr und die Operation war vergebens. Postoperative Hämatome können zu druckbedingten Wundheilungsstörungen und Narbenverwachsungen führen. Übersehene Gefäßlumina, eine vernachlässigte/unterschätze Blutungsquelle in der Tiefe distal unter dem Muskel oder eine ungenügende Ruhigstellung postoperativ sind begünstigende Faktoren.

Nachbehandlung

Wir applizieren noch im Operationssaal eine dorsale Schiene unter Stockentlastung bis zur gesicherten Wundheilung. Dann erfolgt die Anpassung eines Unterschenkelgipses (individuelle optimale Passform, keine Reibephänomene) für 3 Wochen mit Vollbelastung. Nach Entfernung der Schutzhülse erfolgt rascher Übergang in die freie Vollbelastung.

3.5.4 Nervus peronaeus superficialis

Der Nervus peronaeus superficialis verläuft am lateralen Unterschenkel und versorgt den dorsolateralen Fuß sensibel. Er verläuft als Ast des Nervus peronaeus communis am proximalen Unterschenkel subfaszial. Dann gelangt er über eine Lücke der Unterschenkelfaszie ca. 10–12 cm oberhalb des Malleolus lateralis nach epifaszial und verästelt sich weiter (Abb. 231). Durchtrittsort und Verästelungen variieren. Wird der Nerv durch Überdehnung oder Kompression gereizt, kann er zu Projektionsschmerzen am dorsolateralen Fuß führen. Alle Pathogenesen, welche zu einer lokalen Verdickung des Muskelvolumens führen (Dysbalance der Wadenmuskulatur, Überanstrengung, alteriertes Abrollmuster infolge Schmerzen etc.) können eine Nervenkompression verursachen. Beim Supinationstrauma wird der Nerv ruckartig überdehnt und an der scharfkantigen Faszienlücke gereizt. Nicht selten findet sich eine Neuropathie in Kombination mit einer chronischen Rückfußinstabilität. In diesen Fällen wir die Nervenreizung durch das übermäßige Spiel am Rückfuß aufrechterhalten und kann auch nach Sanierung der Rückfußinstabilität persistieren.

Diagnostik

Anhaltende diffuse, nicht zu erklärende Schmerzen am Rückfuß sollten differentialdiagnostisch an eine Nervenreizung denken lassen, v.a. bei chronischen Rückfußinstabilitäten. Die eigentlichen, durch das Reizsyndrom verursachten Schmerzen variieren individuell stark: Schmerzausstrahlung nach proximal entlang dem äußeren Unterschenkel, plötzlich einschießende Schmerzen am distalen Unterschenkel oder auf Höhe des lateralen oberen Sprunggelenkes, Ruhe- oder Nachtschmerzen.

Der Nervendurchtritt durch die Faszie ist als Delle palpabel. Dort kann ein Triggerpunktschmerz ausgelöst werden: Mit dem Daumen wird unter leichtem Druck vom Außenknöchel nach proximal gefahren, bis die Delle an der Unterschenkelfaszie identifiziert ist und der Schmerz ausgelöst werden kann. Hier kann eine diagnostisch infiltriert werden (s. Kap. Anästhesie). So lässt sich die Verdachtsdiagnose überprüfen. Bei einer chronischen Rückfußinstabilität bestehen oftmals zusätzliche Schmerzen am Peronealsehnenfach, an der Fibulaspitze und im Sinus tarsi. Diese Schmerzen lassen sich erst nach der Infiltration klinisch verlässlich beurteilen, ohne dass sie vom Nervenschmerz überlagert werden.

Radiologische Untersuchungen machen bei der Diagnostik des Nervs keinen Sinn, wohl aber bei der Bestandesaufnahme von orthopädischen Grundproblemen (Peronealsehnenpathologie, ligamentäre Insuffizienz des lateralen OSG, usw.).

Operationsprinzip

Bei der Dekompression des N. peronaeus superficialis wird in erster Linie die scharfkantige Unterschenkelfaszie am Durchtrittsort nach proximal gespalten. Der Nerv wird auch nach distal verfolgt, um allfällige zusätzliche

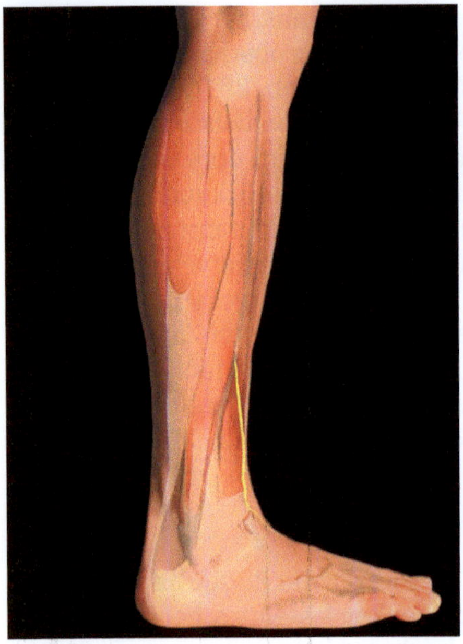

Abb. 231. N. peronaeus sup.: Anatomie

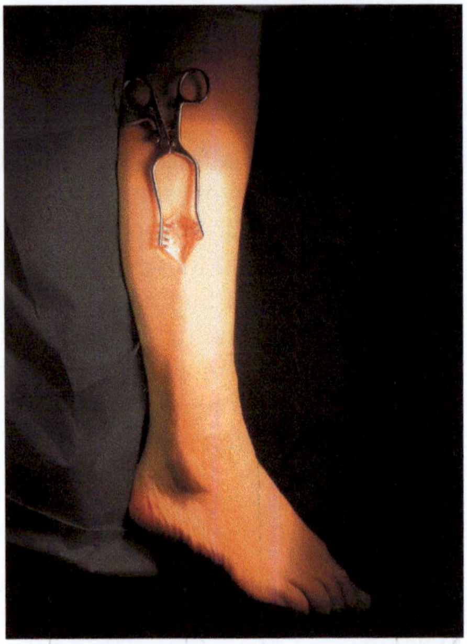

Abb. 232. N. peronaeus sup.: Darstellung

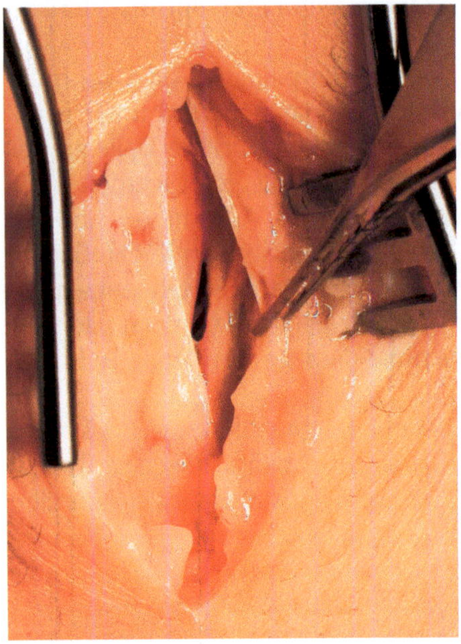

Abb. 233. N. peronaeus sup.: Fasziotomie

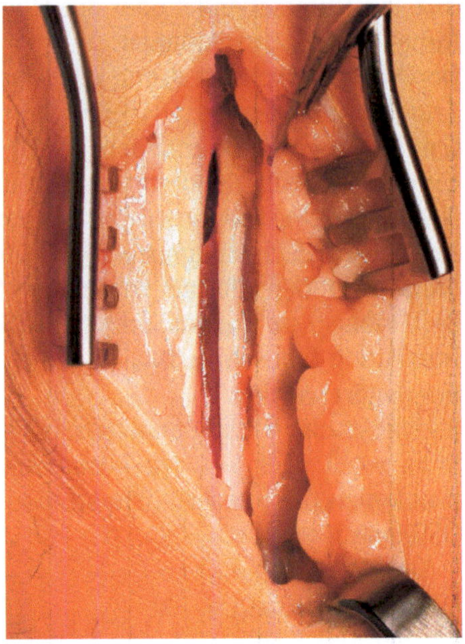

Abb. 234. N. peronaeus sup.: Neurolyse

Verwachsungen zu lösen. Sehr wichtig ist die minutiöse Blutstillung bzw. das Vermeiden von postoperativen Hämatomen. Verschlossen wird nur die Subkutis und die Kutis. Bewährt hat sich eine großzügige Ruhigstellung in den ersten Tagen postoperativ.

Operationstechnik

Der Hauptschmerzpunkt wird präoperativ markiert. Der Schnitt erfolgt längs im Nervenverlauf über ca. 4–5 cm (Abb. 232). Zuerst wird der Nerv distal der Markierung zwischen der Faszie und der Subkutis aufgesucht, dargestellt und anschließend nach proximal präpariert. Der Hiatus der Unterschenkelfaszie mit dem Nervendurchtritt wird identifiziert und die Trophik des Nervs beurteilt. Die Faszie wird am Durchtrittsort mit einer stumpfen Schere unterfahren, um den Nerv zu schützen, und vom Hiatus nach proximal über eine Länge von ca. 4 cm mit einer Schere längsgespalten (Abb. 233). Zusätzliche Verwachsungen werden gelöst (Abb. 234). Das freie Nervenspiel wird überprüft und die Blutstillung kontrolliert. Schließlich werden Subkutis und Kutis verschlossen.

Komplikationen

Eine Verletzung des Gefäß-Nerven-Bündels kann durch sorgfältige Präparation bei guter Übersicht in Blutleere beeinflusst werden. Bei iatrogener Verletzung des Nervus peronaeus superficialis empfiehlt sich die Konsultation eines Neurochirurgen. Ist der Nerv durch die Kompression schon wesentlich geschädigt, sind Ausmaß und Zeitdauer der Erholung nicht genau vorhersehbar; die Schmerzen können persistieren. Postoperative Hämatome können zu druckbedingten Wundheilungsstörungen und Narbenverwachsungen führen.

Nachbehandlung

Wir applizieren noch im Operationssaal eine dorsale Schiene mit Stockentlastung bis zur gesicherten Wundheilung. Dann erfolgt die Anpassung eines Unterschenkelgehgipses. Mit diesem ist die Vollbelastung erlaubt. Nach 3 Wochen wird die Schutzhülse entfernt und rasch in die freie Vollbelastung übergegangen.

3.6 Sehnen

3.6.1 Sehne des Musculus peronaeus brevis und longus

Die Peronealsehnen sind die einzigen aktiven Stabilisatoren des lateralen Rückfußes. Deren Pathologien stehen meist in Zusammenhang mit Rückfußfehlstellungen oder ligamentären lateralen Rückfußinstabilitäten. Betroffen ist meist die M. peronaeus brevis-Sehne, welche zwischen der M. peronaeus longus-Sehne und dem lateralen Malleolus liegt und so vermehrten Kompressions- und Reibekräften unterliegt. Am häufigsten sind die Längsruptur, die Synovitis des Peronealsehnenfaches, ein Weichteilimpingement des Peronealsehnenfaches durch einen weit nach distal reichenden M. peronaeus brevis-, M. peronaeus longus- bzw. M. peronaeus quartus-Bauch, eine Tendovaginitis stenosans am unteren Retinaculum oder eine Peronaealsehnenluxation. Längsrupturen der M. peronaeus brevis-Sehne lokalisieren sich meist hinter oder unmittelbar unter dem Malleolus. Vollständige Sehnenrupturen sind selten.

Diagnostik

Leitsymptome sind Schwellungen und gut definierbare Schmerzen am lateralen Rückfuß. Palpation der angespannten Sehnen gegen den Widerstand des Untersuchers verstärkt den Schmerz. Das Ligamentum fibulocalcaneare ist in vielen Fällen überdehnt (Rückfußinstabilität). Die Synovitis bzw. das Weichteilimpingement führt meist zu einer Volumenzunahme im gesamten gemeinsamen Sehnenfach bis etwa auf Höhe des Retinaculums und kann als teigige Schwellung palpiert werden. Bei der Tendovaginitis stenosans ist der Schmerz punktförmig auf Höhe des Retinaculums zu finden. Ein klassisches Sehnenschnappen kann selten reproduziert werden. Mit einer diagnostischen Infiltration kann die Lokalisation zwar bestätigt werden, aber letztendlich wird die genaue Diagnose oftmals erst intraoperativ gestellt.

Die Peronealsehnenluxation wird von den Patienten meist gut beschrieben. Da die Provokation der peronealen Luxation häufig den Einsatz des Körpergewichtes erfordert, ist das Luxationsphänomen klinisch nicht immer leicht zu erfassen. Die dynamische Ultraschalluntersuchung kann eine Instabilität nachweisen.

Die Magnetresonanztomografie zeigt für Längsrupturen eine hohe Trefferquote und ist hierfür das Diagnostikum der Wahl. Beim Weichteilimpingement und der Tendovaginitis stenosans ist der Magnetresonanztomografie-Befund zu ungenau und deshalb oft nicht beweisend.

Operationsprinzip

Neben der Reparatur des Peronealsehnenfaches und der Erhaltung der Sehnenfunktion ist es wichtig, eine eventuell vorhandene Instabilität der lateralen oberen Sprunggelenks-Ligamente und/oder eine Rückfußfehlstellung in die operative Therapie mit einzubeziehen.

Bei degenerativ veränderten Sehnenarealen wird die Sehnennaht mit einem Débridement kombiniert. In fortgeschrittenen Fällen muss eventuell ein Sehnentransfer im Sinne einer Tenodese mit der intakten Sehne angestrebt werden.

Beim Weichteilimpingement ist das Ziel die Reduktion der Gewebsmasse im Sehnenscheidenfach. Dies erfolgt über die Synovektomie und bei Bedarf über eine Resektion des distalsten Anteiles des M. peronaeus brevis-Bauches. Er

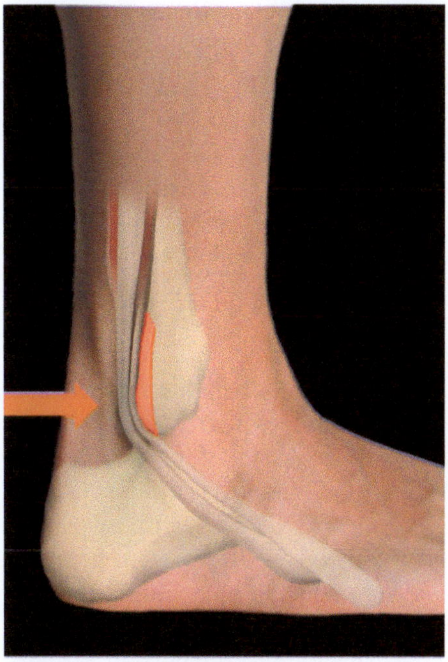

Abb. 235. **Peronealsehnen: fibuläre Osteotomie und Impression**

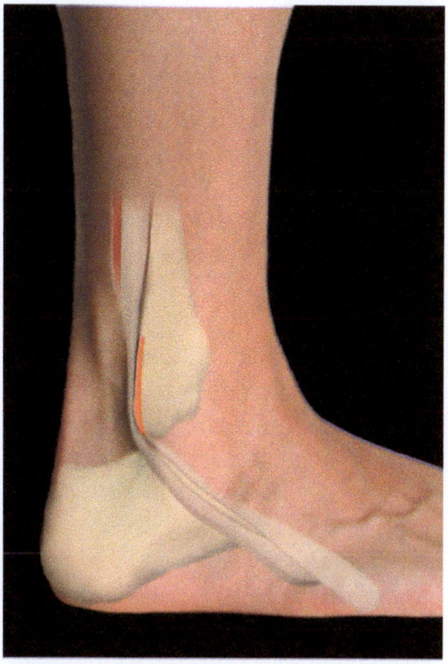

Abb. 236. **Peronealsehnen: korrigierte Sehnenführung**

wird soweit präpariert, dass die M. peronaeus brevis-Sehne am Eingang zur gemeinsamen Sehnenscheide freies Spiel hat.
Wichtig ist die Überprüfung der Stabilität des Ligamentum fibulocalcaneare und der peronealen Sehnen retromalleolär.
Bei der Luxation reicht eine reine Weichteilstabilisierung in den meisten Fällen nicht aus. Es empfiehlt sich, die fibuläre Sehnenfurche zu vertiefen (Osteotomie, Abb. 235) und das Sehnenscheidenfach in der korrigierten Führung transossär zu fixieren (Abb. 236).

Operationstechnik

Der Schnitt erfolgt retromalleolär entlang der Peronealsehnen. Schnitte über dem prominentesten Punkt des Außenknöchels sollten vermieden werden. Der Nervus suralis wird identifiziert und nach unten weggehalten. Das Peronealsehnenfach wird eröffnet und die Pathologie identifiziert.
Bei Sehnenlängsrupturen muss die Sehnenqualität genau erfasst werden. Die verletzte Sehne sollte bis in den gesunden Bereich nach proximal und distal verfolgt werden. Oftmals verbirgt sich hier eine degenerative Sehnenveränderung. Im Bedarfsfall erfolgt ein Débridement mit anschließender Sehnennaht. Wir verwenden einen Monocrylfaden der Stärke 4,0 und nähen in fortlau-

fender Technik. Ist der erste Knoten gesetzt, kann mit dem langen Fadenende die Sehne angespannt und geführt werden. So wird sie nicht durch die Pinzette unnötig verletzt. Die Fäden dürfen die Sehne nicht strangulieren. Die genähte Sehne sollte am Schluss rund sein.
Bei der Synovektomie und der Resektion des M. peronaeus brevis-Bauches ist der Region des Sehnenscheideneinganges besondere Aufmerksamkeit zu schenken. Hier ist die Zone des Weichteilimpingements. Ein raumfordernder Muskelbauch wir soweit reseziert, dass das Sehnenspiel auch bei maximaler Dorsalflexion des Fußes nicht behindert ist. Ist das Peronealsehnenfach durch das Impingement überdehnt, muss es beim Verschluss reduziert werden, ohne dass das Sehnenspiel kompromittiert wird.
Bei der Luxation der Peronealsehnen muss die retrofibuläre Sehnengrube über eine Osteotomie vertieft werden. Nur so kann ein Rezidiv mit größtmöglicher Sicherheit ausgeschlossen werden. Die Osteotomie erfolgt mit der oszillierenden Säge an der Fibulaaußenkante etwa 2 bis 3 cm proximal der Fibulaspitze bis knapp um die Spitze herum. Mit einem Meißel wird die Sehnengleitfläche angehoben und der spongiöse Fibulaknochen freigelegt. Hier ist Vorsicht geboten, da der Knochen hart, dünn und brüchig ist. Dann wir mit einer Kugelfräse die Spongiosa im Osteotomiebereich unter der knöchernen Gleitfläche abgetragen. Durch die Reduktion der Spongiosa kann das Niveau der knöchernen Sehnengleitfläche über manuelles Anpressen mit einem Stößel abgesenkt werden. Damit erhält man eine Vertiefung der Sehnengrube und eine knöcherne laterale Leitplanke als Luxationsschutz. Jetzt werden die Sehnen reponiert. Kleine Bohrlöcher an der knöchernen Leitplanke ermöglichen eine transossäre Sicherungsnaht des Bindegewebes des Sehnenscheidenfaches. Das freie Sehnenspiel wird überprüft und die Gewebeschichten vernäht.
Die lateralen Seitenbänder werden bei Bedarf bei allen oben beschriebenen Operationen transossär angespannt. (s. Bänder des lateralen oberen Sprunggelenkes).

Komplikationen

Neben Wundheilungsstörungen, Narbenadhäsionen und der Läsion des Nervus suralis ist die Reruptur zu erwähnen. Bei Nervenläsionen empfiehlt sich ein Denervationsversuch mit einem Lokalanästhetikum und Capsaicinsalbe oder als ultima ratio die chirurgische Revision. Persistierende Schmerzen wegen Adhäsionen oder Reruptur, muss oftmals chirurgisch revidiert werden. In diesen Fällen kann die genaue Ursache der Restbeschwerden meist erst intraoperativ identifiziert werden.

Nachbehandlung

Die dorsale Schiene wird bis zur gesicherten Wundheilung belassen. In dieser Phase ist eine vollständige Entlastung des Fußes mit Gehstöcken notwendig.

Danach wird eine Unterschenkelhülse für vier Wochen angepasst und der Übergang in die stockfreie Vollbelastung vollzogen. Nach der Entfernung der Hülse wird eine Rückfußstabilbandage angepasst und mit Physiotherapie begonnen. Ein Gehen ohne Hilfsmittel ist meist ab der neunten Woche nach dem Eingriff möglich.

3.6.2 Sehne des Musculus tibialis anterior

Die M. tibialis anterior-Sehne ist ein wichtiger aktiver Bremser in der Landephase des Gehens. Degenerative Sehnenveränderungen betreffen den fächerförmigen Ansatz medial am tarsometatarsalen Gelenk I bis ans untere Streckersehnenretinaculum auf Höhe des ventralen oberen Sprunggelenkes.
Akute Risse sind selten und fast immer verbunden mit einer trophischen Störung der Sehne. Dem Riss geht eine längere Phase von Prodromalschmerzen voraus. Die Sehne rupturiert oft im Bereich des unteren Streckerretinaculums.

Diagnostik

Degenerative Sehnenveränderungen führen zu Schmerzen am Fußrücken und einer Heberschwäche beim Anfersen. Die Schmerzen können lokal auf Höhe des tarsometatarsalen Gelenkes I auftreten oder in den Unterschenkel ausstrahlen. Neben klassischen Anlaufschmerzen intensivieren sich die Beschwerden mit zunehmender Belastung. Auch Nachtschmerzen können vorkommen. Gut führendes Schuhwerk und medial stützende Einlagen reduzieren die Schmerzen. Palpatorisch ist die Sehne verdickt und druckdolent. Die aktive Dorsalflexion ist gegen Widerstand schmerzbedingt abgeschwächt. Differentialdiagnostisch muss radiologisch eine Pathologie des tarsometatarsalen Gelenkes I ausgeschlossen werden. Für die Beurteilung der Lokalisation und des Ausmaßes der degenerativen Veränderung ist eine Magnetresonanztomografie sehr hilfreich und hilft bei der Operationsplanung. Eine vollständig rupturierte Sehne führt zum Steppergang. Bei der Reruptur ist das proximale Sehnenende bis unter das Retinaculum retrahiert und als kolbige Auftreibung zu palpieren. Bei aktiver Dorsalflexion fehlt die perkutan sichtbare Sehnenanspannung über dem Fußrücken.

Operationsprinzip

Frische Sehnenrupturen bei jungen Patienten können genäht werden. Dabei wird das proximale Sehnenende bei maximal dorsalflektiertem Fuß nach distal herangezogen. Bewährt hat sich für die Naht eine VY-Plastik. Die so entstandene Sehnenverkürzung wird durch die Dehnbarkeit der Muskel/Sehneneinheit gut kompensiert.
Alle anderen Pathologien müssen über eine Sehnenaugmentationsplastik mit Sehnentransfer gelöst werden. Als Transfersehne bietet sich die M. extensor hallucis longus-Sehne an.

Bei ansatznahen Läsionen muss die M. tibialis anterior-Sehne durch eine transossäre Verankerung des Transplantates gesichert und die M. extensor hallucis-Sehne weit distal abgetrennt werden. Techniken unter Verwendung eines Bohrloches mit Durchziehen des Augmentates oder die Fixation mit einem Knochenanker sind möglich. Die Verwendung eines Knochenankers reduziert die notwendige Länge des Augmentates der M. extensor hallucis-Sehne.
Bei ansatzfernen Läsionen ist eine reine Weichteilaugmentation der Sehne ausreichend.
Die Funktion der Großzehe hängt von der effizienten Fixation und der Dynamisierung des distalen Stumpfes der M. extensor hallucis longus-Sehne ab. Wichtig ist die postoperative relative Ruhigstellung.

Operationstechnik

Sehnennaht

Der Hautschnitt erfolgt entlang der M. tibialis anterior-Sehne. Die Enden werden aufgesucht und freipräpariert. Das proximale Sehnenende wird bei maximal dorsalflektiertem Fuß an das distale herangezogen und mit einer VY-Plastik vernäht. Es resultiert eine Sehnenverkürzung, die aber durch die Dehnbarkeit des Muskels gut kompensiert wird. Danach wird das Gewebe schichtweise verschlossen.

Sehnenaugmentation

Es empfiehlt sich, den Hautschnitt zwischen die M. tibialis anterior-Sehne und die M. extensor hallucis-Sehne zu legen. Für den Sehnentransfer bietet sich die M. extensor hallucis longus-Sehne an.
Bei ansatznahen Läsionen muss die M. extensor hallucis longus-Sehne weit distal abgesetzt werden, um eine ossäre Verankerung (Knochenanker oder Fadendurchzug) am Os naviculare zu ermöglichen. Die degenerierte M. tibialis anterior-Sehne wird bis an den Knochenansatz gespalten und bei deutlicher Verdickung auf Normalgröße debridiert. Anschließend wird die transferierte M. extensor hallucis-Sehne in die gespaltene M. tibialis anterior-Sehne gelegt („Sandwich"-Technik) und mit einem Knochenanker oder mit einem Faden durch ein Bohrloch knöchern fixiert. Wichtig ist die Vorspannung des Augmentates. Der Fuß wird zum Verknüpfen der Fäden in maximaler Dorsalflexion und Inversion gehalten. Für die Sehnenaht empfiehlt sich ein monofiler resorbierbarer Faden.

Bei ansatzfernen Läsionen der M. tibialis anterior-Sehne wird zuerst der degenerativ veränderte Sehnenabschnitt dargestellt. Im Falle einer Ruptur werden das proximale und distale Sehnenende identifiziert, debridiert und an-

geschlungen. Unbrauchbares Sehnengewebe wird reseziert und hypertrophe Anteile auf ein normales Kaliber debridiert.
Der Fuß wird in maximale Dorsalflexion gebracht und die zu überbrückende Sehnenlücke beurteilt, um die benötigte Länge des Transplantates abzuschätzen. Dann wird die M. extensor hallucis-Sehne so tenotomiert und umgelenkt, dass eine überlappende sichere Sehnennaht mit der distalen M. tibialis anterior-Sehne möglich ist.
Das M. extensor hallucis-Sehnentransplantat wird zuerst durch den proximalen Sehnenstumpf und dann zentral in den gespaltenen distalen Sehnenstumpf gezogen („Sandwich"-Technik). Durch das Vernähen des Transplantates mit dem proximalen M. tibialis anterior-Sehnenstumpf wird der Muskel in das Sehnenaugmentat integriert. Das Augmentat muss beim Vernähen der Sehnen vorgespannt, d.h. der Fuß in maximaler Dorsalflexion gehalten, und eine erste Naht gelegt werden. Dadurch wird die Spannung des Augmentates definiert. Durch eine fortlaufende Naht wird das Transplantat gesichert. Die Stabilität und Vorspannung des Augmentates wird überprüft. Es folgt die Fixation des losen distalen Stumpfes der M. extensor hallucis longus-Sehne. Dieser Schritt verdient große Beachtung, da die Großzehenfunktion daran geknüpft ist. Wenn immer möglich sollte der distale Stumpf der M. extensor hallucis longus-Sehne Anschluss an das Augmentat finden. Damit wird die horizontale Position der Großzehe gesichert und auch etwas für die Dorsalflexion dynamisiert. Meist reicht der distale Sehnenstumpf aber nicht bis an das Augmentat heran. In diesen Fällen empfiehlt sich eine Sehnenumkehrplastik des Sehnenstumpfes, um die gewünschte Länge zu erreichen. Die fehlende Länge wird gemessen und die Stumpfsehne entsprechend lang mittig im Faserverlauf inzidiert, ohne das proximale Stumpfende komplett zu durchtrennen. Dann wird die eine Sehnenhälfte nach proximal gegen das Augmentat hin umgeklappt und vernäht. Die Großzehe und deren Gelenke sollten beim Vernähen eine horizontale neutrale Position einnehmen. Am besten wird hierfür eine Platte unter den gesamten Fuß gelegt und der Fuß in eine rechtwinklige Position gehalten. Auf diese Weise liegt die Großzehe wie bei Bodenkontakt horizontal an. So wird eine Unter- oder Überspannung des Sehnenstumpfes beim Vernähen vermieden. Ist die richtige Spannung und Position der Großzehe gefunden, wird der Sehnenstumpf nun zusätzlich mit der M. extensor hallucis brevis-Sehne ganz distal tenodesiert und damit zusätzlich dynamisiert. Ein alleiniges Vernähen des M. extensor hallucis longus-Sehnenstumpfes mit der M. extensor hallucis brevis-Sehne reicht erfahrungsgemäß nicht aus, um die Großzehe zu stabilisieren und zu dynamisieren. Zudem besteht durch den einseitigen Zug der M. extensor hallucis brevis-Sehne die Gefahr einer Valgisierung der Großzehe. Schließlich erfolgt der schichtweise Wundverschluss. Bei den üblicherweise filigranen Gewebeschichten hat sich die Verwendung von feinen monofilen Fäden in fortlaufender Nahttechnik bewährt.

Komplikationen

Die Hauptkomplikation ist die sekundäre Insuffizienz der Sehnennaht bzw. des Augmentates. Das Abschätzen der lokalen Sehnenqualität, die ungenügende Vorspannung des Augmentates, die ineffiziente ossäre Verankerung am Ansatz der M. tibialis anterior-Sehne und eine falsche Sehnennahttechnik sind Gründe für ein ungenügendes Resultat. Am Augmentat ist ein Spannungsverlust die häufigste Komplikation. Bei Versagen der konservativen Maßnahmen (Therapie, Schuhzurichtungen) muss eventuell eine Revisionsoperation geplant werden. Ist das Augmentat erhalten aber überdehnt, wird eine Sehnenverkürzungsplastik mit Überprüfung der Sehnentrophik am Ort der Reläsion notwendig sein. Im Falle einer Ruptur des Augmentates wird eine erneute Naht gelegt. Bei unsicherer Sehnendicke und -qualität haben wir mit der zusätzlichen Verstärkung unter Zuhilfenahme entweder der Plantarissehne oder eines Stückes aus dem Gastrocnemiusspiegel gute Erfahrungen gemacht. Bei Spannungsverlust an der Großzehe (floppy toe) mit hängendem Endglied kann versucht werden, den Streckersehnenstumpf nachzuspannen. Bei schlechter Bindegewebsqualität kann auch eine Arthrodese des Großzehenzwischengelenkes geplant werden.

Nachbehandlung

Die im Operationssaal angelegte dorsale Schiene wird einige Tage bis zur gesicherten Wundheilung und Abschwellung belassen. Danach kann ein Unterschenkelgips mit Zehenplatte angelegt und die stockfreie Vollbelastung erlaubt werden. Der Gips wird nach zwei Wochen auf Halt und Qualität überprüft. Insgesamt wird er für vier Wochen getragen. Dann erfolgt der Übergang in eine abnehmbare Unterschenkelorthese (Walker) für weitere vier Wochen. Aus der Orthese heraus kann mit Physiotherapie begonnen werden. Bei Bedarf kann nach Weglassen der Orthese noch eine OSG-Stützbandage verwendet werden.

3.6.3 Sehne des Musculus tibialis posterior

Die M. tibialis posterior-Sehne hilft den Körper in der Landephase des Gehens abzubremsen, verblockt die Fußwurzel beim Übergang von der Standphase in die Abstoßphase und stabilisiert die Fußlängswölbung. Der Verlust ihrer Funktion führt unweigerlich zu einem Pes planovalgus. Akute Rupturen dieser Sehne sind selten (z.B. im Rahmen eines Traumas, Schnittverletzungen). Viel häufiger sind chronische Sehnenläsionen. Die Sehnenüberlastung beginnt mit einer Tendovaginitis. Im fortgeschritteneren Stadium findet sich degenerative Veränderung mit Hypertrophie und Elongation. Bei chronischer Insuffizienz muss überprüft werden, ob die wichtigen medialen rückfußstabilisierenden ligamentären Strukturen noch suffizient sind. Es betrifft dies den Deltabandkomplex und hier das Spring Ligament und die ventralen tibiotalaren Bandanteile im Speziellen.

Die wichtigsten Differenzialdiagnosen der Sehneninsuffizienz der M. tibialis posterior-Sehne sind: die Arthrose des talonavicularen Gelenkes, das symptomatische Os tibiale externum, die Insuffizienz des Spring Ligament und/oder des Deltabandkomplexes, das Tarsaltunnelsyndrom, die Coalitio calcaneonaviculare, die mediale talare Osteochondrose und die retromalleoläre Tendovaginitis.

Diagnostik

Akute und auch chronische Läsionen sind in der Frühphase nicht immer einfach zu erkennen. Erst wenn der Fuß langsam in eine valgische Fehlstellung abknickt, wird die Diagnose offensichtlich. Zu Beginn beklagen die Patienten belastungsabhängige Schmerzen am medialen Mittel- und Rückfuß mit Schmerzausstrahlung auch gegen die Wade hin. Wichtig ist der Hinweis von Nachtschmerzen. Gut führendes Schuhwerk, medial stützende Einlagen und stabilisierende Knöchelbandagen vermindern die Beschwerden, da sie das Einknicken des Rückfußes in der Landephase reduzieren. Die Palpation ergibt eine Druckdolenz entlang der Sehne zwischen dem Os naviculare und der Region um den Malleolus medialis. Hypertrophie und vermehrte Flüssigkeitsansammlung bewirken eine Verdickung der chronisch veränderten Sehne. Bei akuten Rupturen wie auch degenerativen Veränderungen ist die physiologische Varisierung der Ferse im Zehenstand aufgehoben. Dies ist sich im Seitenvergleich gut zu erkennen. Auch die Kraft der Vorfußadduktion gegen den Widerstand des Untersuchers ist deutlich abgeschwächt. Bei Rupturen fehlt bei der Kraftprüfung zudem die perkutan sicht- und fühlbare Sehnenanspannung. Der Vorfuß lässt sich wegen der fehlenden Spannung der Sehne ohne Widerstand in eine Abduktion wegdrücken.

Meist wird neben der routinemäßigen konventionellen radiologischen Diagnostik eine Magnetresonanztomografie empfohlen. Damit lassen sich der Ort und das Ausmaß der Sehnendegeneration beurteilen und die Operation planen.

Die eventuell vorhandene Insuffizienz des Deltabandkomplexes ist klinisch nicht immer klar zu erkennen. Die Bandanteile sind kurzstreckig und straff angelegt, sodass keine auffälligen instabilitätsbedingten Bewegungsamplituden zu erwarten sind. Im Falle eines positiven Palpationsbefundes wird die Bandstabilität im Seitenvergleich getestet. Neben der Magnetresonanztomografie kann auch die diagnostische Selektivinfiltration mit einem Lokalanästhetikum auf der Suche nach ligamentären Begleitläsionen mit oder ohne Bildwandler sehr hilfreich sein.

Operationsprinzip

Das Operationsziel ist die Wiederherstellung der Sehnenfunktion. Dies beinhaltet neben der eigentlichen Sehnennaht oder Sehnenaugmentation auch die effiziente Verspannung des Rückfußes. Die Sehnennaht empfiehlt sich nur bei

akuten Rupturen bei jungen Patienten. Für die Augmentation wird vorzugsweise die M. flexor hallucis longus-Sehne verwendet. Dank den Kommissuren und der bindegewebigen Verbindung mit der M. flexor hallucis longus-Sehne am Henry-Knoten ist der subjektive Funktionsverlust durch den Transfer am Vorfuß erstaunlicherweise vernachlässigbar. Bei Insuffizienz des Ansatzes sollte das Augmentat ossär (Anker) oder transossär (Bohrkanal) verankert werden. Bei intramuraler Läsion und guter Sehnentrophik kann eine reine Weichteilprozedur angewendet werden. Die Transfersehne wird dann am besten zentral in die M. tibialis posterior-Sehne eingezogen, um einen konzentrischen Zug des Augmentates zu gewährleisten. Um die Vorspannung des Augmentates zu sichern, wird der Fuß für die Sehnennaht bzw. ossäre Verankerung in maximaler Dorsalflexion und Inversion gehalten.
Das Spring Ligament wird zur besseren Übersicht vor der Augmentation, die tibiotalaren und/oder tibiocalcaneare Anteilen des Deltabandkomplexes auch nach der Sehnenaugmentation revidiert.

Operationstechnik

Der Hautschnitt erfolgt entlang der M. tibialis posterior-Sehne vom Teilansatz am Os naviculare bis unter den medialen Malleolus. Die Sehnescheide wird eröffnet (Abb. 237). Bei frischen Rupturen werden die Enden identifiziert und End-zu-End im Sinne der VY-Plastik adaptiert. Die Sehnenüberlappungsfläche sollte mindestens 1 cm betragen.
Bei degenerativen Veränderungen entscheiden die Form und das Ausmaß der Sehnenveränderung über die Technik. In jedem Falle muss der Übergang zum trophisch intakten Areal definiert werden (Abb. 238). Die degenerativ veränderte Zone wird debridiert (Abb. 239) und auf eine normale Dicke reduziert. Massive Degenerationszonen müssen reseziert werden. Mittelgradig veränderte Sehnenareale können für die Integration und Sicherung des Sehnenaugmentates verwendet werden. Nachdem die Degenerationszone vorbereitet ist, wird die M. flexor digitorum longus-Sehne etwa auf Höhe des medialen Malleolus aufgesucht (Abb. 240), bis kurz vor den Henry-Knoten freigelegt, abgesetzt (Abb. 241, 242) und nach proximal retrahiert. Durch ein Loch in der Scheidenwand der M. tibialis posterior-Sehne wird die M. flexor digitorum longus-Sehne von proximal in die M. tibialis posterior-Sehne eingezogen (Abb. 243). Muss das Augmentat ossär armiert werden, wird ein Knochenanker ins Os naviculare oder ein Bohrkanal (ca. Kaliber 3,2) vorgelegt. Damit wird die M. flexor digitorum longus-Sehne (in Dorsalflexions- und Inversionsstellung des Fußes, Abb. 244) entweder vernäht oder transossär eingeführt. Somit ist die Vorspannung des Augmentates definiert und kann die M. tibialis posterior-Sehne mit der M. flexor digitorum longus-Sehne definitiv vernäht werden (Abb. 245, 246). Durch diese „Sandwich"-Technik wird ein konzentrischer Zug des Augmentates gewährleistet.

Muss das Spring Ligament revidiert werden, erfolgt dies vor der Augmentationsplastik. Es wird am talonavicularen Gelenk dargestellt. Am plantomedialen Os naviculare und falls nötig auch am Talus werden Bohrlöcher für den Durchzug von nichtresorbierbaren Fäden vorgelegt. Meist ist das Ligament als solches nicht gut zu fassen, sodass die Fäden das Ligament ersetzen müssen. Für eine flächige Verteilung der Fäden eignen sich in der Regel je drei Bohrlöcher. Wir benutzen einen 2,0-Bohrer, damit die Fadendurchziehschlaufe eingeführt werden kann. Die Verknüpfung der Fäden erfolgt in maximaler Vorfußadduktion.

Muss der ventrale Anteil des Deltabandkomplexes angespannt werden, erfolgt dies nach Augmentation der M. tibialis posterior-Sehne. Die ventralen Fasern werden in Faserrichtung so längs gespalten, dass beidseits der Inzision genügend Substrat für das Vernähen mit den Knochenankerfäden vorhanden ist. Die Inzision erfolgt nach proximal bis auf den Malleolarknochen. Nach Anbringen eines 2,0-Bohrloches (ev. unter Bildwandler-Kontrolle zur Lagebeurteilung gegenüber dem oberen Sprunggelenk) wird ein Knochenanker eingebracht. Ohne Bohrloch lassen sich die Anker am harten medialen Malleolus kaum eindrehen. Der Anker muss vollständig im Knochen versenkt werden. Der eine Faden wird in Mason Allen-Technik ventral, der andere dorsal der Inzision am Deltaband eingenäht. Je ein Fadenende wird dabei lose gehalten, d.h. nicht eingenäht, und dient als Gleitfaden. So kann das ventrale Ligament unter Zug an den Malleolus herangezogen werden. Schließlich erfolgt der Verschluss der Sehnenscheide und der restlichen Gewebeschichten.

Komplikationen

Eine Komplikation ist die Reruptur. Entweder wurde die Naht mit ungenügender Überlappung der Sehnenanteile fixiert oder die Qualität der Sehne um die Rupturstelle überschätzt. Eine erneute Naht oder sogar eine Augmentation ist in diesen Fällen indiziert. Für die Augmentation bei jungen Patienten nach akuten Rupturen kann unter Umständen auch die Plantarissehne verwendet werden. Bei der insuffizienten Sehnenaugmentation ist entweder die Vorspannung ungenügend gewählt oder die Naht- bzw. Fixationstechnik inadäquat. In beiden Fällen muss im Rahmen der Wichtigkeit der Funktion der M. tibialis posterior-Sehne zwingend revidiert werden.

Nachbehandlung

Bis zur gesicherten Wundheilung wird der Fuß in der dorsalen Gipsschiene vollständig entlastet. Danach wird ein Unterschenkelgehgips für vier Wochen angepasst. Mit diesem ist die stockfreie Vollbelastung erlaubt. Danach erfolgt der Übergang in einen Unterschenkelstiefel oder eine Knöchelbandage und Aufnahme der Physiotherapie.

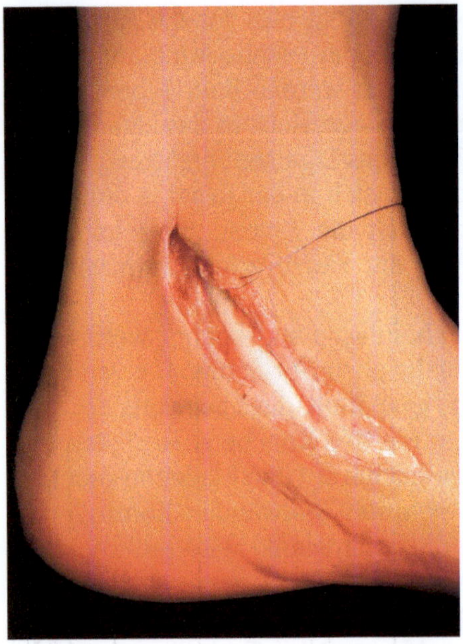

Abb. 237. M. tibialis post.-Sehne: Zugang

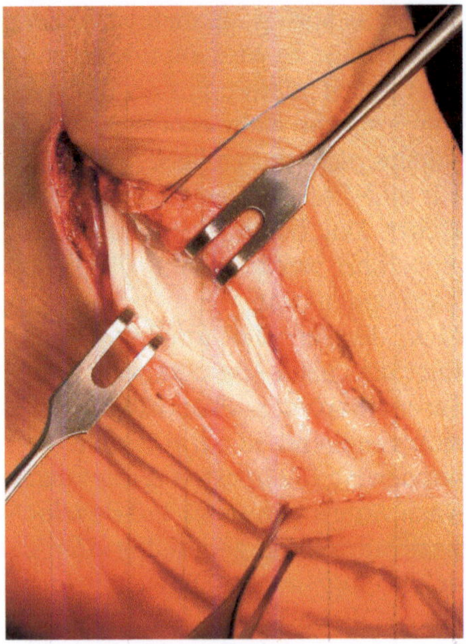

Abb. 238. M. tibialis post.-Sehne: Darstellung Sehnendefekt

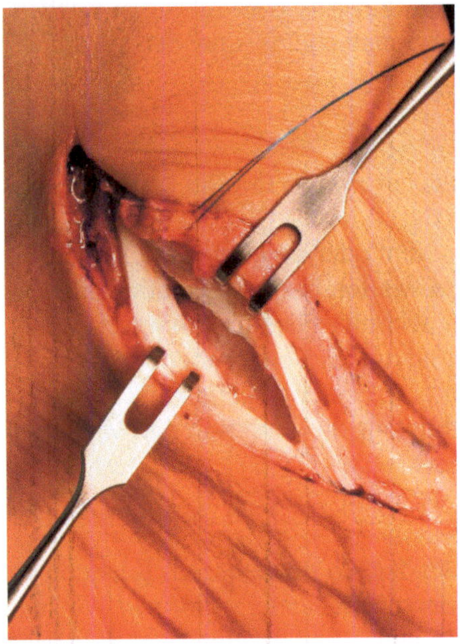

Abb. 239. M. tibialis post.-Sehne: Débridement

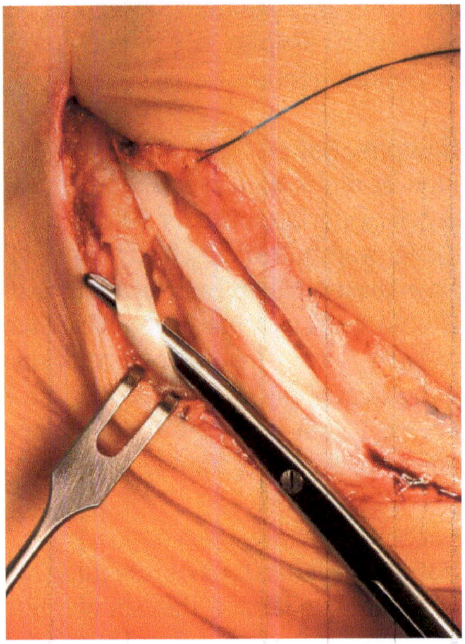

Abb. 240. M. tibialis post.-Sehne: Sehne M. flexor dig. longus

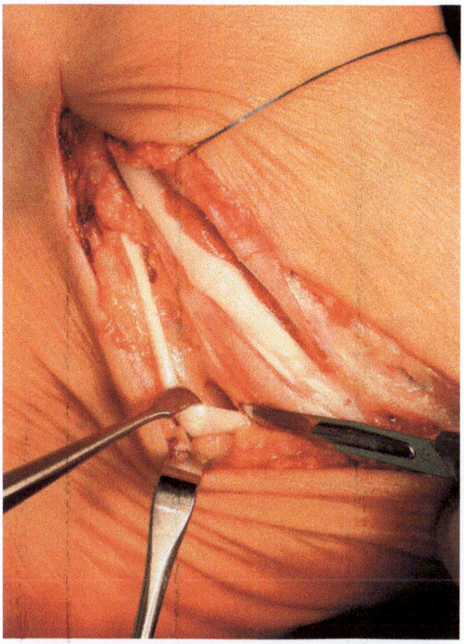

Abb. 241. M. tibialis post.-Sehne: Tenotomie M. flexor dig. longus

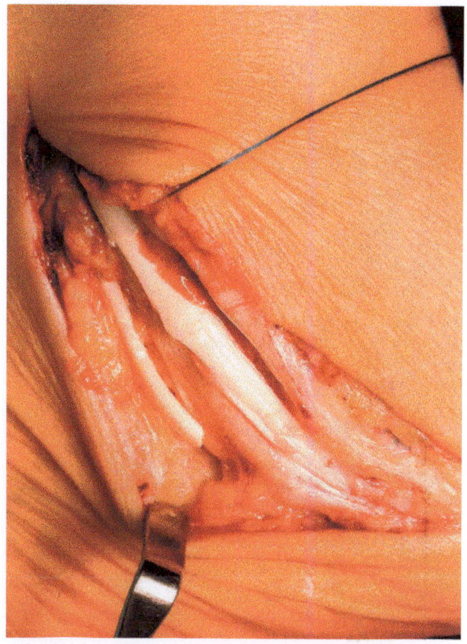

Abb. 242. M. tibialis post.-Sehne: freies Sehnenende M. flexor dig. longus

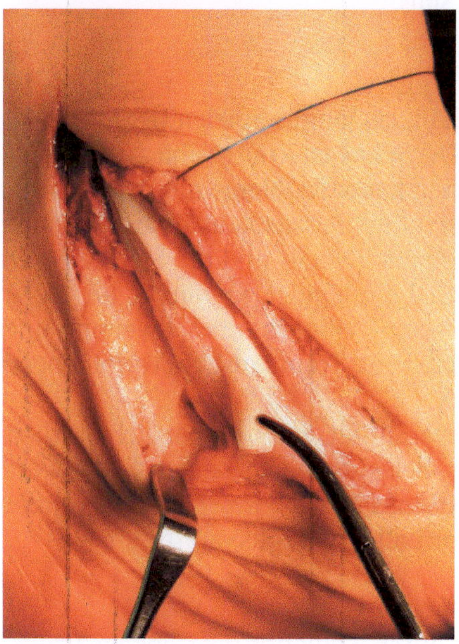

Abb. 243. M. tibialis post.-Sehne: Sehnentransfer

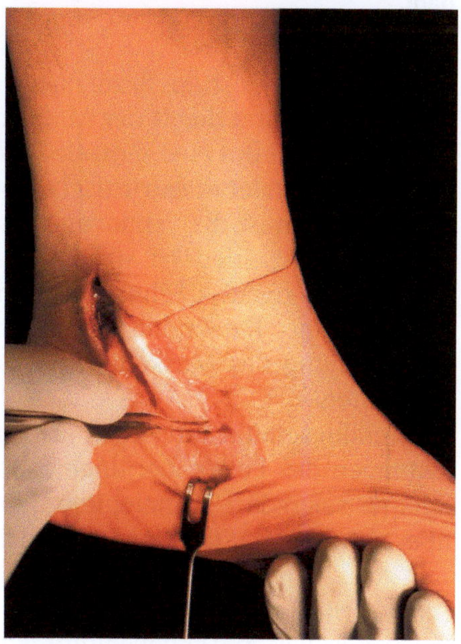

Abb. 244. M. tibialis post.-Sehne: Definition Vorspannung

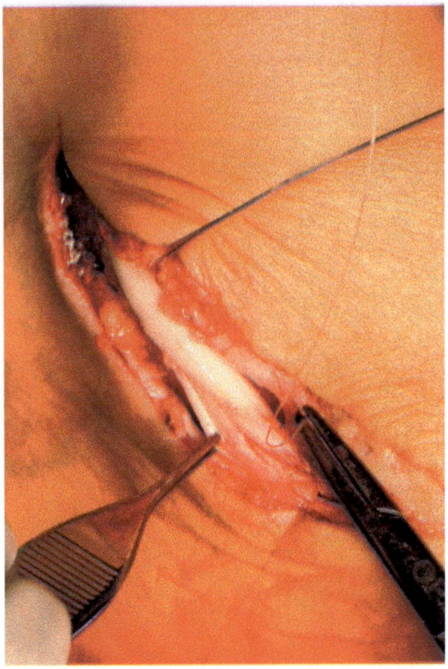

Abb. 245. M. tibialis post.-Sehne: Sehnennaht

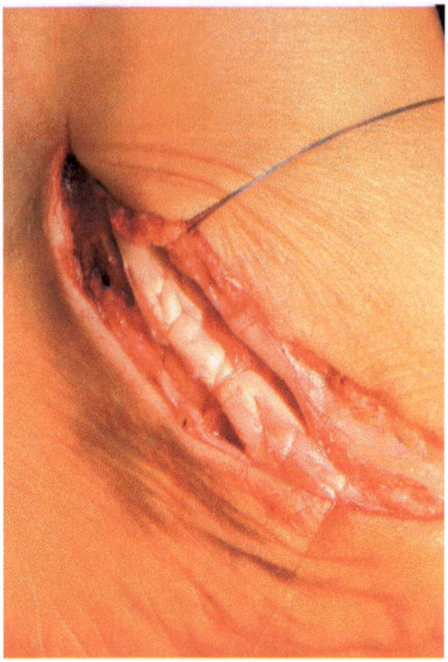

Abb. 246. M. tibialis post.-Sehne: postop. Situs

3.6.4 Sehne des Musculus flexor hallucis longus

Die Großzehe und damit der M. flexor hallucis longus spielen bei der Stabilisierung des Fußes eine zentrale Rolle. Die Sehne ist kräftig und zeigt im Unterschied zu anderen extrinsischen Sehnen kaum Probleme mit der Trophik. Am häufigsten ist die Tendovaginitis dorsal und etwas kaudal des medialen Malleolus. Es ist der Ort, wo der Muskelbauch endet und die Sehne in den derben fibro-ossären Sehnenscheidenkanal einmündet. Kommt es an dieser Stelle zu einer Entzündung, wird ein Circulus vitiosus mit Schwellung und Einklemmung des Muskelbauches initialisiert. Traumatische Verletzungen sind selten.

Die Tendovaginitis kann auch als isolierte Entität, z.B. bei sportlichen Überlastungen des Fußes, bei ungewohnten Belastungen in neuem Schuhwerk oder als sekundäre Pathologie (reflektorisches Ausweichverhalten des Fußes über vermehrte Aktivierung des M. flexor hallucis longus) auftreten.

Diagnostik

Bei der isolierten Tendovaginitis kann durch Palpation eine lokale Druckdolenz medial retromalleolär ausgelöst und durch die Anspannung der Sehne gegen Widerstand verstärkt werden. Der Fuß wird dabei in Rechtwinkelstellung gehalten und die Großzehe bewegt. Ein Sehnenschnappen kann nur in seltenen Fällen provoziert werden. Bei den sekundären Tendovaginitiden ist der Sehnenschmerz mit Schmerzen anderer Genese vergesellschaftet. Dabei ist es nicht immer einfach, den Hauptschmerz zu identifizieren. An folgende Aetiologien der sekundären Tendovaginitis ist zu denken: Spring Ligament, ventrale oder mediale Anteile des Deltabandkomplexes, Os tibiale externum, M. tibialis posterior-Sehne, Coalitio calcaneonavicularis, Tarsaltunnelsyndrom, Os trigonum, plantare Vorfußschmerzen, Impingement im hinteren oberen Sprunggelenk, Haglund, Achillessehnenproblematik, Reizung des Nervus abductor digiti quinti. Palpatorisch reduziert sich die Differentialdiagnose meist auf ein hinteres OSG-Impingement und auf das symptomatische Os trigonum. Dem Impingement geht klassischerweise ein Hyperflexionstrauma des Sprunggelenkes voraus.

Die isolierte Sehnenscheidenproblematik kann bildgebend kaum nachgewiesen werden. Typischerweise kann eine gezielte diagnostische ev. bildwandlerkontrollierte Infiltration mit einem Lokalanästhetikum durchgeführt werden. Zum Nachweis der auslösenden Ursache bei sekundären Sehnenschmerzen kann ein konventionelles Röntgenbild und eine Magnetresonanztomografie hilfreich sein.

Nicht immer kann die genaue Diagnose präoperativ definiert werden.

Operationsprinzip

Bei der isolierten Tendovaginitis wird das Impingement der Sehne am Eingang der fibro-ossären Sehnenscheide beseitig. Hierfür wird die proximale Sehnenscheide etwa 1 cm längs gespalten und der distalste Anteil des M. flexor hallucis longus-Muskelbauches reduziert. Durch maximale Flexion und Extension der Großzehe kann das notwendige Ausmaß der Muskelresektion beurteilt werden. Bei vorhandenem Os trigonum empfiehlt sich dessen Resektion, um eine mögliche Doppelpathologie nicht zu verpassen bzw. als Prophylaxe. Bei sekundären Tendovaginitiden wird die primäre Schmerzursache mit angegangen. Die operative Sanierung der Tendovaginitis und die Resektion des Os tibiale externum können entweder offen oder arthroskopisch erfolgen. Wir empfehlen die arthroskopische Variante nur in den Händen von sehr geübten Chirurgen (längere Operationsdauer, Gefahr von Kollateralschäden). Das offene Vorgehen erlaubt eine bessere Übersicht, ist schnell, weniger aufwändig und kann über Minischnitte erfolgen.

Operationstechnik

Präoperativ wird der Hauptschmerzpunkt markiert. Der Schnitt erfolgt über dem Hauptschmerzpunkt im Sehnenverlauf, leicht geschwungen. Die M. flexor hallucis longus-Sehne liegt tief in den Gewebeschichten. Es lohnt sich deshalb, die M. flexor hallucis longus-Sehne von ventral darzustellen, um sich

in der Tiefe der Gewebeschichten nicht zu verlieren und um das wichtige Gefäß-Nerven-Bündel nicht zu verletzen. Die M. flexor digitorum longus-Sehne wird identifiziert. Danach erfolgt die Präparation des Nervus tibialis und des parallel verlaufenden Gefäßbündels. Beide werden nach ventral wegehalten. Die M. flexor hallucis longus-Sehne wird, falls noch nicht einsehbar, palpatorisch in der Tiefe gesucht. Hierfür wird die Großzehe passiv flektiert und extendiert und die Sehne so über ihre Bewegung identifiziert. Sie wird freipräpariert. Meist findet sich eine peritendinöse Hyperämie. Der fibro-ossäre Sehnenscheideneingang wird dargestellt und mit einem Messer über die Strecke von etwa einem cm längs inzidiert. Der Muskelbauch wird reduziert. Der Fuß wird in Rechtwinkelstellung gehalten und das freie Sehnenspiel durch maximale Flexion und Extension der Großzehe überprüft. Dieser Test definiert das Ausmaß der notwendigen Muskelresektion. Die Sehne selbst zeigt interessanterweise praktisch nie impingementbedingte Degenerationen, d.h. eine Sehnenrekonstruktion ist in den allermeisten Fällen nicht notwenig.
Bei einem vorhandenen Os trigonum wird dessen Lage zur Sehne und die Stabilität gegenüber der hinteren Taluslippe beurteilt. Bei Instabilität oder sonstigen Zweifeln an der Mitbeteiligung des Os trigonum an der Schmerzgenese lohnt sich die Resektion.
Nach Kontrolle der Blutstillung erfolgt direkt der Verschluss der Subkutis und der Kutis. Damit werden unerwünschte, nahtbedingte Konstrikturen der tiefen Gewebsschichten und des Gefäß-Nerven-Bündels vermieden. Eine dorsale Schiene wird angelegt.

Komplikationen
Die Hauptgefahr ist die Verletzung des Nervus tibialis oder des begleitenden Gefäßbündels bei der Präparation. Wird eine Differentialdiagnose übersehen, kann durch die Operation an der Sehne nicht der ganze Schmerz beseitigt werden. In diesen Fällen ist bei entsprechendem Leidensdruck eine Nachfolgeoperation notwendig.

Nachbehandlung
Die ersten Tage nach der Operation ist keine Belastung erlaubt. Wir belassen die dorsale Schiene aus dem Operationssaal bis zur gesicherten Wundheilung. Danach applizieren wir einen Unterschenkelgehgips. Mit diesem ist die Vollbelastung ohne Stöcke erlaubt. Nach drei bis vier Wochen wird die Hülse entfernt und rasch in die freie Vollbelastung unter physiotherapeutischer Begleitung übergegangen. Eine zu rasche Freigabe der freien Beweglichkeit des Rückfußes führt an dieser mechanisch exponierten Stelle zu einem Circulus vitiosus mit Schmerz, Schwellung und alteriertem Abrollmuster. Die meisten Patienten können nach acht Wochen voll belasten.

3.6.5 Achillessehne

Die Achillessehne hat eine exponierte Lage. Sie ist nicht durch dicke Gewebeschichten geschützt und überträgt große Zug- und Druckkräfte auf den Fuß. Neben der Kraftübertragung ist sie auch bei der Bewegungskontrolle des Fußes mitbeteiligt. Im Fersenbereich wird sie umgelenkt und zwischen der Fersenkappe der Schuhe und dem Calcaneus komprimiert. Sie wird in ihrem mittleren Abschnitt von kranial und kaudal vaskularisiert. Dieses Übergangsgebiet ist prädisponiert für Verletzungen und degenerative Veränderungen. Bei chronischen Insuffizienzen kann die Wadenmuskulatur durch die lange relative Ruhigstellung Zeichen der Verfettung aufweisen, was trotz korrekter Sehnenrekonstruktion eine postoperativ reduzierte Trainierbarkeit bedingt. Folgende Krankheitsbilder können unterschieden werden: Paratenonitis, Tendinosis, Insertionstendinopathie, akute Ruptur, chronische Ruptur.

Paratenonitis

Bei der Paratenonitis ist das Paratenon, meist infolge lokaler Reibephänomene, entzündlich verdickt. Der Befund kann flächig oder eng umschrieben sein. Die eng umschriebene Tenonitis liegt meist auf Höhe des Retinaculums der Achillessehne etwa drei bis vier Querfinger oberhalb des Tuber calcanei. Die Sehne selbst ist bei der Paratenonitis nicht verändert.

Diagnostik

Bei der flächigen Paratenonitis ist es schwierig, eine Verdickung des Paratenons von einer Störung der Sehnentrophik selbst zu unterscheiden. Bei einer lokalisierten Problematik, z.B. am Retinaculum der Achillessehne, kann der Palpationsbefund wegweisend sein. Im Zweifelsfall hilft die Ultrasonografie oder die Magnetresonanztomografie, eine Beteiligung der Achillessehne zu überprüfen.

Operationsprinzip

Bei der Operation geht es darum, die Sehne umgebendes und einengendes Bindegewebe zu lösen. Bei der flächigen Paratenonitis wird das verdickte peritendinöse Gewebe inzidiert, ohne dabei die Sehne zu verletzen. Bei sehr großen Befunden kann eine Teilresektion des Paratenons notwendig werden. Beim lokalisierten Befund wird lediglich das Retinaculum bzw. das konstringierende Bindegewebe zusammen mit dem Paratenon durchtrennt. Dabei soll wenn immer möglich zwischen der Sehne und der Subkutis eine Gleitschicht erhalten bleiben.

Operationstechnik

Die Länge des Hautschnittes richtet sich nach dem Ausmaß der fibrosierten Sehnenhülle. Das Paratenon wird dargestellt und die entzündete und verdickte Region aufgesucht und dargestellt. Nach Durchtrennung des Paratenons in Faserrichtung wird das freie Sehnenspiel beurteilt. Falls aufgrund der Bindegewebsverhältnisse nicht anders möglich, wird die Sehne offen gelassen. In diesen Fällen muss die Subkutis als Gleitschicht dienen. Um keine Nahtdehiszenz zu riskieren, wird in diesen Fällen die Subkutis in mehreren Schichten vernäht. Falls möglich, kann mit dem Bindegewebe aus der Umgebung der Sehne ein Ersatzparatenon im Sinne der Neogleitschicht konstruiert werden. Vorsicht ist geboten, um die Sehne durch diese neue Gleitschicht nicht wieder zu konstringieren. Das Verpacken der Sehne in eine Gleitschicht harmonisiert den Sehnenverlauf (Kurvatur) und reduziert die mechanische Belastung der Subkutis. Nach der Hautnaht wird eine dorsale Schiene in Rechtwinkelstellung des Fußes angepasst.

Komplikationen

Die Resultate nach Achillessehnenoperationen sind abhängig von der stabilen Naht der Sehne (Wahl der richtigen Operationsmethode), der Sehnenvorspannung, der Sehnentrophik und dem Zustand der Wadenmuskulatur. Die Hauptkomplikation bei allen Achillessehnenoperationen sind die trophischen Störungen im Operationsgebiet. Die Sehne selbst ist als hypotrophes Gewebe bei Infekten lange vor strukturellen Schäden geschützt. Das Problem entsteht meist im Bereich der Kutis und Subkutis. Dort ist deshalb so gewebeschonend wie möglich zu arbeiten. Der minutiösen Blutstillung kommt ebenfalls große Bedeutung zu. Eine übermäßige Spannung der Kutis ist zu vermeiden. Nahttechnisch ist die Hauptspannung auf das Neoparatenon oder auf die tiefe Schicht der Subkutis zu legen, um Hautdehiszenzen vorzubeugen. Die postoperative Ruhigstellung mit einer dorsalen Schiene ist in diesem Zusammenhang ebenfalls sehr wichtig. Bei einem Wundinfekt werden in erster Linie ein regelmäßiges Debridement, Ruhigstellung und gegebenenfalls eine resistenzgerechte Antibiose durchgeführt. Zeichnet sich dadurch keine Heilung ab, muss eventuell ein Hauttransplantat oder sogar eine Lappenplastik in Erwägung gezogen werden.

Nachbehandlung

Bei den Achillessehnenoperationen soll der Fuß in der postoperativen Frühphase rigoros ruhiggestellt werden, um die Wundheilung nicht zu gefährden. Für die Vernarbungsphase des Bindegewebes ist es wichtig, dass die Sehne gespannt ist, um das freie Sehnespiel durch eine peritendinöse Narbenspannung nicht zu kompromittieren. Wir passen schon im Operationssaal eine dorsale Schiene in Rechtwinkelstellung an. Der Patient soll unter Zuhilfenahme von Gehstöcken den Fuß entlasten. Wurde nur das Retinaculum durchtrennt, kann mit einer frühfunktionellen Behandlung begonnen werden. Bei größeren Operationsflächen lohnt es sich, die Verfestigung der Subkutis abzuwarten.

Nach Sicherung der Wundheilung empfehlen wir entweder einen Walker oder einen Unterschenkelgips für drei bis vier Wochen. Anschließend erfolgt der rasche Belastungsaufbau unter physiotherapeutischer Anleitung.

Tendinose

Die Tendinose ist eine Degeneration der Sehne selbst. Üblicherweise ist der Sehnenkern infolge der reduzierten Vaskularisation als erstes von der trophischen Störung betroffen. Aufgrund des Durchblutungsmusters der Sehne liegt die Prädilektionsstelle an typischer Stelle einige Zentimeter oberhalb des Calcaneus und erstreckt sich über drei bis vier Zentimeter. Die Tendinose kann kleinflächig zentral liegen oder die Sehne transmural und großflächig betreffen.
Neben der eigentlichen Rekonstruktion der Achillessehne spielt die Trainierbarkeit der Wadenmuskulatur eine wichtige Rolle für das funktionelle Endresultat. Diesem Aspekt wird bei der Diagnostik, der Operationsplanung als auch bei der Abschätzung des zu erwartenden Resultates häufig zu wenig Beachtung geschenkt. Die Wadenmuskulatur verfettet bei Nichtgebrauch im Rahmen einer chronischen Achillessehnenproblematik. Das Ausmaß der Muskelverfettung nimmt mit der Zeitdauer und dem Ausmaß des Nichtgebrauchs zu.

Diagnostik

Meist kann am Ort der Degeneration eine schmerzhafte Verdickung der Sehne palpiert werden (Abb. 259). Wichtig ist die Beurteilung, ob die Tendinose bereits zu einer Elongation der Achillessehne geführt hat, was bei transmuralen oder langstreckigen Befunden der Fall sein kann. Bei kleinen lokalen Veränderungen ist dies höchst selten. Klinisch kann die Elongation durch passive Dorsalflexion des Fußes im Seitenvergleich beurteilt werden. Der Untersucher kann dann den Fuß des Patienten ohne großen Widerstand der Wadenmuskulatur über den rechten Winkel im oberen Sprunggelenk dehnen (Abb. 259). Zur Unterscheidung gegenüber der Paratenonitis bzw. zur Beurteilung des Ausmaßes der Läsion eignet sich am besten eine Magnetresonanztomografie. Mit der Ultraschalluntersuchung kann zwar die Kontinuität der Sehne gut dokumentiert, die Sehnentrophik aber nicht sicher beurteilt werden.
Auch die Muskelverfettung lässt sich mittels Magnetresonanztomografie gut objektivieren. Bei chronischen Degenerationen und Rupturen der Achillessehne muss auch der M. triceps surae beurteilt werden, was dem Radiologen bei der Magnetresonanztomografie-Anmeldung speziell in Auftrag gegeben wird. Als klinische Faustregel gilt: ist die Muskulatur der Wade um mehr als 50% verfettet, ist die Indikation für eine aufwändige Achillessehnenrekonstruktion nicht gegeben. Zu groß ist neben der Gefahr von lokalen Komplikationen die Wahrscheinlichkeit eines unbefriedigenden funktionellen Resultates. Selbstverständlich muss in dieser Frage das individuelle Gesamtbild des jeweiligen Patienten berücksichtig werden.

Operationsprinzip

Skarifizierung

Die operative Therapie bei der Tendinose richtet sich nach der Lokalisation und dem Ausmaß der Schädigung. Das Ziel des Eingriffes ist die Förderung der lokalen Selbstheilung mittels Skarifizierung des Sehnengewebes unter Erhalt oder Wiederherstellung der Sehnenlänge. Bei der Skarifizierung ohne gleichzeitige Sehnenverkürzung wird der Defektherd im Zentrum der Sehne entfernt, wobei der Operationsreiz die Defektheilung initialisiert und die Defekthöhle mit Ersatzgewebe füllt. Die Skarifizierung kann mit einer gleichzeitigen Sehnenverkürzung kombiniert werden. Um bei der Verkürzung die Sehnendicke zu erhalten, kann die Sehne im Defektbereich ineinandergeschoben werden.

Augmentation

Bei ausgedehnten Degenerationszonen reicht die Sehnenqualität für eine Selbstregeneration unter Umständen nicht aus. Dann wird der Degenerationsherd mittels Augmentationsplastik unter leichter Verkürzung (Vorspannung) überbrückt und verstärkt.
Für die Sehnenaugmentation sind verschiedene Techniken beschrieben. Für Degenrationszonen im proximalen oder mittleren Teil der Sehne verwenden wir meist ein Gastrocnemiusaponeurose-Transplantat entweder als Umkehrlappen (proximal) oder als Interponat (mittlerer Abschnitt). Das Aponeurosenresektat ist flächig, von guter Qualität und gutem Volumen und lässt sich sehr gut bearbeiten. In einigen wenigen Fällen ist neben der Achillessehne auch die Gastrocnemiusaponeurose von schlechter Trophik und somit für die Augmentation nicht verwendbar. Hier kann auf ein Stück der Fascia lata am ipsilateralen distalen Oberschenkel zurückgegriffen werden. Wenn immer möglich, sollte die Sehnenaugmentation zentral in der Ursprungssehne liegen, um eine konzentrische Verstärkung zu erreichen. Wir verwenden unsere „Sandwich-Technik", bei der das Transplantat oder der Umkehrlappen ins Zentrum der zu augmentierenden Achillessehne zu liegen kommt.
Die Vorspannung der augmentierten Sehne ist von großer Bedeutung, weil die Sehnenqualität auch nach der Augmentation nicht mit einer gesunden Achillessehne zu vergleichen und ein gewisser Spannungsverlust in der postoperativen Phase schon aus trophischen Gründen zu erwarten ist. Um eine Restspannung der Sehne und des M. triceps surae zu erhalten, wird die Augmentationsplastik in maximal möglicher Plantarflexion des Fußes durchgeführt. Unmittelbar nach der Operation wird der Fuß mit einer dorsalen Schiene in der Spontanstellung (Spitzfuß) gesichert und kann anschließend in Schritten von jeweils 10° pro Woche bis zur Rechtwinkelstellung redressiert werden.

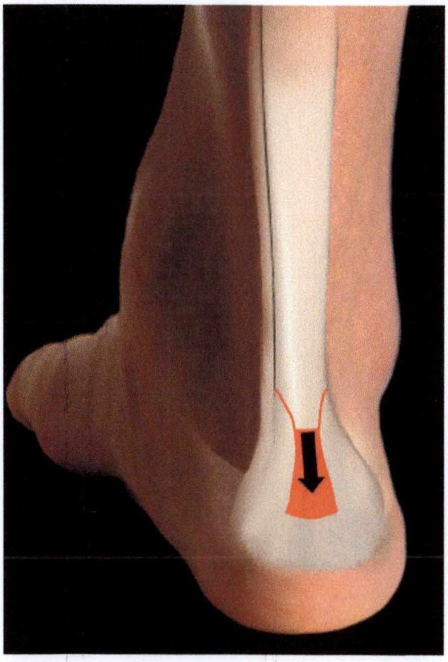

Abb. 247. **Dreibeinprinzip: Resektion Degenerationszone**

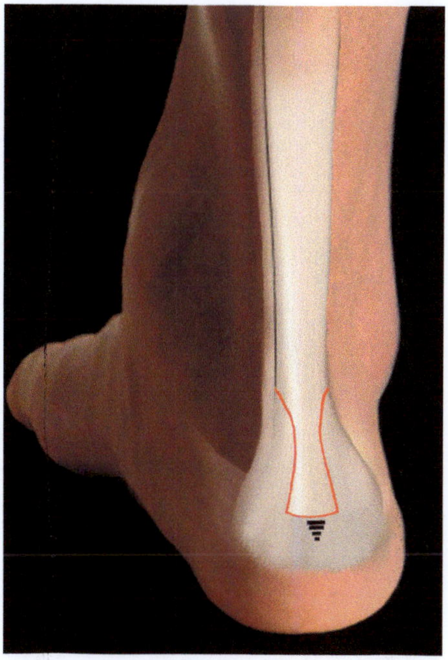

Abb. 248. **Dreibeinprinzip: Heranziehen und Fixation**

Schwierig zu behandeln sind Achillessehnendefekte in ummittelbarer Nähe der Sehneninsertion am Calcaneus. Ist der Defekt kleinflächig und zentral gelegen, kann das „Dreibeinprinzip" angewendet werden. Hierbei wird der degenerative Sehnenanteil reseziert, wobei ganz medial und ganz lateral ein Sehnenstreifen am Calcaneus belassen wird (Abb. 247). Der intakte Sehnenanteil proximal des Defektes wird gefasst, mittig in die Defektlücke bis an den Knochen herangezogen und mit Knochenankern fixiert (Abb. 248). Die belassenen medialen und lateralen, ossär stabil verankerten Sehnenanteile werden Seit-zu-Seit mit dem herangezogenen zentralen Sehnenstück vernäht. Die Sehne wird so vorgespannt, verkürzt und dreifach (zwei ursprüngliche und eine neu geschaffene Insertion) knöchern gesichert. Der Fuß kommt durch die Sehnenverkürzung in eine Spitzfußstellung.

Am schwierigsten zu behandeln sind größere Degenerationen der Sehne im Bereich des Tuber calcanei und des Sehnenansatzes. Dorsal am Calcaneus sind die Platzverhältnisse marginal, sodass die „Sandwich-Technik" nicht angewendet werden kann. Zudem liegt die diffizile Zone des Sehnenansatzes in unmittelbarer Nähe. Eine transossäre Sehnenaugmentation mittels Sehnentransfer und solider Knochenverankerung muss in diesen Fällen in Betracht

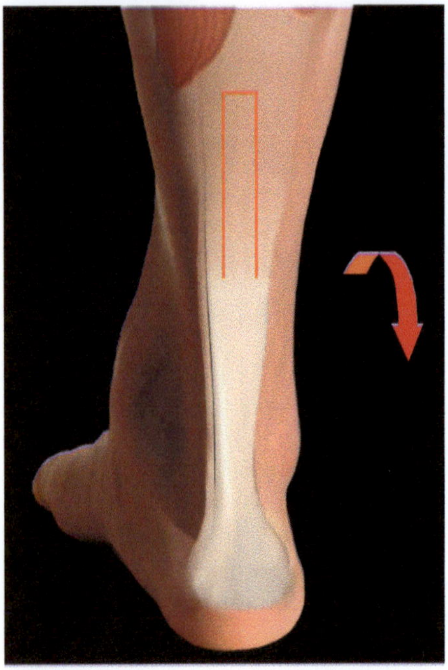

Abb. 249. **Gastrocnemiuslappen: Präparation**

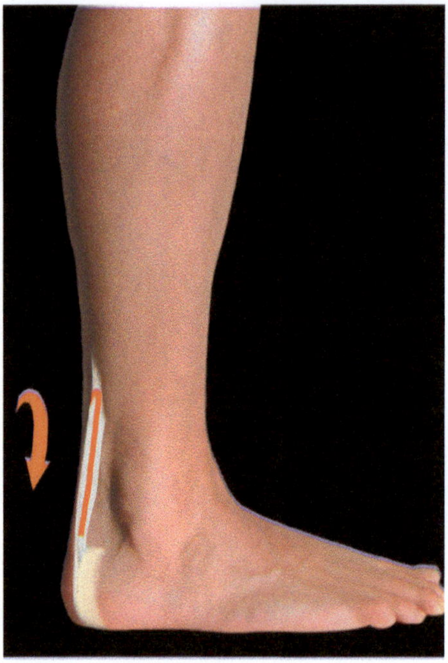

Abb. 250. **Gastrocnemiuslappen: „Sandwich-Technik"**

gezogen werden. Grundsätzlich kann mit einem Knochenanker oder einem transossären Durchzug des Transplantates via Bohrlöcher gearbeitet werden. Bei der Augmentation mit einem gestielten Gastrocnemiusumkehrlappen bleibt der proximale Teil des Lappens mit der Aponeurose stabil verbunden (Abb. 249). Das Umklappen des Lappens erfolgt nach ventral unten durch die zentral perforierte Achillessehne in die Defektzone (Abb. 250). Dies hat zum Ziel, den Zug des Lappens (Augmentat) konzentrisch nach distal in die Sehne zu bringen („Sandwich-Technik"). Eine dorsale Gewebeapposition auf der Achillessehne sollte vermieden werden. Dies erleichtert den schwierigen Verschluss des Paratenons am Ende der Operation. Der Ort der Lappenumkehr wird mit separaten Nähten verstärkt, um ein Einreißen der Aponeurose in Faserrichtung zu vermeiden.

Für den transossären Sehnendurchzug eignen sich die M. flexor hallucis longus-Sehne oder die M. semitendinosus-Sehne am besten, wobei erstere aufgrund der zu erwartenden Funktionseinbuße der Großzehe eher für ältere und wenig aktive Patienten in Frage kommt. Die M. semitendinosus-Sehne ist weniger kräftig als die M. flexor hallucis longus-Sehne, führt jedoch kaum zu einer spürbaren Funktionseinbuße am Kniegelenk. Ihr Nachteil ist die orts-

ferne Transplantatentnahme (separate Inzision, Abdeckung planen) mit der damit verbundenen (geringen) Gefahr einer „donor site pathology“. Die Plantarissehne ist für Reparaturen größerer Defekte eher zu filigran.
Für den Transfer der M. flexor hallucis longus-Sehne eignet sich am besten ein Bohrloch zur Aufnahme des Transplantates. Durch das Bohrloch wird die Sehne am Calcaneus umgelenkt und retrograd, d.h. von distal nach proximal in die Defektzone der Achillessehne geführt. Das Bohrloch sollte U-förmig von ventral medial genau in die Sehnenansatzregion führen. Das Transplantat wird dann von medial in das Bohrloch eingeführt und in „Sandwich-Technik“ retrograd in die Achillessehne geführt und vernäht. Intraoperativ gilt es abzuschätzen, wie lange die M. flexor hallucis longus-Sehne für die Achillessehnenaugmentation sein muss. Die Lokalisation des Achillessehnenschadens definiert die Länge des Transplantates. Liegt der Achillessehnendefekt eher proximal, muss die M. flexor hallucis longus-Sehne in Ihrer ganzen Länge für die Augmentation gewonnen werden. In diesem Fall wird sie vom plantaren Endglied der Großzehe abgesetzt und am Henryknoten über einen separaten Zugang von Kommissuren mit der M. flexor digitorum longus-Sehne befreit. Das Großzehenzwischengelenk wird durch die Tenotomie der M. flexor hallucis longus-Sehne destabilisiert und muss stabilisiert werden. Liegt die Defektzone der Achillessehne eher distal, kann die M. flexor hallucis longus-Sehne vor dem Henryknoten abgesetzt werden. Durch die in den meisten Fällen am Henryknoten vorhanden bindegewebigen Verbindungen der M. flexor hallucis longus- mit der M. flexor digitorum longus-Sehne bleibt trotz der Tenotomie eine gute Restfunktion der M. flexor hallucis longus-Sehne erhalten.
Wird ein freies Sehnentransplantat (z.B. M. semitendinosus-Sehne) für die Augmentation verwendet, empfehlen wir, die Transplantatsehne in ein gerades Bohrloch von ca. 2–3 cm Tiefe genau zentral am Achillessehnenansatz zu versenken. Das Bohrloch sollte die Dimension der Transplantatsehne aufweisen. In der Tiefe des Bohrloches kann ein Knochenanker platziert und die Sehne unter Zug in das Bohrloch eingezogen und versenkt werden. Die Achillessehne wird möglichst nahe an den Calcaneus herangeführt und das Transplantat zentral in „Sandwich-Technik“ in die Achillessehne eingezogen. So sichert das Transplantat eine solide tendinöse Überbrückung des Knochen-Sehnen-Überganges. Zur zusätzlichen Sicherung des Augmentates können nach Bedarf weitere Knochenanker zur Anwendung kommen.
Sehr große, weiter proximal liegende Defekte können ebenfalls mit diesen transossären Sehnentransfertechniken angegangen werden. Im Extremfall können sie mit einer Gastrocnemiusumkehrplastik kombiniert werden, wodurch sogar große Achillessehnenlücken rekonstruiert werden können.
Der Verschluss des Paratenons und der Hautschichten ist der letzte anspruchsvolle Schritt. Durch die operativ erreichte Spannung und Verkürzung verläuft die Achillessehne gestreckt. Die physiologische konkave Kurvatur oberhalb

des Calcaneus ist aufgehoben und muss wieder rekonstruiert werden. Auf der anderen Seite stehen nur marginal dünne und knapp vaskularisierte Weichteilschichten für den Gewebsverschluss zur Verfügung. Oft ist das Paratenon im ehemaligen Defektbereich der Sehne ausgedünnt oder gar nicht mehr vorhanden. Durch die Plantarflexion des Fußes ergibt sich wenigstens ein Weichteilplus (Faltenbildung der Hautschichten), was für den Gewebsverschluss ausgenützt werden kann.

Operationstechnik

Skarifizierung

Die in der Magnetresonanztomografie ersichtliche Degenerationszone wird präoperativ angezeichnet, da sie meist nicht in ganzer Länge palpabel ist. Für die Skarifizierung erfolgt der Schnitt lateral der Achillessehne auf Höhe des Befundes (Abb. 251). Bei kleinen lokalisierten Defektzonen reicht in aller Regel eine Miniinzision aus. Das Peritendineum wird gespalten (Abb. 252), die Sehne dargestellt und in Faserrichtung bis in die Sehnenmitte längs inzidiert. Der Degenerationskern kann nun eingesehen werden: Die Faserung ist hier aufgehoben, das Gewebe amorph und weiß-gelblich (Abb. 253). Die degenerierte Zone wird vollständig reseziert, bis normotrophes Gewebe mit normaler Faserung erreicht ist (Abb. 254). Die Sehne wird in Inside-outside-Technik mit einem feinen resorbierbaren monofilen Faden oberflächlich verschlossen (Abb. 256, 256). Tiefgreifende Nähte sind nicht notwendig. Die nach der Resektion resultierende Kavität wird sich mit vitalen Bindegewebszellen füllen und die Sehne dadurch ihre Festigkeit und Widerstandskraft wiedererlangen. Dann werden Paratenon, Subkutis und Kutis schichtweise verschlossen (Abb. 257). Der Fuß wird mit einer dorsalen Schiene stabilisiert (Abb. 258).

Augmentation

Die Lagerung des Patienten richtet sich nach dem Ort der Augmentation und der Sehnenentnahme. In den meisten Fällen kommt eine Seitenlagerung mit medialem Zugang zur Achillessehne zur Anwendung. Dies ermöglicht bei Bedarf eine Präparation der M. plantaris-, M. flexor hallucis longus- und M. semitendinosus-Sehne. Zudem kann ein Bohrloch am medialen Calcaneus für die Aufnahme der Augmentationssehne angelegt werden. Für eine reine Umkehrplastik der Gastrocnemiusaponeurose kann der dorsale Zugang (Patient in Bauchlage) gewählt werden.

Zuerst wird die Defektzone der Achillessehne präpariert. Das Paratenon wird längs gespalten. Meist ist es narbig verändert und mit den degenerativen Sehnenanteilen verwachsen. Es wird aus dem Verwachsungsgewebe heraus präpariert, um später eine Deckung des Augmentates zu gewährleisten. Alle insuffizienten Anteile der Achillessehne werden reseziert, um ein realistisches

Bild des Sehnendefektes zu erhalten. Erst jetzt kann der Entscheid für die Wahl der Operationsmethode gefällt werden.

Bei kleinen Defekten kann eine Verkürzungsplatik durchgeführt werden. Hierfür wird die Achillessehne unterhalb der Defektlücke durchtrennt. Der intakte distale Sehnenstumpf wird mit maximaler Überlappung zwischen die proximalen Sehnenstümpfe geschoben („Sandwich-Technik", Abb. 260) und fortlaufend vernäht (Abb. 261). Die Verwendung von ortsfremdem Material ist hier nicht nötig. Durch die Verkürzung resultiert eine Spitzfußstellung (Abb. 262).

Der freie Gastrocnemiuslappen wird durch einen separaten Hautschnitt über der Gastrocnemiusaponeurose, mittig über dem Sehnenspiegel, gewonnen. Nach Präparation des Aponeurosenspiegels wir der Nervus suralis identifiziert und nach lateral weggehalten. Der Sehnenspiegel wird inzidiert und das Transplantat in gewünschter Länge und Breite (ca. 10 x 3 cm) definiert. In die proximalen Ecken des Transplantates können Haltefäden gelegt werden. Das Transplantat wird von proximal nach distal vom Bauch des M. soleus abgelöst. Die resultierende Gastrocnemiuslücke wird wieder vernäht und die Wunde schichtweise verschlossen. Je nach Bedarf kann das freie Transplantat nun modelliert und für die Aufnahme an der Achillessehne vorbereitet werden. Es eignet sich als Verstärkungshülle um eine Achillessehnennaht oder als zentrale Verstärkung („Sandwich-Technik"). Wie bei allen Achillessehnenrekonstruktionen ist die genaue technische Umsetzung dieser Augmentation individuell und situativ zu gestalten. Für die Naht empfehlen feine monofile, gut gleitende Fäden, in fortlaufender Nahttechnik (möglichst keine Einzelknöpfe). Die Nähte sollten das Sehnengewebe nicht strangulieren. Fortlaufende Nähte werden deshalb vorzugsweise entlang der medialen und lateralen Sehnenkontur geführt. Das Ziel ist eine normovolumige und stabile Augmentation.

Beim gestielten Gastrocnemiusumkehrlappen ist der Hautschnitt länger und durchgehend. Die Präparation erfolgt in gleicher Weise, wobei der proximale Teil des Lappens mit der Aponeurose stabil verbunden bleibt. Das Umklappen des Lappens erfolgt nach ventral unten. Mit einer Klemme werden die Haltefäden der proximalen Transplantatecken retrograd durch die zentral perforierte Achillessehne nach distal in die Defektzone gezogen. Dies hat zum Ziel, den Zug des Lappens (Augmentat) konzentrisch nach distal in die Sehne zu bringen („Sandwich-Technik"). Eine dorsale Gewebeapposition auf der Achillessehne sollte vermieden werden. Dies erleichtert den schwierigen Verschluss des Paratenons am Ende der Operation. Der Ort der Lappenumkehr wird mit separaten Nähten verstärkt, um ein Einreißen der Aponeurose in Faserrichtung zu vermeiden.

Wenn die Defektzone der Achillessehne zentral und ansatznahe liegt, kommt das Dreibeinprinzip zur Anwendung. Der ganze defekte Bereich wird unter Bildung einer Lücke reseziert (Abb. 265). Die verbleibenden Achillessehnenanteile medial und lateral der Defektlücke werden mit ihrer natürlichen Insertion am Calcaneus belassen (Abb. 266). Die proximale Achillessehne wird mobilisiert und zwischen den beiden Sehnenlappen bei plantarflektiertem Fuß probehalber an den Calcaneus herangeführt. Am Calcaneus wird eine Knochenrille zur Aufnahme der Achillessehne für die transossäre Verankerung vorbereitet. Ein oder zwei Knochenanker werden in die Knochenrille, tief in den Tuber calcanei versenkt (Abb. 267), so dass die Ankerfäden den Calcaneus genau aus der Rille verlassen. Die proximale Achillessehne wird mit den Ankerfäden gefasst (Abb. 268) und bei maximal plantarflektiertem Fuß an den Calcaneus herangezogen und fixiert (Abb. 269). Sie sollte in der Knochenrille engen Kontakt mit dem Calcaneus haben. Für eine zusätzliche Verstärkung werden der mediale und der laterale Sehnenlappen mit dem zentral fixierten Achillessehnenanteil Seit-zu-Seit vernäht (Abb. 270). Durch fortlaufende Nahttechnik kann feines Fadenmaterial verwendet und eine gleichmäßige Druck- und Zugverteilung erreicht werden. Die Nähte sollten die Sehnengewebe nicht strangulieren. Schließlich werden das Paratenon, die Subkutis und die Kutis schichtweise verschlossen. Anschließend wird eine dorsale Schiene angepasst. Mit der Schiene wird die, durch die Sehnenverkürzung bedingte, spontane Plantarflexion des Fußes übernommen. Der Fuß soll nicht forciert in eine rechtwinklige Stellung redressiert werden.

Für den Sehnentransfer mit der M. flexor hallucis longus-Sehne wird zuerst die Achillessehne präpariert, die Defektzone debridiert (Abb. 271) und die Restsehne beurteilt (Abb. 272). Der Sehnenstumpf wird angeschlungen und zur Längen- und Spannungsüberprüfung probehalber an den Calcaneus herangeführt (Abb. 273). Als nächstes wird die M. flexor hallucis longus-Sehne präpariert (Abb. 274) und identifiziert (Abb. 275).
Wird nur ein kurzes M. flexor hallucis longus-Sehnentransplantat benötigt, kann die Sehne vor dem Henryknoten abgesetzt werden. Hierfür ist ein zweiter Zugang am Oberrand des M. abductor hallucis notwendig. Der Muskel wird weggehalten und der Henryknoten in der Tiefe dargestellt (Abb. 276). Die richtige Sehne muss durch passive Bewegung der Großzehe und Zug mit einem Sehnenhaken an der M. flexor hallucis longus-Sehne einwandfrei identifiziert werden (Abb. 277). Dann wird sie mit dem Messer vor der ersten Kommissur abgetrennt und retrograd herausgezogen (Abb. 278). Muss das Transplantat länger sein, wird über eine dritte Inzision zusätzlich der plantare Anteil an der Basis des Endgliedes der Großzehe dargestellt und genau am Sehnenansatz tenotomiert. Durch die Tenotomie wird das IP-Gelenk der Großzehe instabil, weshalb hier eine Arthrodese sinnvoll sein kann. Eine reine

Weichteilzügelung des Gelenkes vermag den asymmetrischen Sehnenzügen der Großzehe nicht zu widerstehen.

Wird die M. flexor hallucis longus-Sehne verwendet, wird sie für die transossäre Augmentationsplastik über ein U-förmiges 3,2-Bohrloch eingezogen und umgelenkt. Zur Aufnahme des Sehnentransplantates wird ein Bohrloch von medial her rechtwinklig in Richtung der Sehneninsertion angelegt, ein zweites von der Sehneninsertion gegen das erste Loch hin, so dass sich beide Löcher treffen (Abb. 279). Mit einer Feile werden die scharfen Kanten abgeschliffen werden. Es muss unbedingt eine genügend große Knochenbrücke belassen werden, damit der weiche Spongiosaknochen bei der Modellierung nicht einbricht. Danach wird die M. flexor hallucis longus-Sehne präpariert. Sie ist tief im Fettgewebe versteckt und wird palpatorisch durch Flexion und Extension der Großzehe identifiziert. Der in unmittelbarer Nachbarschaft verlaufende N. tibialis darf dabei nicht verletzt werden.
Die zurückgezogene M. flexor hallucis longus-Sehne wird mit einem Faden angeschlungen und durch das vorbereitete Bohrloch hindurchgezogen (Abb. 280, 281). Bei maximal plantarflektiertem Fuß wird die zur Verfügung stehende Länge des Transplantates überprüft (Abb. 282). Die debridierte Achillessehne wird zur Aufnahme vorbereitet (Abb. 283). Das Ziel ist die zentrale Verankerung der M. flexor hallucis longus-Sehne in der Achillessehne in der bereits beschriebenen „Sandwich-Technik“ (Abb. 284). Der Fuß wird maximal plantarflektiert, um eine gute Vorspannung des Augmentates zu erhalten, und die Sehnen werden vernäht (Abb. 285). Wie sie vernäht und ob die Achillessehne zusätzlich über Knochenanker ossär verankert werden soll (Abb. 286–288), muss aufgrund der Gegebenheiten situativ entschieden werden. Der Verschluss des Paratenons oder der Vernarbungsschicht um den degenerativ veränderten Achillessehnenabschnitt am Ende der Operation stellt ein letztes großes Hindernis dar. Wenn immer möglich sollte darauf geachtet werden, dass Verdickungen des Augmentates nach ventral zu liegen kommen. Dort stören sie nicht und schaffen kein zusätzliches Hindernis für den diffizilen dorsalen Weichteilverschluss. Die augmentierte Achillessehne sollte durchgehend kräftig und ohne allzu große Kalibersprünge, die dorsale Sehnenoberfläche möglichst glatt und ohne Fadenknoten sein (Abb. 289). Die passive Dehnung der Sehne sollte zu keinen Nahtinsuffizienzen führen.
Es empfiehlt sich, den Verschluss des Paratenons und der Subkutis von proximal nach distal, d.h. von der kleineren zur größeren Spannung hin, vorzunehmen. Auch hier eignet sich die fortlaufende Nahttechnik mit einem feinen monofilen Faden am besten. Am Ort der größten Spannung muss der Assistent die Achillessehne nach ventral drücken, um dem Operateur temporär mehr Raum für die entscheidenden Nähte zu geben. Die Nähte am Paratenon und der Subkutis sollten hier raumgreifend bis weit in die bindegewebige Peri-

pherie reichen, um ein Einreißen des Gewebes zu verhindern. Meist legen wir zuerst zwei oder drei Doppelknoten im Sinne von Retentionsnähten, welche dann mit der fortlaufenden Naht gesichert werden.
Wird ein freies M. flexor hallucis longus-Sehnentransplantat verwendet, platziert man das Bohrloch genau in der Mitte des Achillessehnenansatzes am Calcaneus. Das Loch wird 2 bis 3 cm tief gebohrt und in dessen Tiefe ein Knochenanker versenkt. Die Transplantatsehne wird mit der einen Fadenhälfte angeschlungen und mit der anderen ins Bohrloch gezogen. Der Rest des Eingriffes erfolgt wie bei der Augmentation mit der M. flexor hallucis longus-Sehne.

Komplikationen

Durch die kurzen Schnitte sind Wundheilungsstörungen bei der Skarifizierung selten. Das Hauptproblem bei der Skarifizierung liegt darin, den Eingriff zu unterschätzen und die postoperative Ruhigstellung zu kurz und zu inkonsequent durchzuführen. Eine bleibende reizlose, indolente Verdickung der Achillessehne im Operationsgebiet entspricht dem physiologischen Heilungsverlauf und ist keine Komplikation im eigentlichen Sinn.
Bei der Augmentationsplastik ist beim Verschluss der dorsalen peritendinösen Strukturen unbedingt darauf zu achten, dass das Sehnenaugmentat von einer bindegewebigen Hülle umfasst ist. Die Subkutis und Kutis alleine können dem Druck des Augmentates nicht standhalten. Wundheilungsstörungen sind hartnäckige Komplikationen.
Trotz aufwändiger Rekonstruktion kann bei ausgedehnten Achillessehnendefekten manchmal kein perfektes postoperatives Resultat erreicht werden. Das Operationsziel liegt in der Wiederherstellung einer guten Lebensqualität.

Nachbehandlung

Wir applizieren nach der Operation eine dorsale Schiene in Spitzfußstellung (Abb. 290) bis zur gesicherten Wundheilung. Danach erfolgt die Vollbelastung in einem Unterschenkelgehgips für vier Wochen. Ein Walker wäre eine Alternative, erzeugt jedoch wegen der nicht individuell perfekten Anpassbarkeit Reibephänomene im Narbenbereich und kann so zu Wundheilungsstörungen führen. Zudem ist der Schutz nachts nicht gewährleistet und verleitet den Patienten dazu, die Orthese öfter selbst zu entfernen, was zu einer zu frühen Überlastung der sich regenerierenden Sehne führt.

Bei der Skarifizierung ohne Sehnenverkürzung erfolgt der Übergang in die freie Vollbelastung nach der Gipsentfernung. Danach kann mit Physiotherapie begonnen werden.
Die Skarifizierung mit Sehnenverkürzung entspricht technisch einer Sehnennaht. Hier applizieren wir nach der Gipsentnahme eine knöchelstabilisierende

Bandage für nochmals vier Wochen, um den Varus- und Valgusstress auf den Rückfuß zu reduzieren. Auch hier kann nach der Gipsentfernung mit Physiotherapie begonnen werden.

Bei der Augmentationsplastik wird nach der Operation eine dorsale Schiene in Spitzfußstellung appliziert (Abb. 290). Die im Operationssaal angelegte Schiene wird bis zur gesicherten Wundheilung belassen. Dann kann eine zirkuläre Gipshülse angepasst werden. Nach etwa einer Woche wird der Gips gewechselt und der Fuß um 10° dorsalflektiert. Je nach Spannung der Achillessehne kann so jede Woche um 10° korrigiert werden, bis die Rechtwinkelstellung des Fußes erreicht ist. Dann kann der Übergang in die Vollbelastung im Gips ohne Stöcke erlaubt werden. Nach vier bis sechs Wochen kann der Gips entfernt und auf eine Unterschenkelorthese gewechselt werden. Die Orthese sollte für nochmals vier Wochen tagsüber getragen werden. Nach der Gipsentfernung kann mit Physiotherapie begonnen werden. Ein freies Gehen ist etwa ab der neunten bis elften Woche postoperativ möglich. Das funktionell maximal mögliche Resultat ist frühestens nach einem Jahr erreicht.

Akute Achillessehnenruptur

Die akute Ruptur der Achillessehne ist die Folge einer starken, plötzlichen Anspannung der Wadenmuskulatur infolge eines Elastizitätsverlustes, meist im Bereich einer minder durchbluteten Zone (typischerweise 4 bis 6 cm oberhalb des Fersenbeinansatzes). Der hauptsächliche Verletzungsmechanismus ist das forcierte Abstoßen oder die Landung auf dem gestreckten Fuß. Eine Sonderform ist die Ruptur der Gastrocnemiusaponeurose am medialen Muskel-Sehnenübergang („Tennis leg"). Typischerweise besteht ein Ungleichgewicht zwischen Belastung und Belastbarkeit der Sehne im Rahmen einer ungewohnten sportlichen Anstrengung.

Diagnostik

Klinisch findet sich eine Schwäche der Plantarflexion, der Einbeinstand und einbeinige Zehenspitzenstand ist ohne Zuhilfenahme der Arme nicht möglich. Es besteht ein verminderter Widerstand des Fußes gegenüber der passiven Dorsalflexion des Untersuchers. Der Thompson-Griff ist positiv. Akute Rupturen werden erstaunlich oft übersehen oder falsch interpretiert. Dies liegt wohl an der teilweisen Kompensation der Funktion durch die umgebenden extrinsischen Fußmuskeln und am meist vorhandenen M. plantaris longus. Die M. plantaris-Sehne überbrückt die Rupturstelle und reduziert damit die eigentliche Rupturdelle. Im Zweifelsfall kann die Diagnose durch eine Ultraschalluntersuchung gesichert werden.
Die Diagnose der partiellen Sehnenruptur unterscheidet sich klinisch nicht von der kompletten Ruptur und ist dieser auch therapeutisch gleichzusetzen.

Operationsprinzip

Die Sehnenstümpfe werden zueinander geführt, adaptiert und damit um die Sehnenlänge zur Vermeidung eines Kraftverlustes erhalten. Bewährt hat sich eine Rahmennahttechnik entweder via Miniinzision mit der Achillon-Gabel oder unter Darstellung des Ruptursitus. Das Ziel ist die leichte Verkürzung und Verspannung der Sehne rupturfern mit möglichst wenig Fadenmaterial am Rupturort. Wir verwenden, wenn immer möglich, die Miniinzisionstechnik mit der Achillon-Gabel. Das Paratenon wird dabei über die Miniinzision mit den Gabeln unterfahren und die Achillessehnen proximal und distal der Rupturstelle mit transkutanen bzw. transtendinösen Fäden gefasst. Die Fäden werden zwischen der Sehne und dem Paratenon zurückgezogen und die Sehne mit diesen Rahmennähten readaptiert. Am Ruptursitus werden die Sehnenfasern gebündelt und allenfalls mit feinen resorbierbaren monofilen Fäden adaptiert. Bei komplexeren Rupturen mit starker Retraktion muss der Ruptursitus separat dargestellt werden. Die Rahmennähte werden unter Sicht in stabilen Sehnenanteilen vorgelegt und die gewünschte Sehnenlänge definiert. Das Ziel ist, ein gutes Sehnenvolumen durch Verkürzung und Überlappung der Sehnenbündel zu erhalten. Das Ausmaß der resultierenden Spitzfußstellung spielt dabei keine Rolle.
Beim ossären Ausriss wird das Knochenstück mitsamt der dazugehörigen Sehne osteosynthetisiert oder über Knochenanker refixiert.
Ist die mediale Gastrocnemiusaponeurose rupturiert, wird in der Regel die narbige Überbrückung abgewartet. Der Längenverlust der Sehne ist hier nicht relevant.

Operationstechnik

Die Inzision erfolgt lateral der Achillessehne genau auf Höhe der Sehnendelle. Der Schnitt wird möglichst kurz gehalten (meist genügen 2 bis 3 cm), bei Bedarf kann er verlängert werden. Es erfolgt die Darstellung der Sehnenlücke, Reinigung von Hämatomresten und Identifikation des Paratenons am proximalen und distalen Sehnenstumpf. Können die Sehnenstümpfe durch die Miniinzision nicht dargestellt werden, muss der Schnitt verlängert werden. So kann entschieden werden, ob die Rahmennaht mit einem Zielgerät (Achillon-Gabel) oder offen gesetzt werden kann. Mit dem Zielgerät wird die Gefahr einer N. suralis-Schädigung verringert.
Mit der Achillon-Gabel wird das Paratenon zuerst am proximalen Stumpf unterfahren. Die Fäden werden mit Hilfe des Zielgerätes quer durch die Sehne gestochenen. Es empfiehlt sich, am Ort des Nadeldurchtritts Stichinzisionen anzubringen. Die Penetration der Haut mit den Nadeln soll vermieden werden, um keine Hautkeime in den Sehnenbereich zu verschleppen. Die zwei bis drei so eingebrachten Fäden werden mit der Gabel zwischen der Sehne und dem Paratenon nach distal gezogen und mit Klemmen gesichert. Ebenso wird am

distalen Stumpf vorgegangen. Am Ende dieses Operationsschrittes befinden sich je zwei oder drei Fadenenden proximal medial und lateral und zwei oder drei Fadenenden distal medial und lateral in vier Klemmen. Die Fäden der medialen Klemmen distal und proximal werden mit Luftknoten verknüpft. Dann wird der Fuß in die maximal mögliche Plantarflexion gebracht und die Fäden der lateralen Klemmen unter leichtem Zug miteinander verknüpft. Auf diese Weise ergeben sich Rahmennähte der Achillessehne zur Sicherung des Sehnenstumpfkontaktes. Die Sehne wird dabei leicht verkürzt. Die Technik ohne die Achillon-Gabel ist grundsätzlich die gleiche, nur dass die Rahmennähte unter Sicht gelegt werden. Je nach Situation am Ruptursitus können die Rahmennähte mit feinen Nähten der Sehne im Rupturbereich kombiniert werden. Wir empfehlen hierfür einen dünnen, resorbierbaren, monofilen Faden. Grobe und nichtresorbierbare Fäden sind nicht nötig, da die Rahmennähte die lokale Zugentlastung gewährleisten. Zudem soll im Rupturbereich mit möglichst wenig Fremdmaterial gearbeitet werden, um die Heilung der hypotrophen Sehne nicht unnötig zu stören. Dann werden Paratenon, Subkutis und Kutis schichtweise verschlossen. Wir verwenden für alle Schichten einen monofilen resorbierbaren Faden der Stärke 4,0. Ist das Paratenon nicht mehr brauchbar, sollte die Subkutis mit mehreren Einzelknöpfnähten sicher vernäht werden, um Dehiszenzen des polsternden Gewebes zu vermeiden.

Komplikationen

Das Prinzip der Rahmennaht hat den Vorteil, dass am Ruptursitus nur wenig Fadenmaterial zur Anwendung kommt. Die Rahmennähte selbst liegen im Faserverlauf der Achillessehne, sind nicht speziell gesichert und deshalb nicht sehr stabil. Deshalb muss in den ersten postoperativen Wochen speziell eine wirksame äußere Stabilisierung verwendet werden. Ansonsten besteht die Gefahr, dass die Fäden bei frühfunktioneller Belastung im Faserverlauf gleiten und zu einer Narbeninsuffizienz mit Elongation führen. Neben dem funktionellen Defizit resultieren daraus meist chronische Belastungsschmerzen, welche einer Revisionsoperation bedürfen.

Der Nervus suralis ist durch das perkutane Einbringen der proximalen Fäden verletzungsgefährdet.

Nachbehandlung

Wir passen noch im Operationssaal eine dorsale Schiene an. Dabei wird die durch die Naht bedingte, spontane Spitzfußstellung übernommen. Die Schiene wird bis zur gesicherten Wundheilung unter vollständiger Stockentlastung belassen. Nach einer Woche gelingt in den allermeisten Fällen die Redression des Fußes in die rechtwinklige Neutralstellung. Dann kann ein zirkulärer Unterschenkelgehgips für vier Wochen angepasst werden. Der Gips kann nicht abgenommen werden (Compliance!) und erweist sich auch bei akzidentellen

Fehlbelastungen als gute Schutzmaßnahme. Mit dem Gips kann zur stockfreien Vollbelastung übergegangen werden. Bedingung für die Vollbelastung ist die Rechtwinkelstellung des Fußes. Auch bei den modernen Operationstechniken lohnt sich ein initial restriktiver und langsamer Belastungsaufbau. Der Gips wird nach vier Wochen durch eine rückfußstabilisierende Bandage für nochmals vier Wochen ersetzt. Mit dem Weglassen des Gipses kann mit physiotherapeutischen Maßnahmen begonnen werden. Bei Spitzenathleten passen wir nach der dorsalen Schiene einen gespaltenen Unterschenkelkunststoffgips an. Mit diesem kann eine frühfunktionelle Physiotherapie oder spezifisches Training ohne Vollbelastung der Sehne absolviert werden. Freie Vollbelastung ist im Schnitt ab der neunten Woche, sportartspezifische Belastungen etwa ab der 13. Woche möglich.

Chronische Achillessehnenruptur

Bei der chronischen Achillessehnenruptur wird die verpasste frische Achillessehnenruptur von einer Störung der Sehnentrophik mit anschließendem Riss unterschieden. Letztendlich handelt sich in beiden Fällen um eine chronische Achillessehneninsuffizienz, die wie eine Tendinose zu behandeln ist. Die rupturnahe Trophik der Achillessehne ist maßgebend für die Wahl der Operationstechnik.

Diagnostik

Chronische Rupturen und degenerative Sehnenveränderungen treten fast immer in Kombination auf und lassen sich in ihrem Anfangsstadium meist als schmerzhafte Verdickung palpieren. In schweren Fällen ist die Sehne massiv ausgedünnt oder sogar partiell fehlend. Die Rupturlücke ist meist nicht identifizierbar, weil sie sich mit Narbengewebe aufgefüllt hat. Oft ist der degenerativ veränderte Sehnenabschnitt elongiert und damit die Vorspannung reduziert. Dies kann durch eine seitenvergleichende Überprüfung der passiven Dorsalflexion des Fußes beurteilt werden. Der Thompson-Griff ist häufig positiv. Es resultiert eine Kraftverminderung, welche im einbeinigen Zehenspitzenstand besonders offensichtlich ist. Schwierig ist die klinische Identifikation der degenerativen Veränderung im Ansatzbereich der Sehne, d.h. hinter dem Tuber calcanei.
Zur Lokalisierung und Beurteilung des Ausmaßes von degenerativen Sehnenveränderungen und dem Rupturverlauf ist die Magnetresonanztomografie indiziert.

Operationsprinzip

Bei chronischen Rupturen besteht oft eine größere, rupturbedingte Defektzone mit trophisch ungenügendem Umgebungsgewebe, so dass sehr oft (wie bei der ausgeprägteren Tendinose) eine Augmentationsplastik zur Anwendung kommt. Der Schwierigkeitsgrad der Rekonstruktion hängt vom Ausmaß

des Sehnendefektes, von der Qualität des benachbarten Sehnengewebes und der Defektlokalisation ab. Je weiter distal der Defekt gegen den Sehnenansatz hin liegt, desto schwieriger der Eingriff. Als Augmentationshilfen eignen sich die M. gastrocnemius-Aponeurose, die M. flexor hallucis longus-Sehne, die M. plantaris longus-Sehne, die Sehnen am Pes anserinus und hier vor allem die M. semitendinosus-Sehne. Welche Sehne in welcher Weise zur Anwendung kommt, liegt in der Präferenz des Chirurgen.
Eine transossäre Sicherung des Sehnenaugmentates ist dringend zu empfehlen, außer der Sehnendefekt liegt zwischen Calcaneus und M. gastrocnemius-Aponeurose. Die transossäre Umlenkung der Augmentationssehne via Bohrloch ist einer Fixation über Knochenanker vorzuziehen, da sie den diffizilen Knochen-Sehnen-Übergang besser stabilisiert.
Wegen der konzentrischen Kraftübertragung sollten die Transplantate zentral in die Achillessehne eingebettet werden. So wird auch eine Volumenzunahme verhindert, welche den diffizilen Verschluss des Paratenons erschweren würde. Die durch die Vorspannung des Transplantates aufgehobene physiologische konkave Sehnenkurvatur muss wieder hergestellt werden.

Operationstechnik

Auf den präoperativen Magnetresonanztomografie-Bildern ergibt sich ein gutes Bild des zu erwartenden Defektes, aber erst der intraoperative Befund entscheidet über die zu wählende Technik. Die Augmentationstechniken, welche sich bewährt haben, wurden bereits im Kapitel der Tendinose einzeln beschrieben. Sie können in beliebiger Weise kombiniert werden.

Komplikationen

Wie bei allen Eingriffen an der Achillessehne ist die mögliche Störung der Wundheilung eines der Hauptprobleme.

Nachbehandlung

Die im Operationssaal angelegte Schiene wird bis zur gesicherten Wundheilung belassen. Dann kann eine zirkuläre Gipshülse angepasst werden. Nach etwa einer Woche wird der Gips gewechselt und der Fuß um 10° dorsalflektiert. Je nach Spannung der Achillessehne kann so jede Woche um 10° korrigiert werden, bis die Rechtwinkelstellung des Fußes erreicht ist. Dann kann der Übergang in die Vollbelastung im Gips ohne Stöcke erlaubt werden. Nach vier bis sechs Wochen kann der Gips entfernt und auf eine Unterschenkelorthese gewechselt werden. Die Orthese sollte für nochmals vier Wochen tagsüber getragen werden. Nach der Gipsentfernung kann mit Physiotherapie begonnen werden. Ein freies Gehen ist etwa ab der neunten bis elften Woche postoperativ möglich. Das funktionell maximal mögliche Resultat ist frühestens nach einem Jahr erreicht.

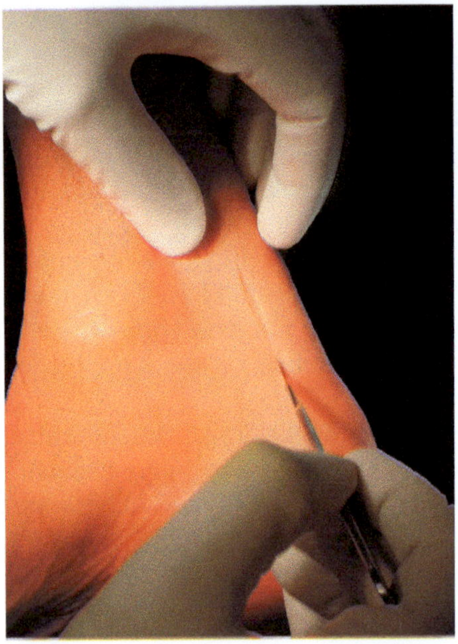

Abb. 251. Scarifizierung: Hautschnitt

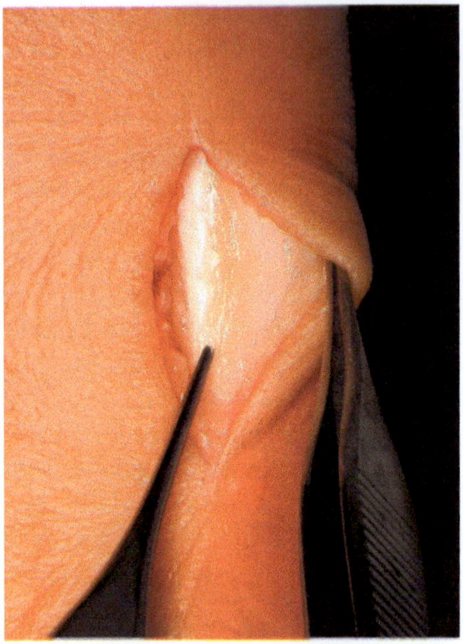

Abb. 252. Scarifizierung: Paratenon

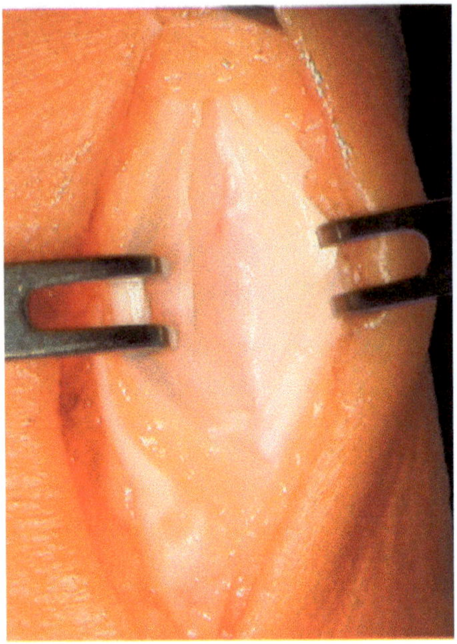

Abb. 253. Scarifizierung: Degenerationskern

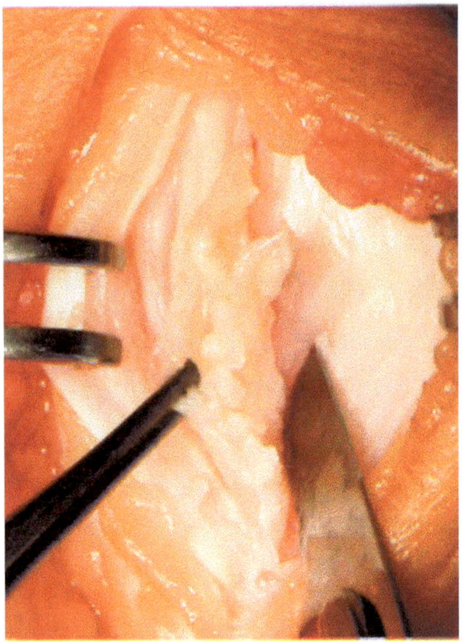

Abb. 254. Scarifizierung: Exzision Degenerationskern

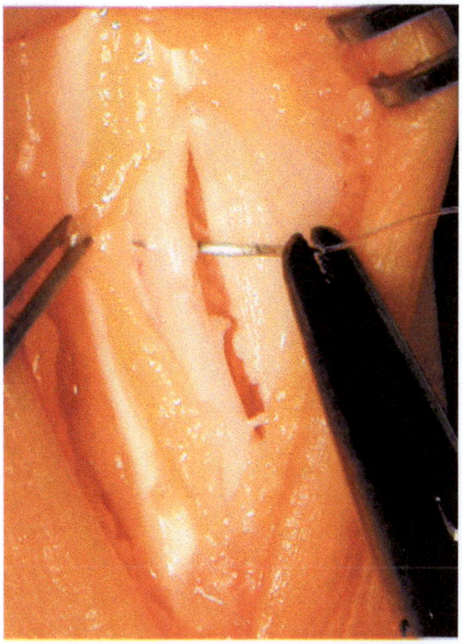

Abb. 255. Scarifizierung: Sehnennaht

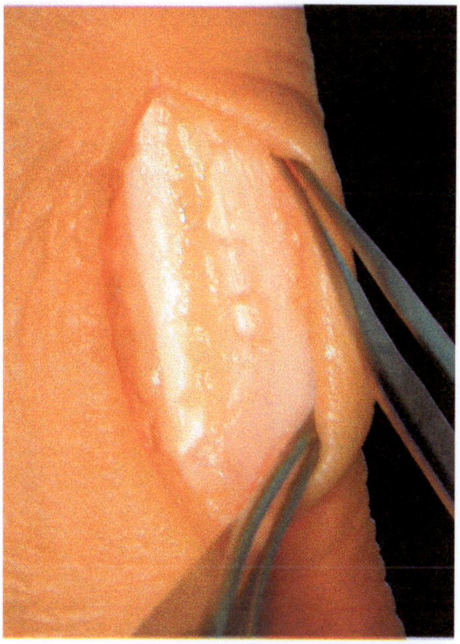

Abb. 256. Scarifizierung: Sehne genäht

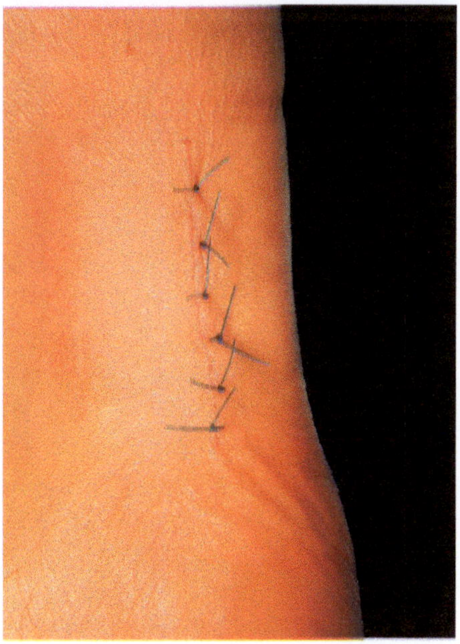

Abb. 257. Scarifizierung: Hautnaht

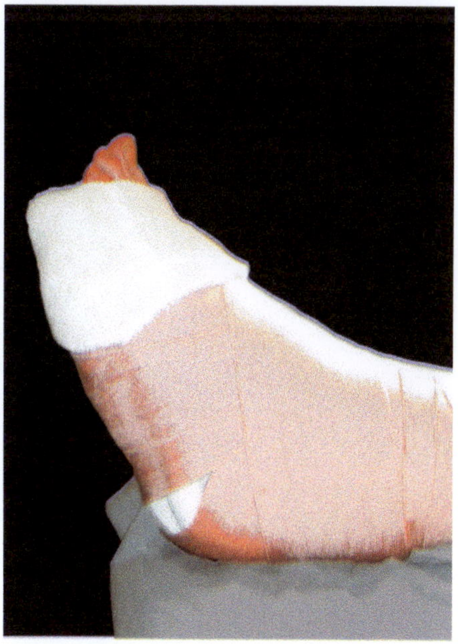

Abb. 258. Scarifizierung: dorsale Schiene

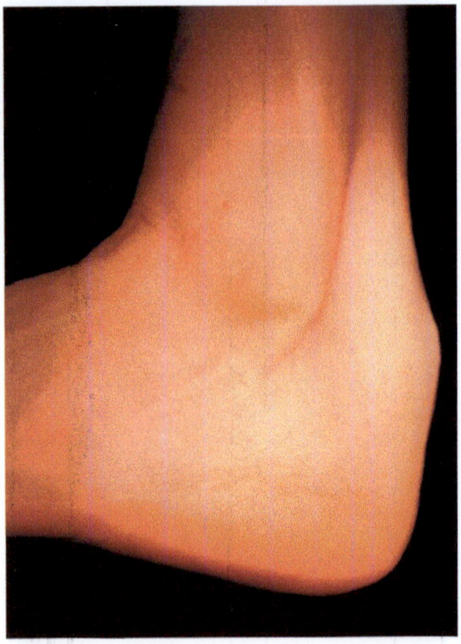

Abb. 259. Verkürzungsplastik: Tendinose mit Überdehnung

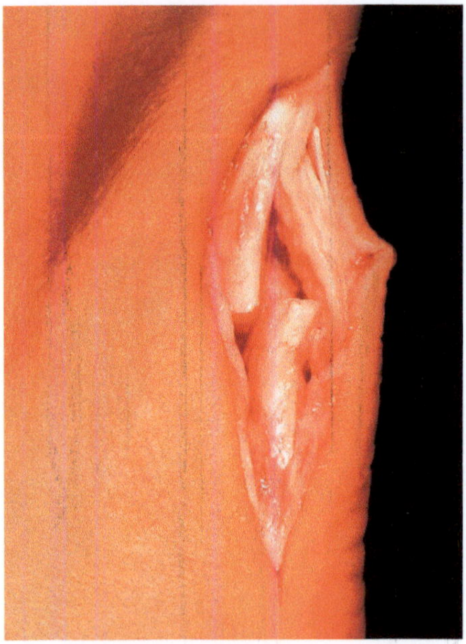

Abb. 260. Verkürzungsplastik: „Sandwich-Technik"

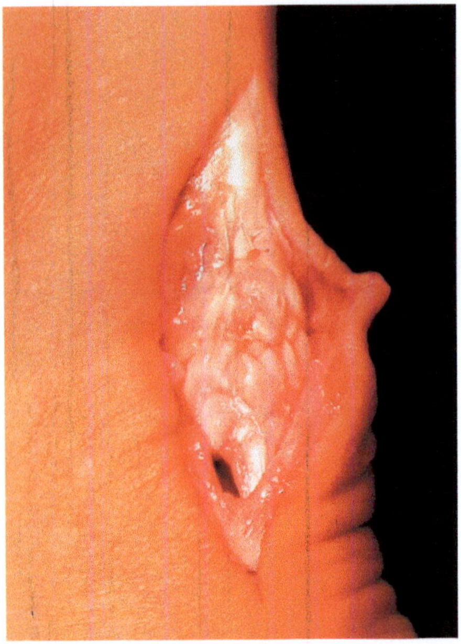

Abb. 261. Verkürzungsplastik: Sehnennaht

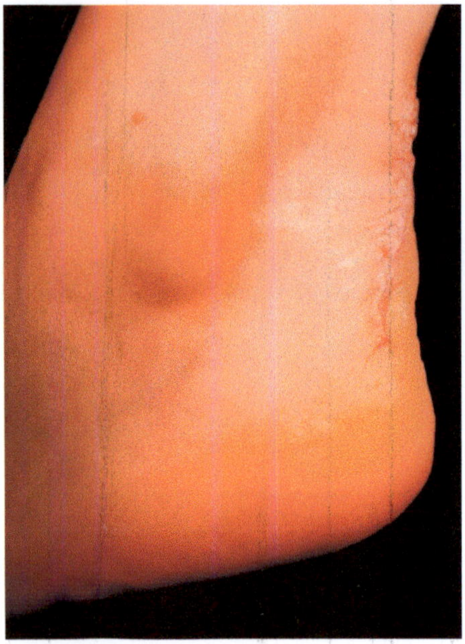

Abb. 262. Verkürzungsplastik: Verkürzung mit Spitzfuß

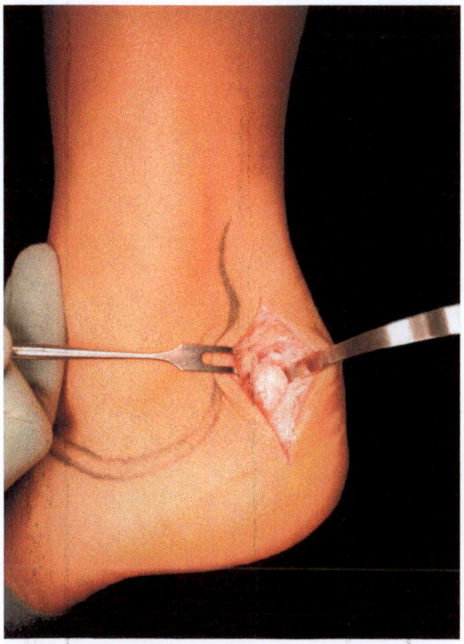

Abb. 263. Reinsertion: Exostose

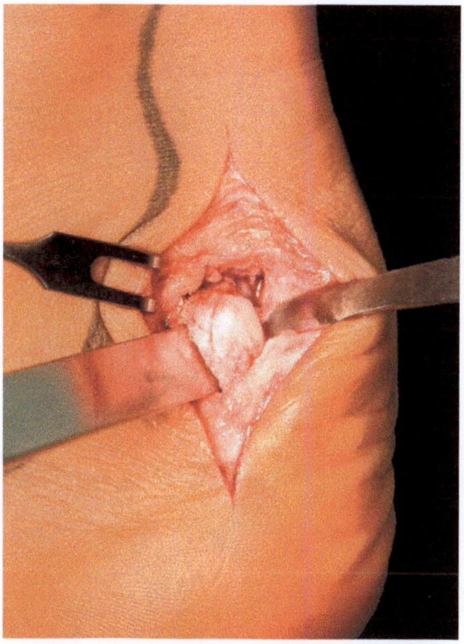

Abb. 264. Reinsertion: Exostosenentfernung

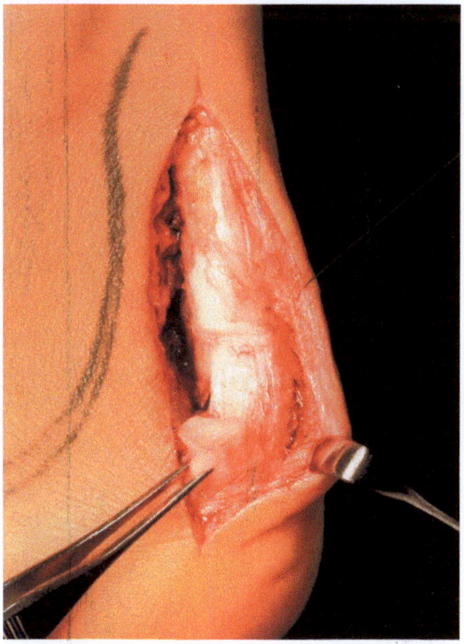

Abb. 265. Reinsertion: Entfernung Degeneration

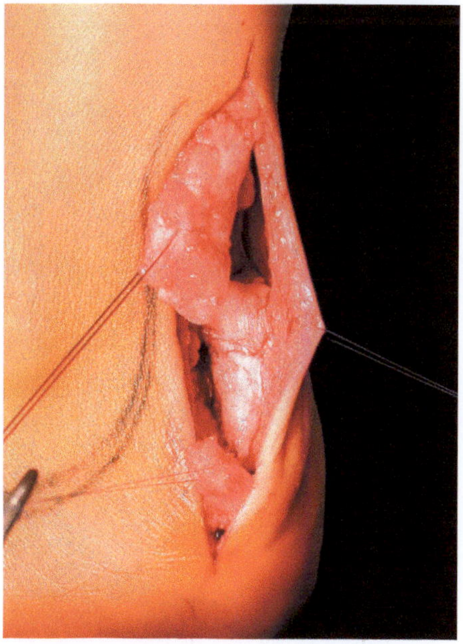

Abb. 266. Reinsertion: Anschlingen Sehnenstümpfe

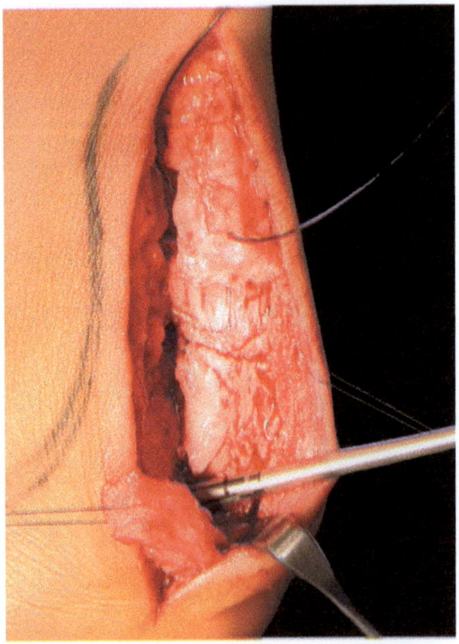

Abb. 267. Reinsertion: Platzierung Knochenanker

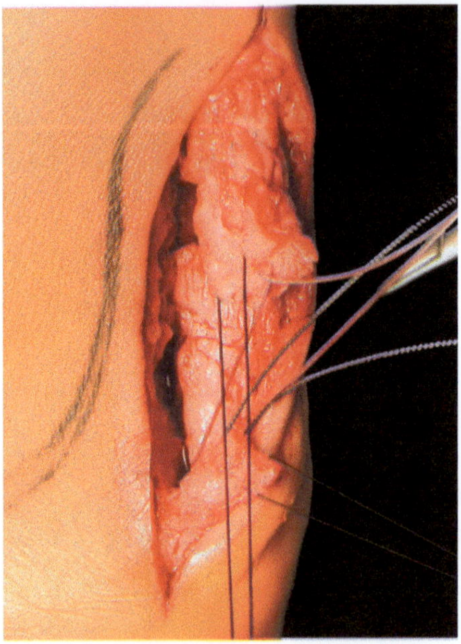

Abb. 268. Reinsertion: Vorlegen der Fäden

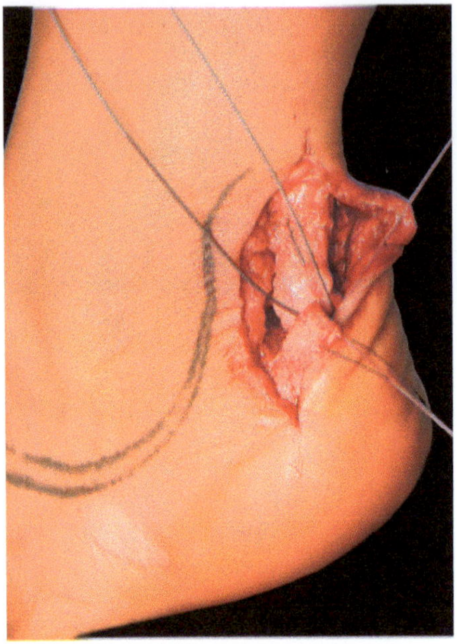

Abb. 269. Reinsertion: Achillessehne

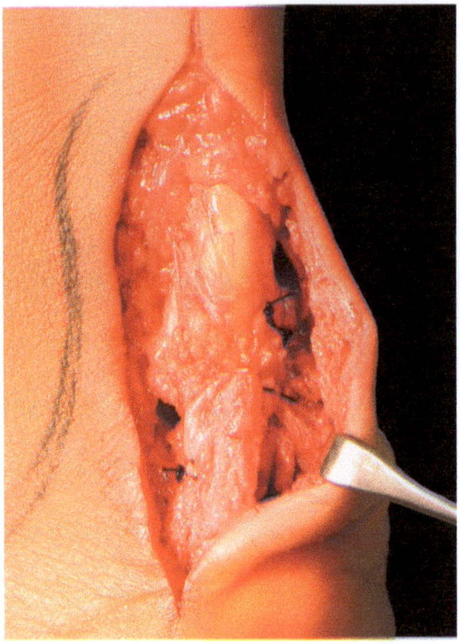

Abb. 270. Reinsertion: Vernähen der Sehnenstümpfe

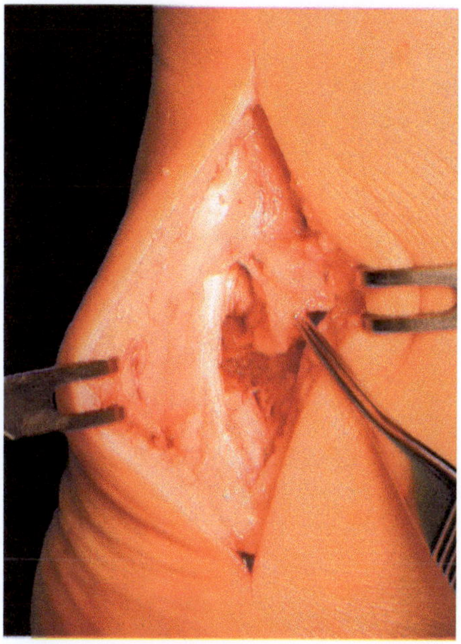

Abb. 271. Achillessehnentransfer: Teilresektion Achillessehne

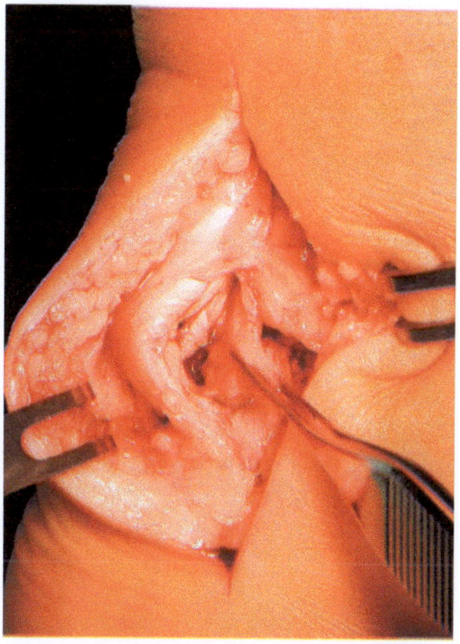

Abb. 272. Achillessehnentransfer: Überprüfung Restlänge

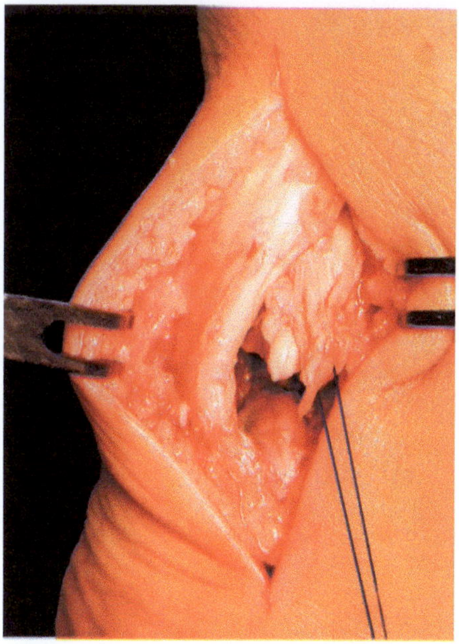

Abb. 273. Achillessehnentransfer: Anschlingen ventraler Sehnenstumpf

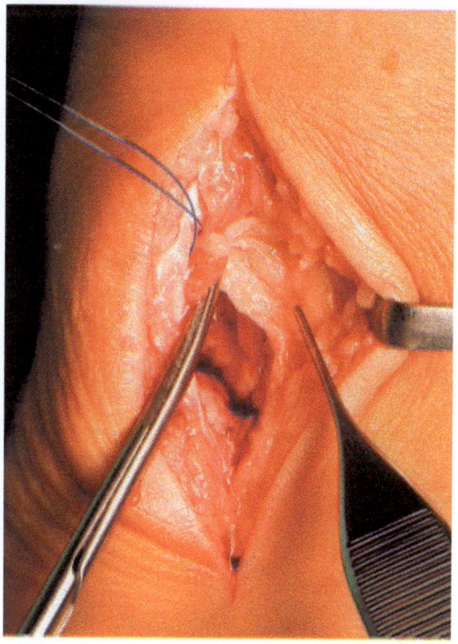

Abb. 274. Achillessehnentransfer: Zugang zur M. flexor hallucis longus-Sehne

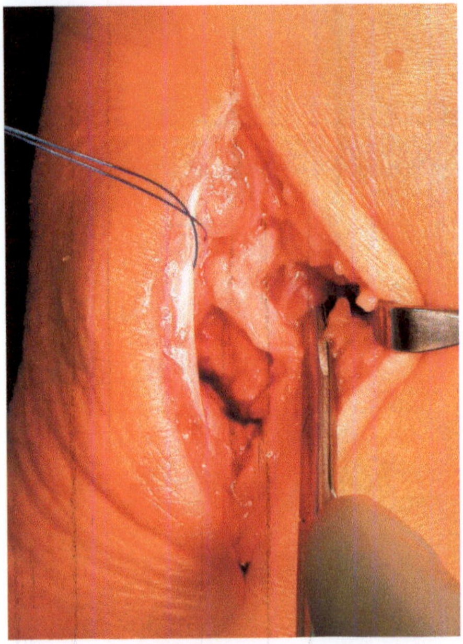

Abb. 275. Achillessehnentransfer: Identifikation M. flexor hallucis longus-Sehne

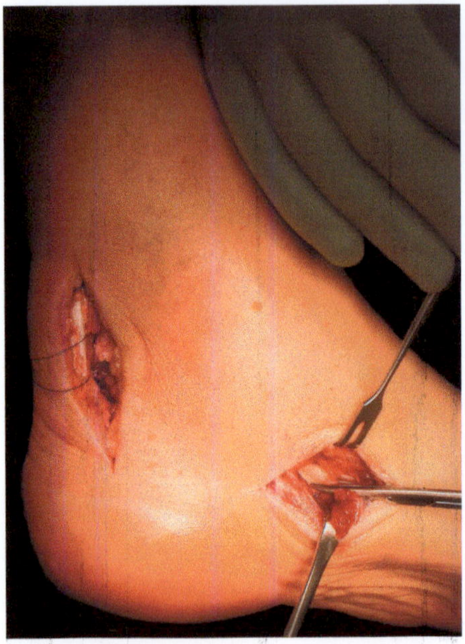

Abb. 276. Achillessehnentransfer: Präparation Henry-Knoten

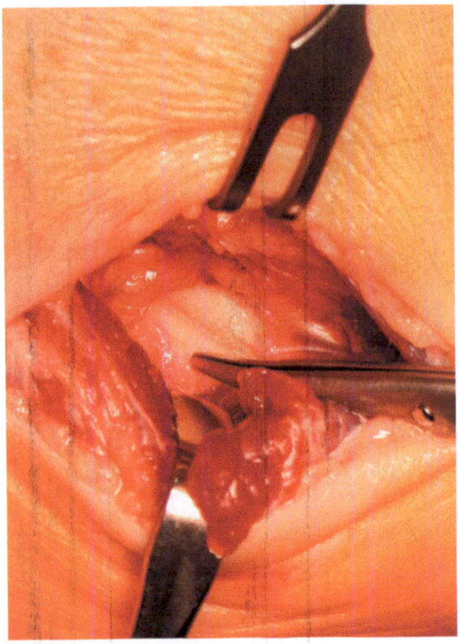

Abb. 277. Achillessehnentransfer: Absetzen M. flexor hallucis longus-Sehne

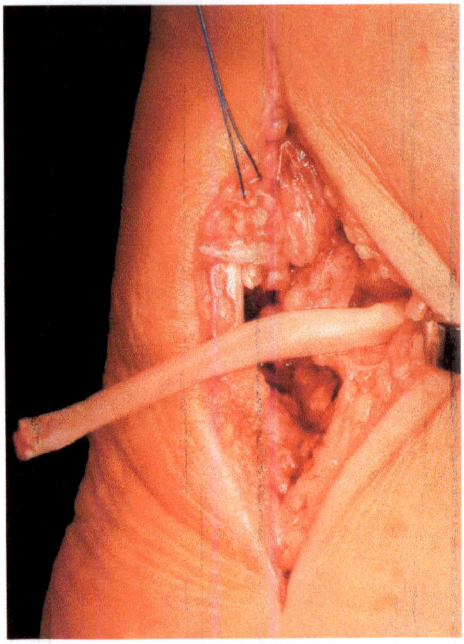

Abb. 278. Achillessehnentransfer: Retraktion M. flexor hallucis longus-Sehne

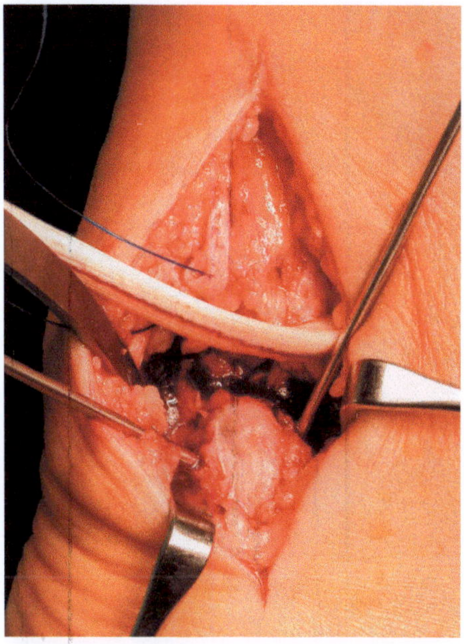

Abb. 279. Achillessehnentransfer: Bohrlöcher

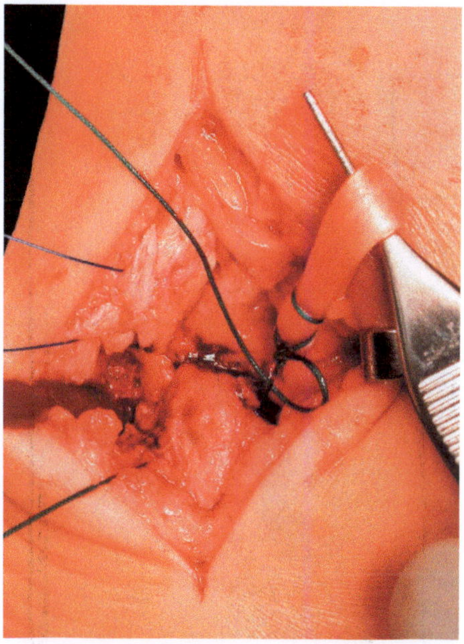

Abb. 280. Achillessehnentransfer: Einziehen M. flexor hallucis longus-Sehne

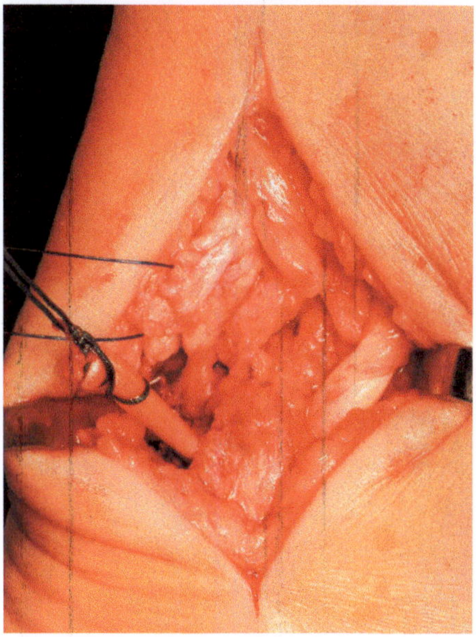

Abb. 281. Achillessehnentransfer: Anziehen M. flexor hallucis longus-Sehne

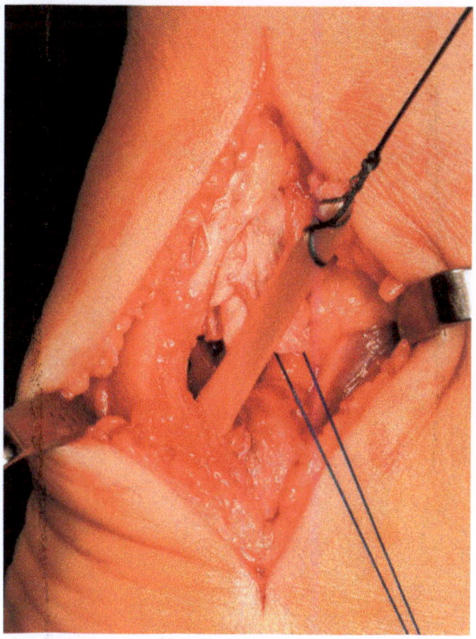

Abb. 282. Achillessehnentransfer: Längenüberprüfung der M. flexor hallucis longus-Sehne

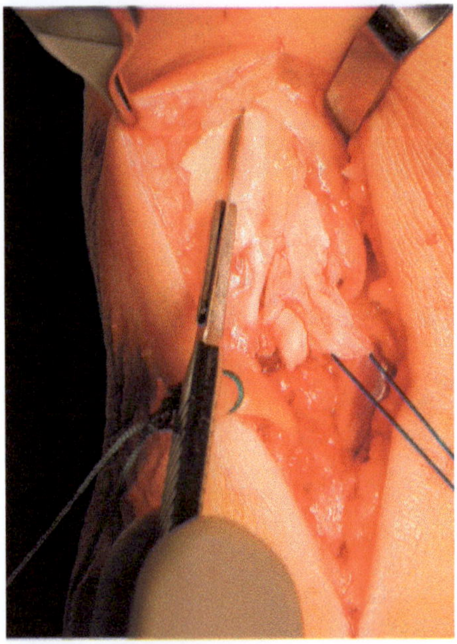

Abb. 283. Achillessehnentransfer: Vorbereitung Sehnenbett

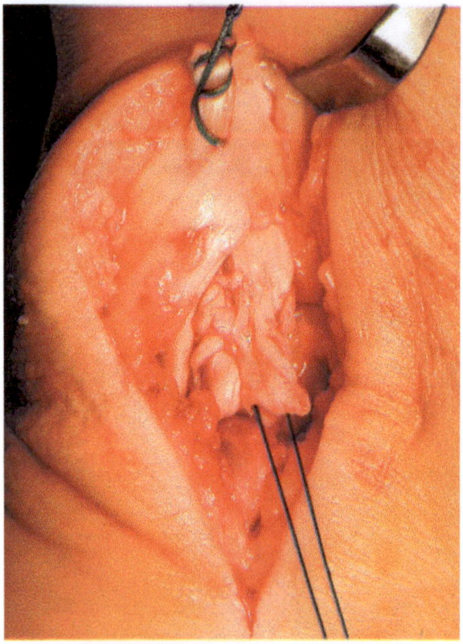

Abb. 284. Achillessehnentransfer: Tenodese M. flexor hallucis longus-Sehne

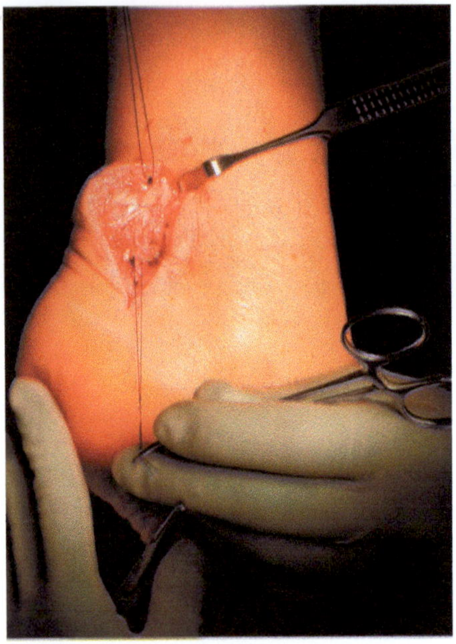

Abb. 285. Achillessehnentransfer: Anspannen ventraler Sehnenstumpf

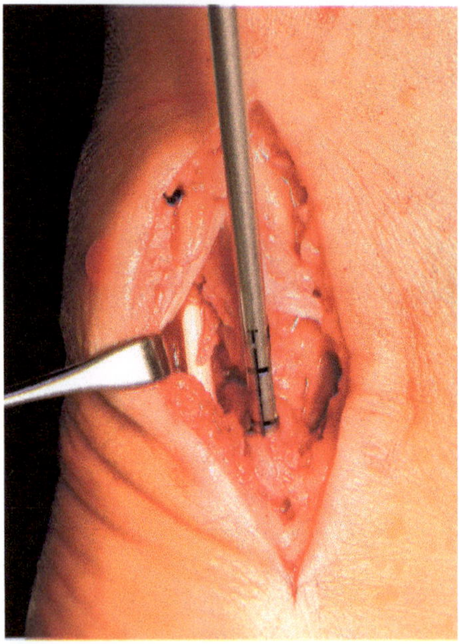

Abb. 286. Achillessehnentransfer: Knochenanker

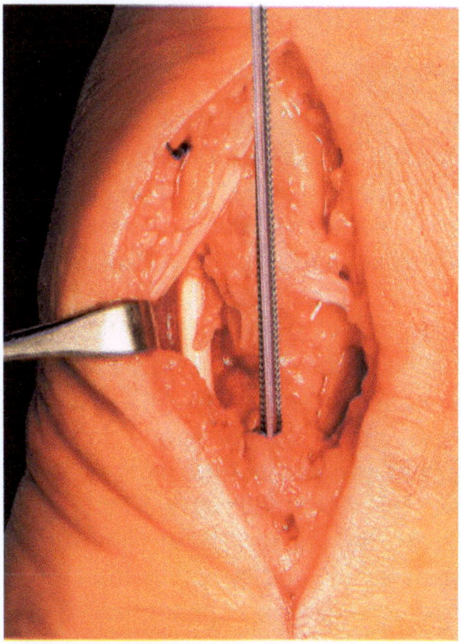

Abb. 287. Achillessehnentransfer: Ankerfäden

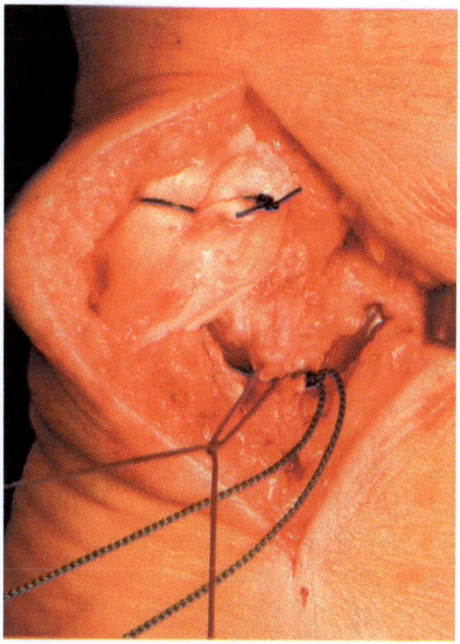

Abb. 288. Achillessehnentransfer: Fixation ventraler Sehnenstumpf

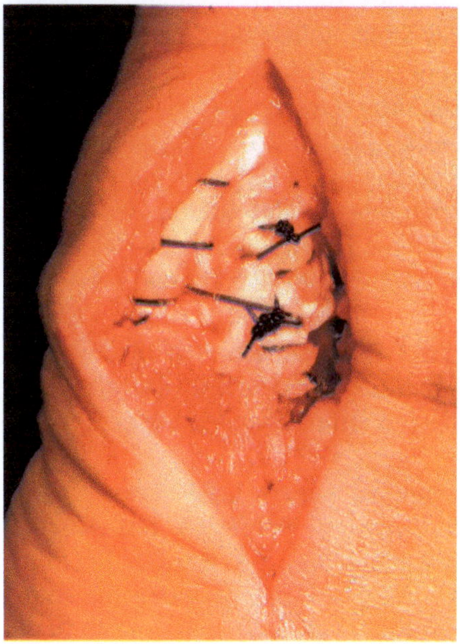

Abb. 289. Achillessehnentransfer: Rekonstruierter Ansatz

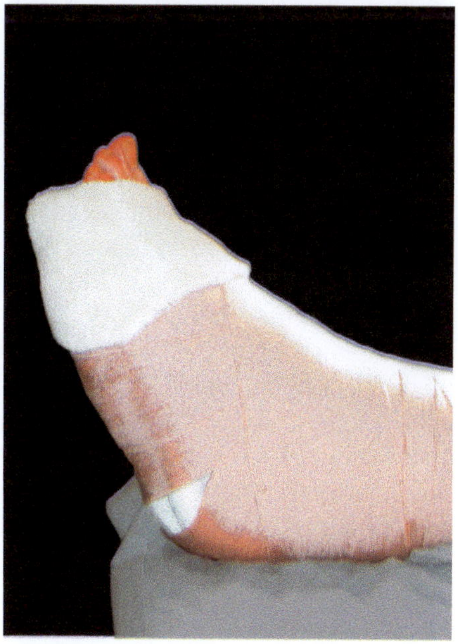

Abb. 290. Achillessehnentransfer: dorsale Schiene in Spitzfußstellung

3.7 Bänder

3.7.1 Bänder des lateralen oberen Sprunggelenkes

Die lateralen oberen Sprunggelenksbänder dienen der Stabilität des Rückfußes und der Bewegungsübertragung vom Körper auf den Boden. Der Bandkomplex setzt sich zusammen aus dem Ligamentum talofibulare anterius, dem Ligamentum fibulocalcaneare und dem Ligamentum fibulotalare posterius. Verletzungen der äußeren Sprunggelenksbänder heilen meist auf konservativem Weg gut aus, sofern keine Begleitverletzungen (Läsionen der Peronealsehnen, Weichteilimpingement des gemeinsamen Peronealsehnenfaches submalleolär, fibuläre Ausrissfraktur, Läsion der vorderen Syndesmose, zusätzliche Läsion des Deltabandes) vorhanden sind. Beim klassischen Supinationstrauma wird zuerst die Gelenkkapsel des oberen Sprunggelenkes mit dem Ligamentum talofibulare anterius, dann das Ligamentum fibulocalcaneare verletzt. Das Ligamentum fibulotalare posterius scheint in der Praxis nur ganz selten eine wesentliche Rolle zu spielen.

Bei den frischen Rupturen stellt der ossäre Bandausriss eine Operationsindikation dar. Der Hauptfokus der Stabilisierung des lateralen Rückfußes sollte auf dem funktionell so wichtigen zweigelenkigen Ligamentum fibulocalcaneare liegen.

Das vordere und das hintere Syndesmoseband verstärkt die Membrana interossea und stabilisiert die Malleolengabel. Klinisch im Vordergrund stehen Verletzungen des vorderen Syndesmosebandes: die rein ligamentär Verletzung oder die Ausrissfraktur an Fibula oder Tibia, isoliert oder kombiniert. Bei frischen ossären Ausrissen ist das Ligament selbst intakt. Die ossäre Ausrissfraktur stellt eine absolute Operationsindikation dar.

Diagnostik

Bei den chronischen, symptomatischen lateralen Instabilitäten des oberen Sprunggelenkes ist die Palpation ein wichtiges Diagnostikum. Verletzungen der Bänder lassen sich nicht immer sicher nachweisen und können peroneale Probleme vortäuschen.

Das Ligamentum talofibulare anterius lässt sich palpatorisch nicht sicher identifizieren, bei Instabilität kommt es zu einer vermehrten ventralen Subluxation des Talus in der Gabel, was am besten am hängenden Unterschenkel im Seitenvergleich getestet wird.

Der proximale Anteil des Ligamentum fibulocalcaneare lässt sich zwischen dem fibulären Ansatz und den Peronealsehnen gut palpieren. Das Anspannungsmuster des Bandes kann im Seitenvergleich beurteilt werden. Bei chronischer Instabilität kann bei der Inversion ein verspätetes oder fehlendes Anspannungsmuster festgestellt werden.

Das Ligamentum talofibulare posterius und seine Verletzung ist wegen der Peronealsehnen nicht sicher zu palpieren.

Gehaltene Röntgenaufnahmen ohne vorherige Blockade der Fußnerven sind aufgrund der schmerzbedingten reflektorischen Muskelanspannung für die Operationsindikation zu wenig aussagekräftig. Magnetresonanztomografie-Aufnahmen sind für den Nachweis einer lateralen OSG-Bandläsion meist nicht nötig, jedoch hilfreich zum Ausschluss relevanter Begleitverletzungen (vordere Syndesmose, Läsion einer Peronealsehne, Fraktur des Processus lateralis tali etc.).
Läsionen der vorderen Syndesmose werden oftmals übersehen. Klinisch imponiert eine lokale Druckdolenz mit Schmerzverstärkung bei Eversion des Calcaneus. Der Druck des Talus gegen die Fibula führt dabei zu einer schmerzhaften Diastase der Malleolengabel. Ein Ausrissfragment kann sich auf konventionellen Röntgenbildern infolge Überprojektionen verbergen. Das Diagnostikum der Wahl ist die Magnetresonanztomografie. Auch die Bildwandler-gesteuerte Lokalinfiltration in den Spalt zwischen Tibia und Fibula kann zur Abschätzung der Schmerzgenese gute Dienste erweisen.
Die diagnostische Arthroskopie des oberen Sprunggelenkes ist immer nur in Zusammenhang mit einer anschließenden Stabilisierung oder Revision am sinnvoll. Nicht alle differentialdiagnostischen Pathologien können aber so erfasst werden.

Operationsprinzip

Das Ziel der ligamentären Stabilisierung ist die Wiederherstellung der Gelenksfunktion am oberen und unteren Sprunggelenk. Neben der Anspannung/Rekonstruktion der Bänder spielt die Insertion an anatomisch korrekter Stelle eine zentrale Rolle. Am lateralen Rückfuß wird üblicherweise zuerst das Ligamentum fibulocalcaneare und dann das Ligamentum talofibulare anterius rekonstruiert. Bei einer Rückfußvarusposition muss die Fersenposition in der Sagittalebene in die Traglinie korrigiert werden, um einer rezidivierenden Instabilität durch Überlastung der rekonstruierten Bänder vorzubeugen.
Zur Sanierung der vorderen Syndesmose wird die ligamentäre Naht bzw. Refixation mit einer temporären fibulotibialen Stellschraube gesichert. Bei frischen ossären Ausrissen wird das Fragment refixiert, bei verpassten Ausrissfrakturen (Trophik des Knochenfragmentes meist suboptimal) eher reseziert. Kann die Syndesmose nicht sicher intramural vernäht werden, empfiehlt sich die transossäre Fixation über Bohrlöcher oder über einen Knochenanker. Gerade bei chronischen Instabilitäten ist die Syndesmose meist nicht mehr vollständig erhalten, so dass unter Umständen mit einem periostalen Umkehrlappen oder einem Transplantat (kleines Resektat aus dem Gastrocnemiusaponeurosenspiegel) gearbeitet werden muss.

Operationstechnik

Das zu operierende Bein liegt in leichter Flexionsstellung des Kniegelenkes. Dadurch sind die Mm. gastrocnemii und die Achillessehne entspannt, und der Fuß kann leichter manipuliert werden. Der Schnitt erfolgt im Verlauf des Ligamentum fibulocalcaneare von der Fibulaspitze nach distal bis über das Peronealsehnenfach. Bei der Präparation der Subkutis ist im distalen Schnittbereich auf den Nervus suralis zu achten (Abb. 291). Dann erfolgt die Eröffnung des Peronealsehnenfaches mit Inspektion der Sehnen (Abb. 292, 293). Geachtet wird dort auf ein Weichteilplus (Synovitis, Muskelbauch, M. peronaeus quartus). Bei Verdacht auf ein Weichteilimpingement werden die störenden Strukturen reseziert und das freie Sehnenspiel überprüft. Nun werden die Peronealsehnen nach kaudal weggehalten und das Ligamentum fibulocalcaneare dargestellt (Abb. 294). In den meisten Fällen ist das Band nicht intramural gerissen, sondern von der Fibulaspitze desinseriert und nach ventromedial retrahiert. Der größte Teil des Ligamentum fibulocalcaneare ist also noch vorhanden und kann im Narbengewebe identifiziert und freipräpariert werden. Bei der Präparation soll die unverletzte calcaneare Insertion geschont werden. An der Fibulaspitze werden von proximal nach distal zwei 2,0-Bohrlöcher angelegt (Abb. 295). Die Löcher zielen auf die Insertionsregion des Ligamentum fibulocalcaneare an der Innenkante der Fibulaspitze. Ist das Band freipräpariert, wird es mit einem nicht resorbierbaren Faden in Mason Allen-Technik gefasst (Abb. 296) und die Festigkeit der Naht überprüft (Abb. 297). Jetzt wird durch die Löcher von proximal nach distal eine Fadendurchziehschlaufe eingeführt und die Fadenenden transossär nach proximal durchgezogen (Abb. 298). Das Ligamentum fibulocalcaneare kann nun durch Zug an den Fäden angespannt und verknüpft werden. Der Fuß wir dabei in Rechtwinkelstellung und Eversion gehalten (Abb. 299, 300). Nun erfolgt die Überprüfung des freien Gelenkspiels am oberen Sprunggelenk und des Stabilisierungseffektes der Bandnaht. Ist das Gelenksspiel eingeschränkt, muss die Bandinsertion geändert werden. Anschließend wird das Ligamentum talofibulare anterius identifiziert. Das Band ist ein Kapselverstärker und lässt sich weit weniger gut identifizieren als das Ligamentum fibulocalcaneare. Meist ist es narbig mit den verdickten Kapselstrukturen verwachsen und liegt ventral unter der Fibulaspitze. In seltenen Fällen zeigt es noch eine Verbindung zum Ligamentum fibulocalcaneare. Gelingt es nicht, das Ligamentum talofibulare anterius zu präparieren, kann lokales stabiles Narbengewebe oder ein Teil des angrenzenden Retinaculum zur Rekonstruktion verwendet werden. Am besten wird das Ligamentum talofibulare anterius mit den Fadenenden des Ligamentum fibulocalcaneare an die Fibulaspitze herangezogen und vernäht. Der Fuß wird dabei rechtwinklig und in Eversion gehalten. Nur selten fehlt das Ligamentum fibulocalcaneare vollständig und/oder kann kein Gewebe zur Rekonstruktion des Ligamentum talofibulare anterius mobilisiert werden. In diesen Fällen sollte nicht ein Teil einer Peronealsehne zur Rekonstruktion verwendet werden, um die aktiven Stabilisatoren des lateralen Rückfußes nicht unnötig zu schwächen. Alternativ kann die M. plantaris-

Sehne oder ein Stück der Gastrocnemiusaponeurose verwendet werden. Das Band kann am Calcaneus mit einem Knochenanker fixiert werden; bei der Fibula empfiehlt sich die oben beschriebene transossäre Fixationstechnik. Unabhängig vom verwendeten Transplantat und der Fixationstechnik ist die Positionierung der Ligamente das Wichtigste. Bei Unsicherheiten lohnt es sich, die Fixation fibulär nur provisorisch vorzunehmen und das Verhalten der Transplantate bei Flexion/Extension zu überprüfen. Hierfür wird vor dem Anbringen der beiden Bohrlöcher am geplanten Fixationsort fibulär seitlich eine Kirschnerdraht in die Fibulaspitze eingebracht. Um diesen können die Armierungsfäden der Ligamente/Transplantate wie um eine Umlenkrolle gewickelt werden. Gewählt wird die Lokalisation der fibulären Insertion, welche bei Fußbewegungen (max. Flexion bis max. Extension) die geringste Relativbewegung der Ligamente/Transplantate verursacht (most isometric point). Anschließend können die Bohrlöcher konvergierend auf diesen Punkt gezielt werden. Ein Rückfußvarus wird vor der ligamentären Rekonstruktion durch einen separaten Zugang mittels einer lateralisierenden calcanearen Osteotomie korrigiert.

Bei Verletzungen der vorderen Syndesmose erfolgt der Schnitt längs (Abb. 301) oder quer. Der Ruptursitus und die ligamentäre Qualität werden beurteilt (Abb 302). Das anterolaterale obere Sprunggelenk wird inspiziert und auf talare Knorpelschäden untersucht. Für dicke Syndesmosebänder und intramurale Rupturen kann eine Bandnaht erfolgen. Wir verwenden monofilen resorbierbaren Faden. Die Nähte werden zuerst nur vorgelegt. Dann wir über eine Miniinzision die laterale Fibula etwa 10 cm oberhalb des Gelenkspaltes des oberen Sprunggelenkes dargestellt und eine 3,5-Kortikalisschraube tibial monokortikal im Sinne der Stellschraube eingebracht. Die Schraube sollte aufgrund der Fibulaposition horizontal und etwa 30° nach ventral auf die Tibia zielen. Der Talus liegt beim Anziehen der Schraube maximal dorsalflektiert in der Gabel, um die Malleolengabel nicht übermäßig zu komprimieren und damit die Beweglichkeit des oberen Sprunggelenkes nicht einzuschränken. Durch die Stellschraube wird die Malleolengabel stabilisiert, sodass die vorgelegten Syndesmosenähte verknüpft werden können.
Ist das Syndesmoseband extramural gerissen oder von schlechter Qualität, sollte es transossär verankert werden. Elegant ist die Verwendung von Bohrlöchern. Das Band wird gefasst, über eine Fadendurchziehschlinge transossär durchgezogen und verknüpft. Die Bohrlöcher sind auf der fibulären Seite einfacher zu anzulegen. Alternativ kann mit Knochenankern gearbeitet werden.
Im Fall einer frischen Ausrissfraktur wird das Knochenfragment entweder mittels Osteosynthese oder transossäre Fäden fixiert (Abb. 303). Das Anziehen und Verknüpfen der Fäden erfolgt auch hier erst nach der Platzierung der Stellschraube (Abb. 304).

Sehr kleine oder trophisch minderwertige Ausrissfragmente werden reseziert, und die Syndesmose transossär refixiert. Fehlt die Syndesmose, kann ein Transplantat verwendet werden. Wir haben gute Erfahrungen mit einem Stück des M. gastrocnemius-Aponeurosespiegels gemacht. Dieses Transplantat ist, wie die Syndesmose auch, flächig, einfach zugänglich und praktisch ohne „donor site pathology“ (Transplantatentnahme s. Kap. Achillessehne, S. 203ff.). Die Transplantatgewinnung aus einer der Peronealsehnen sollte vermieden werden, da es die Sehnen (wichtige aktive äußere OSG-Stabilisatoren) schwächt. Für die Syndesmosenrekonstruktion reicht ein kleines Stück der Gastrocnemmiusaponeurose aus. Zuerst wird der tibiale Knochenanker platziert und das Transplantat angeschlungen. Dann werden an der Fibula zwei Bohrlöcher gebohrt und das Transplantat nach Anziehen der Stellschraube über Fadennähte transossär verspannt.
Die Stellung der Stellschraube oder des Knochenankers wird mit dem Bildwandler kontrolliert. Der Wundverschluss erfolgt schichtweise mit resorbierbarem Fadenmaterial.

Komplikationen

Gründe für eine sekundäre Bandinsuffizienz können sein: nicht transossäre Refixation des Ligamentes, ungeeignete Position der Reinsertion, übermäßi-

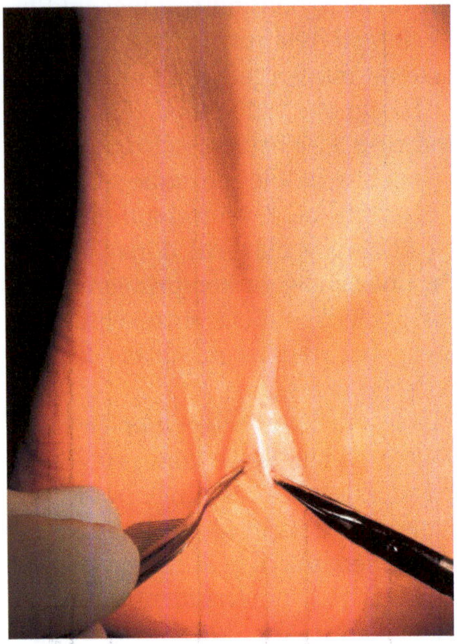

Abb. 291. Lig. fibulocalcaneare: N. suralis

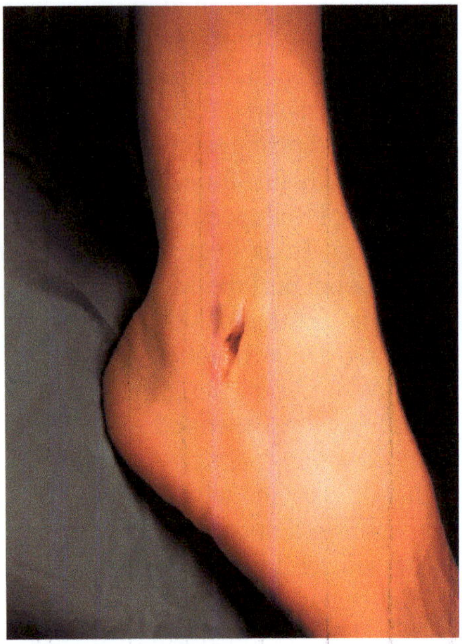

Abb. 292. Lig. fibulocalcaneare: Eröffnen Peronealsehnenfach

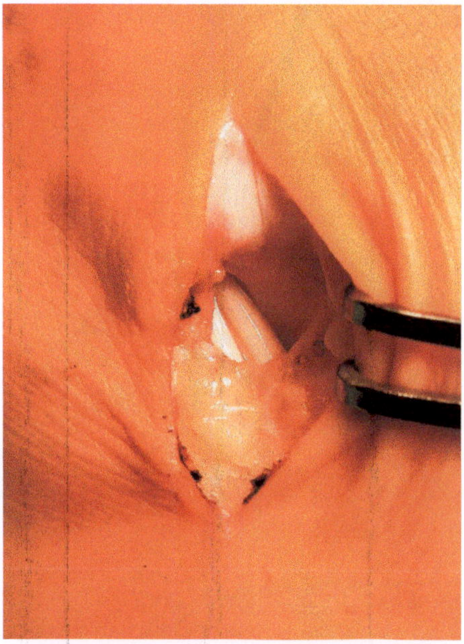

Abb. 293. Lig. fibulocalcaneare: Inspektion Peronealsehnen

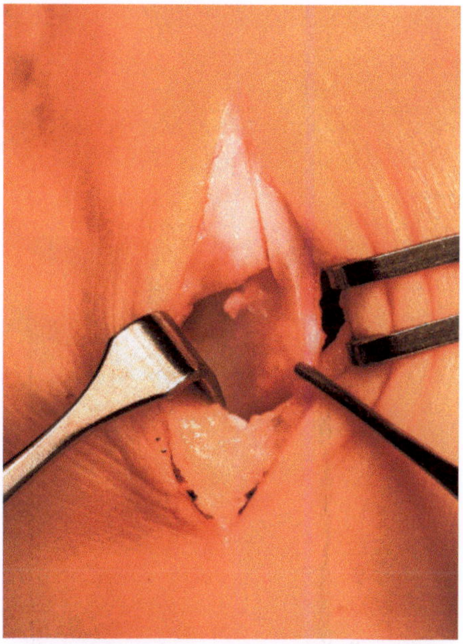

Abb. 294. Lig. fibulocalcaneare: Inspektion Ligament

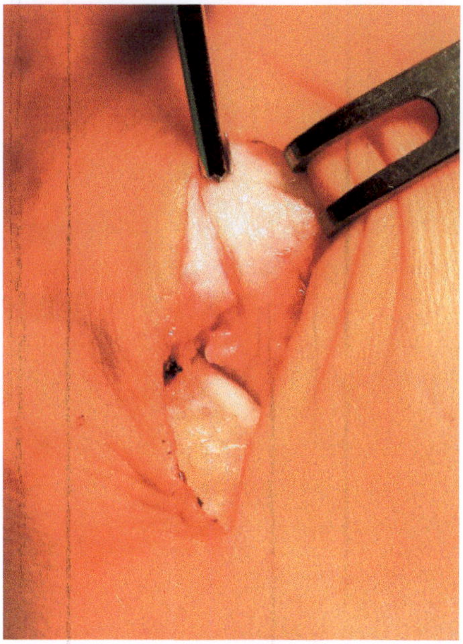

Abb. 295. Lig. fibulocalcaneare: Bohrloch

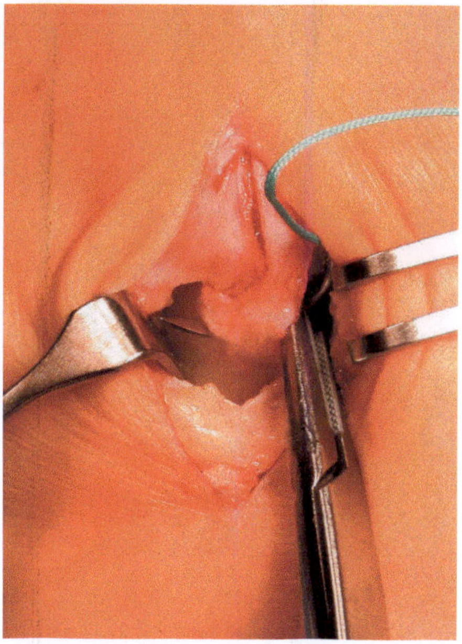

Abb. 296. Lig. fibulocalcaneare: Anschlingen Ligament

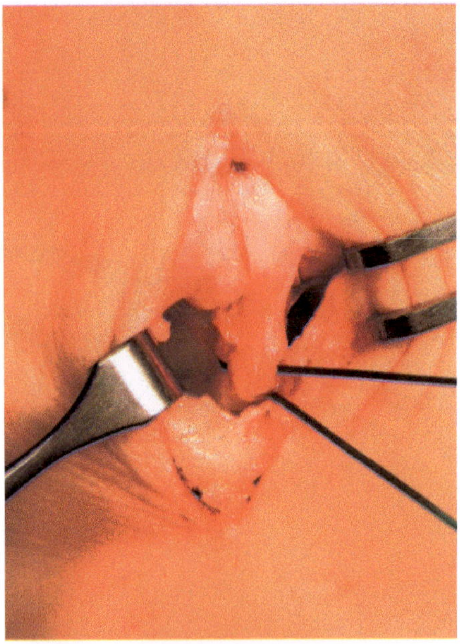

Abb. 297. Lig. fibulocalcaneare: Überprüfung Nahtfestigkeit

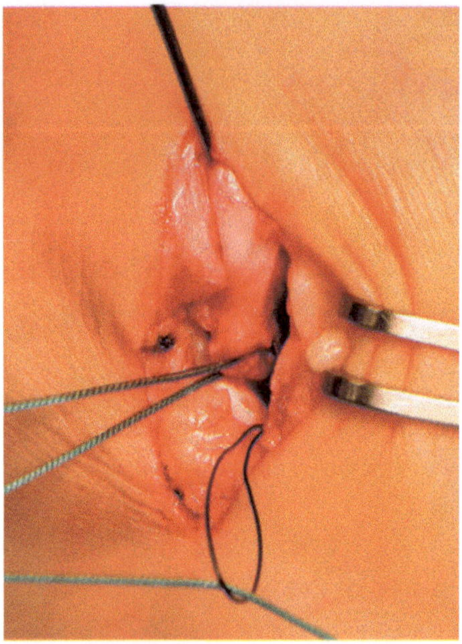

Abb. 298. Lig. fibulocalcaneare: Fadendurchziehschlaufe

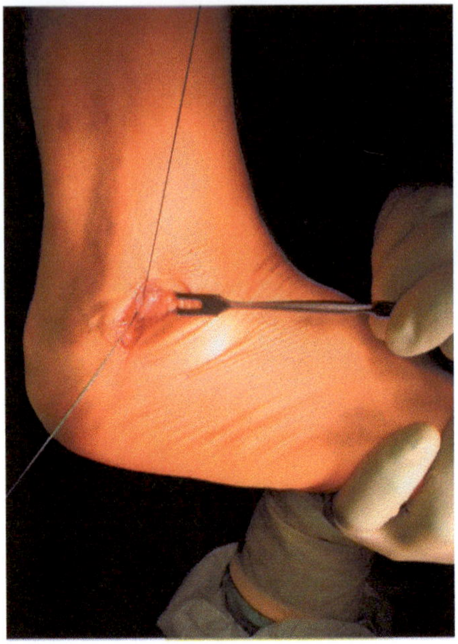

Abb. 299. Lig. fibulocalcaneare: Verknüpfung unter Anspannung

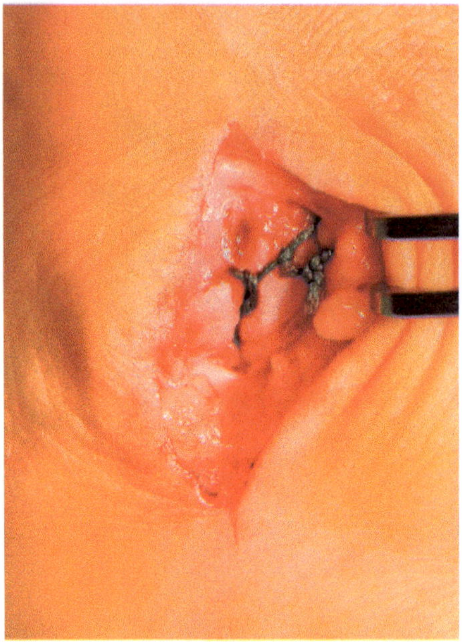

Abb. 300. Lig. fibulocalcaneare: Fixation

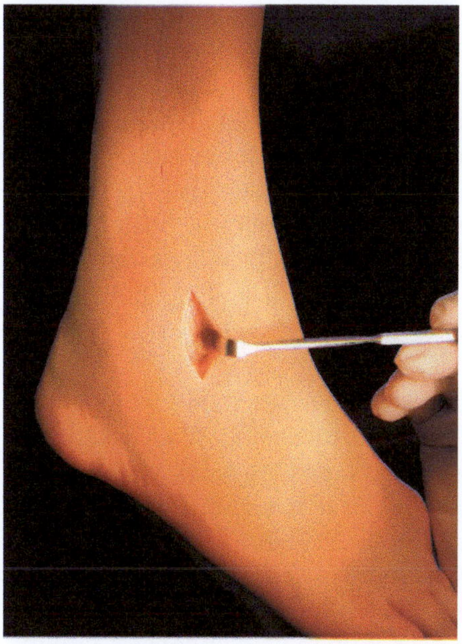

Abb. 301. Syndesmose: Hautschnitt

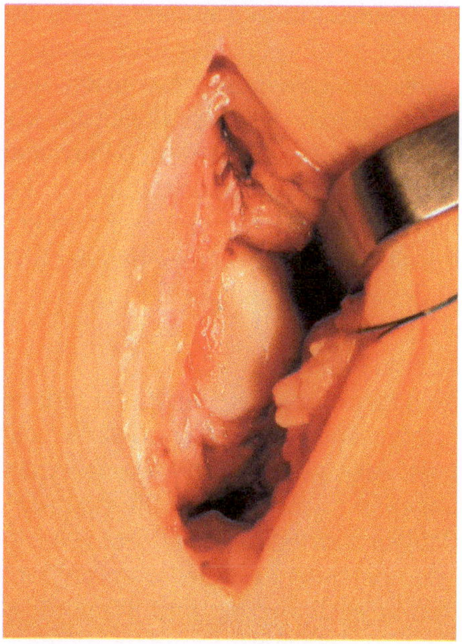

Abb. 302. Syndesmose: Ruptur

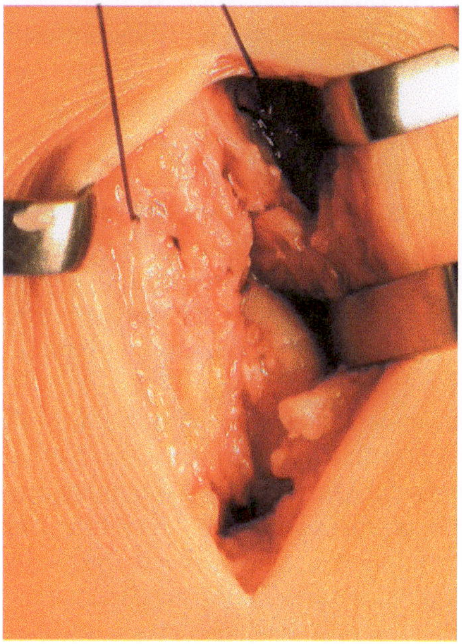

Abb. 303. Syndesmose: vorgelegte transossäre Naht

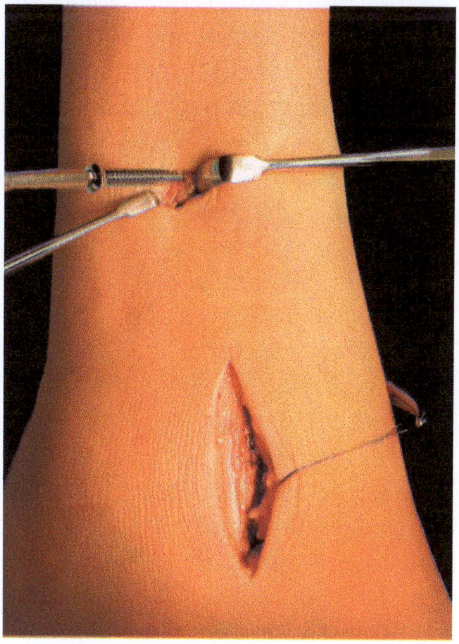

Abb. 304. Syndesmose: Stellschraube

ge Bandspannung, ungenügende Stellungskorrektur des Fersenbeines und ungenügende postoperative Ruhigstellung. In diesen Fällen muss eine Revisionsoperation geplant werden. Weitere Komplikationsmöglichkeiten sind Verletzungen des Nervus suralis, übersehene Läsionen der Peronealsehnen, muskuläre Insuffizienz der Peronealmuskulatur im Rahmen eines neurologischen Leidens, ein übersehenes Weichteilimpingement des peronealen Sehnenfaches und die eingeschränkte Dorsalflexion im oberen Sprunggelenk durch übermäßiges Anziehen der Stellschraube in Plantarflexionsstellung des Fußes (unvollständiger Formschluss des Talus in der Malleolengabel).

Nachbehandlung

Im Operationssaal wird eine dorsale Schiene angepasst. Mit der Schiene erfolgt eine Entlastung an Gehstöcken bis zur gesicherten Wundheilung einige Tage postoperativ. Dann wird ein Unterschenkelgips für vier Wochen angepasst und in die Vollbelastung ohne Stöcke übergegangen. Nach einer Calcaneusosteotomie wird eine Teilbelastung an Stöcken für etwa zwei Wochen nach dem Eingriff empfohlen. Der Vorteil des Gipses ist die individuell optimale Anpassung und damit die bestmögliche Stabilisierung auch nachts. Nach der Gipsentfernung wird eine Knöchelstabilbandage angepasst und mit Physiotherapie begonnen.
Die Stellschraube limitiert das freie Spiel der Fibula gegenüber der Tibia (fibuläre Translation in der Längsachse und Rotation) und sollte deshalb acht Wochen postoperativ im Rahmen eines ambulanten Kurzeingriffes entfernt werden. Trotz der Stellschraube kann ab der fünften Woche postoperativ mit der Physiotherapie begonnen werden.

3.7.2 Ligamentum deltoideum und Spring Ligament

Das Deltaband ist eigentlich ein Bandkomplex, bestehend aus fünf einzelnen Bandstrukturen, welche teils eingelenkig, teils zweigelenkig angelegt sind. Es ist der passive Agonist des M. tibialis anterior, M. tibialis posterior und des M. flexor hallucis longus in der Landephase des Gehens. Neben der Stabilisierung des inneren Rückfußes ist es Rotationszentrum bei der Übertragung von Bewegungen zwischen Körper und Boden.
Das Spring Ligament (Ligamentum talonaviculare plantare) ist ein sehr straffes, teilweise elastisches („spring“), kurzes, breitflächiges Pfannenband medioplantar am talonavicularen Gelenk. Es wird funktionell dem Deltabandkomplex zugerechnet und verhindert ein medioplantares Weggleiten des Talus auf dem Os naviculare, vor allem während der Landephase des Gehens. Durch die komplexe Struktur des Bandkomplexes sind in fast jeder Fußposition einzelne Anteile des Bandkomplexes angespannt.
Läsionen der ventralen Anteile des Ligamentum deltoideum sind nicht seltene Begleitverletzungen beim klassischen Supinationstrauma (bis zu 40%). Die kli-

nische Erfahrung zeigt, dass Verletzungen des Deltabandes eine im Vergleich zu den lateralen OSG-Bändern schlechtere spontane Heilungstendenz zeigen. Bei chronischen Instabilitäten des Deltabandkomplexes sind sekundäre, meist tendinöse Folgeschmerzen am medialen Rückfuß häufig. Manchmal lässt sich eine kompensatorische funktionelle Vorfußfehlstellung beobachten. Der Patient versucht in der Landphase vom Anfersen bis zur mittleren Standphase eine übermäßige, schmerzhafte Rückfußeversion zu verhindern. Er aktiviert hierfür vor allem die Großzehe als Gegenstütze (aktive varische Plantarflexion) über eine vermehrte Anspannung des M. flexor hallucis longus. Dies führt häufig zu einer Tendovaginitis retromalleolär am Übergang des Muskelbauches in den fibro-ossären Sehnenscheidenkanal. Umgekehrt kann die chronische Insuffizienz der M. tibialis posterior-Sehne eine sekundäre Überlastung des Spring Ligamentes oder des Deltabandes bewirken.

Diagnostik

Die Patienten sind in der Lage, den Ort der Hauptbeschwerden recht genau zu beschreiben. Läsionen am Deltabandkomplex lassen sich in der Regel palpatorisch gut erfassen. Meist ist das betroffene Areal im Seitenvergleich etwas geschwollen, das Anspannungsmuster ist verspätet oder fehlt gänzlich.
Zur genauen Lokalisation der Läsion und zum Ausschluss wesentlicher Begleitverletzungen (Osteochondrale Läsion des OSG, ossärer Bandausriss, Fraktur des Sustentaculum tali, Läsion der M. tibialis posterior-Sehne etc.) lohnt sich eine Magnetresonanztomografie. Falls die Hauptschmerzpunkte nicht mit den Magnetresonanztomografie-Befunden übereinstimmen, ist eine diagnostische Infiltration sehr hilfreich.
Eine wichtige Differentialdiagnose der chronischen Deltaband- oder Springbandläsion ist die ansatznahe Insuffizienz der M. tibialis posterior-Sehne.

Operationsprinzip

Das straffe Deltaband soll am glatten kortikalen Knochen des Innenknöchels refixiert und angespannt werden. Dies gelingt am besten über einen Knochenanker (Abb. 305), unabhängig davon, ob die Läsion intramural oder ansatznahe liegt. Um einen Zug auf das Band ausüben zu können, soll nur die eine Hälfte des Ankerfadens mit dem Band vernäht werden. So kann die andere Fadenhälfte als Zugfaden dienen, über den das Band an den Knochen herangezogen werden kann. Bei breitflächigen Bandläsionen müssen eventuell zwei Fadenanker eingesetzt werden.
Das Spring Ligament ist sehr straff, kurz und breitflächig. Eine Naht oder Rekonstruktion ist deshalb kaum möglich. Am besten wird die Region des insuffizienten Spring Ligamentes mit transossär geführten, nichtresorbierbaren Fäden verflochten. Ob am Talus und am Os naviculare transossär gearbeitet werden muss, entscheidet sich intraoperativ aufgrund der noch vorhandenen Bandstrukturen.

Operationstechnik

Der Schnitt am Deltaband wird längs im Bereich der betroffenen Region vom Innenknöchel bis etwa auf Höhe der M. tibialis posterior-Sehne geführt (Abb. 306). Bei frischen Rupturen lassen sich die Gewebeschichten problemlos identifizieren (Abb. 307). Bei chronischen Insuffizienzen sollten die Schichten für eine gute Stabilisierung und einen guten Wundverschluss sorgfältig präpariert werden. Nun wird das Band am Ort der Läsion im Faserverlauf längs inzidiert und der Unterrand des Innenknöchels identifiziert. Dort wird ein Bohrloch im harten kortikalen Knochen vorgebohrt (Abb. 308). Ein Knochenanker wird in den Innenknöchel eingebracht (Abb. 309). Der Anker soll nicht zu oberflächlich aber auch nicht in den Gelenksraum zu liegen kommen. Bei Unsicherheiten lohnt es sich, den Bohrer temporär im Knochen zu lassen, mit dem Bildwandler eine Lagekontrolle vorzunehmen und erst dann den Anker einzubringen. Durch Zug an den Ankerfäden wir die stabile Verankerung des Ankers überprüft (Abb. 310). Eine Fadenhälfte wird eingefädelt und der zu rekonstruierende Bandanteil in Mason Allen-Technik möglichst weit distal gefasst. Um einen gleichmäßigen Zug auf das Band auszuüben, wird ein Faden ventral der Längsinzision, der andere dorsal davon eingenäht. Mit der verbleibenden, nicht eingeflochtenen Fadenhälfte (Zugfaden) kann der verflochtene Faden mitsamt dem Bandanteil an den Innenknöchel herangezogen werden. Der Fuß wird beim Verknüpfen im rechten Winkel und in maximaler Inversion gehalten (Abb. 311). Auf diese Weise ergibt sich eine gute und stabile Vorspannung des Deltabandes. Dann wird die Beweglichkeit des oberen Sprunggelenkes überprüft (Abb. 312). Da die transossäre Rekonstruktion nur punktförmig erfolgt, ist mit keiner spürbaren Beeinflussung der OSG-Beweglichkeit zu rechnen. Eine Überprüfung des „most isometric point“ erscheint vor dem Einbringen des Ankers hier nicht notwendig. Schließlich werden die Gewebeschichten mit monofilem, nichtresorbierbarem Faden vernäht.

Das Spring Ligament liegt unter dem navicularen Ansatz der M. tibialis posterior-Sehne. Der Zugang erfolgt deshalb längs entlang des Oberrandes der Sehne (Abb. 313). Die Sehne wird ansatznahe dargestellt, bei Verdacht auf eine trophische Störung längs gespalten und ihre Faserung beurteilt. Bei Bedarf kann ein Skarifizierung und/oder Naht durchgeführt werden. Die Sehne wird nach unten weggehalten, damit die talonaviculare Gelenkkapsel dargestellt werden kann. Durch Ab- und Adduktion des Fußes kann die Insuffizienz des Spring Ligamentes überprüft werden. Das Gelenk wird eröffnet und das Spring Ligament dargestellt. Nun wird beurteilt, wie das Band rekonstruiert werden soll. Idealerweise kann auf der talaren Seite noch Gewebe gefasst werden, sodass die Haltefäden am Os naviculare transossär geführt werden können (was technisch einfacher ist). Via 2,0-Bohrlöcher und Fadendurchziehschlinge werden nichtresorbierbaren Fäden doppelt oder dreifach so vorgelegt, dass sie die

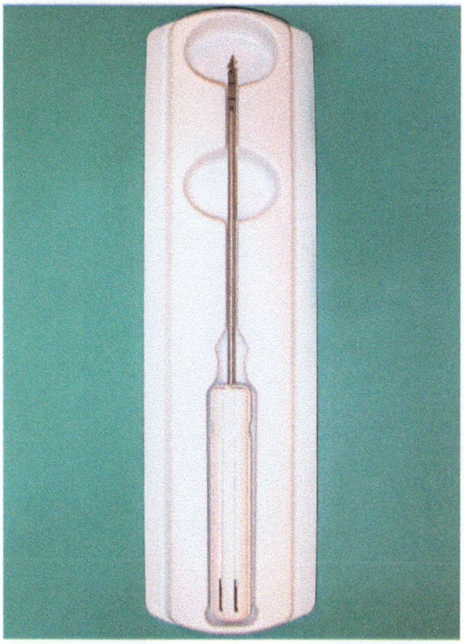

Abb. 305. Deltaband: Knochenanker

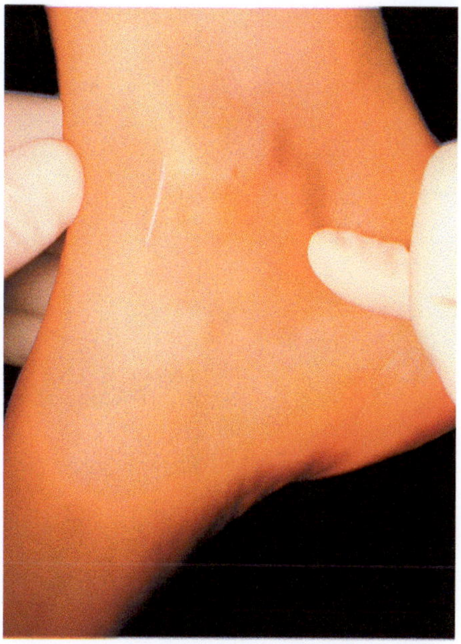

Abb. 306. Deltaband: Hautschnitt

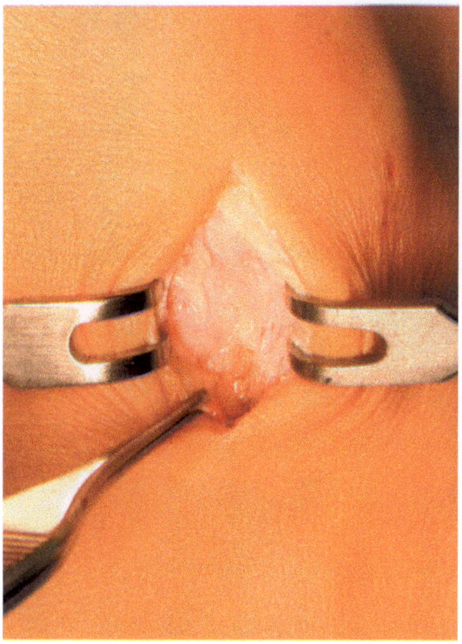

Abb. 307. Deltaband: Darstellung

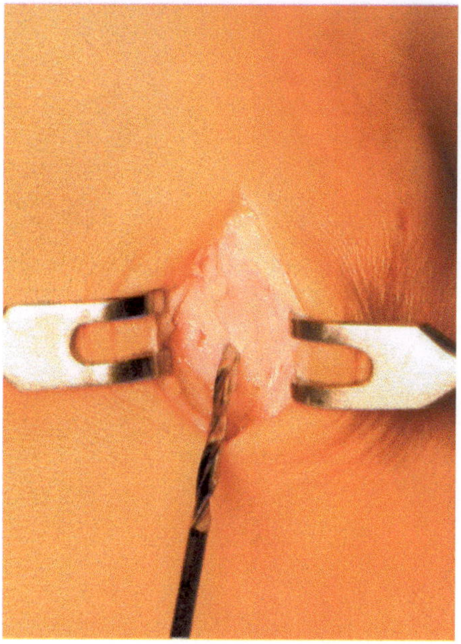

Abb. 308. Deltaband: Bohrloch für Knochenanker

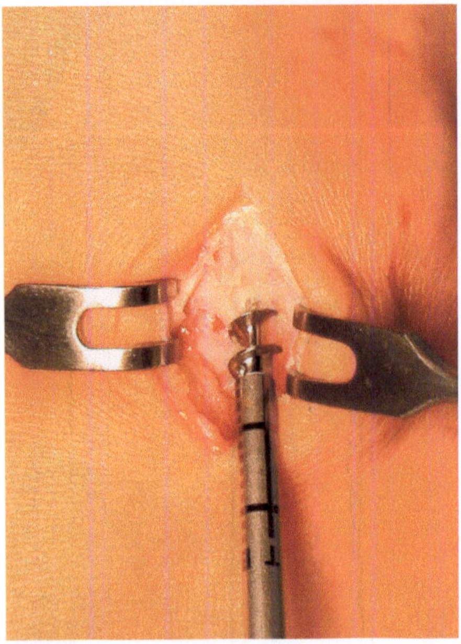

Abb. 309. Deltaband: Einbringen Knochenanker

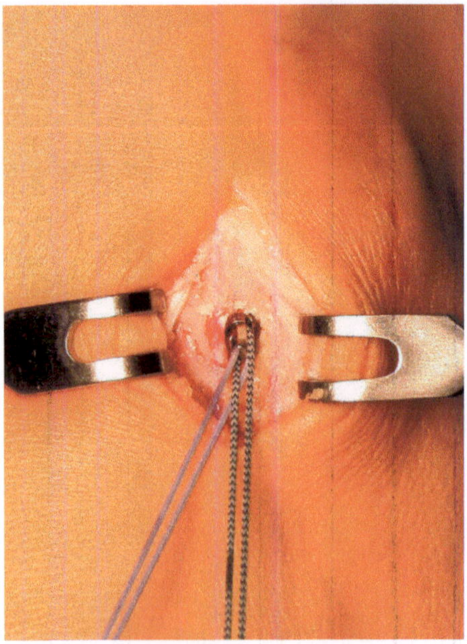

Abb. 310. Deltaband: Ankerfäden

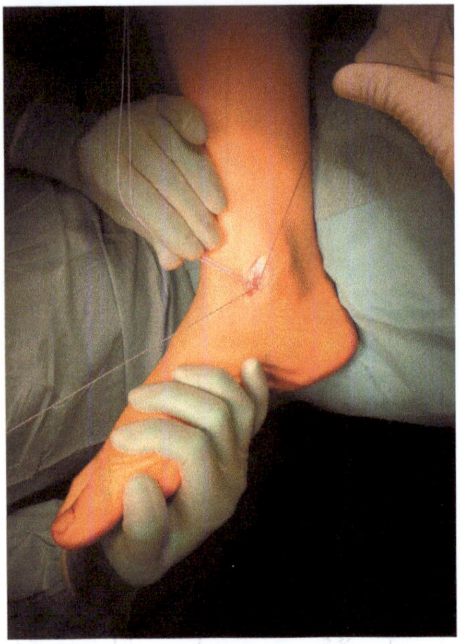

Abb. 311. Deltaband: Bandnaht

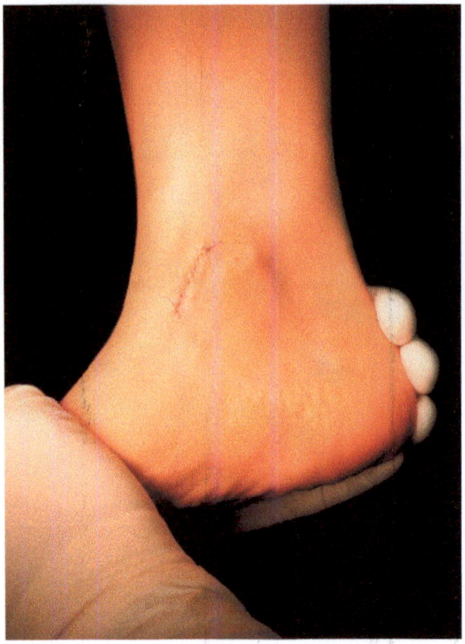

Abb. 312. Deltaband: Funktionsprüfung

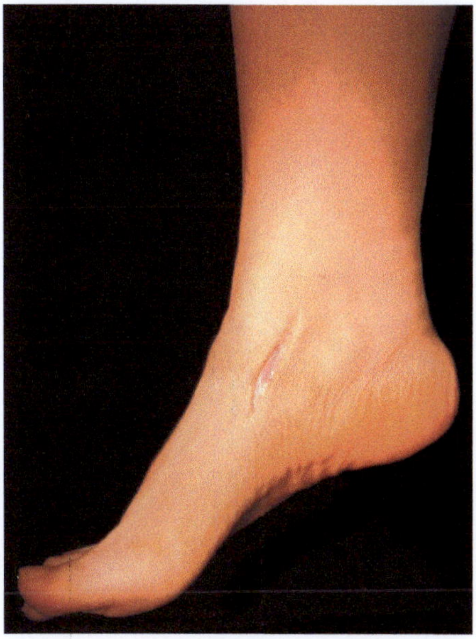

Abb. 313. Spring Ligament: Hautschnitt

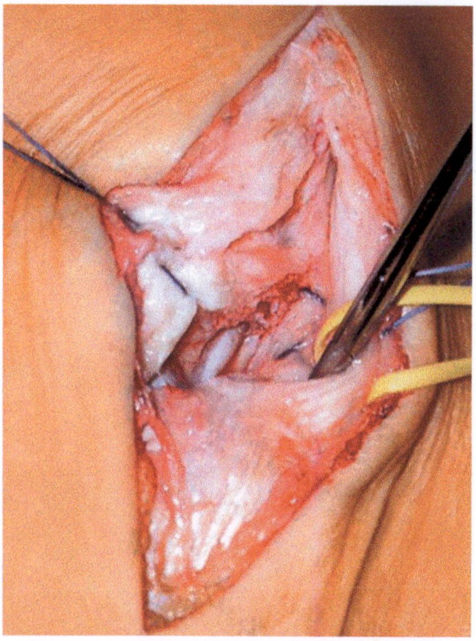

Abb. 314. Spring Ligament: transossäre Naht

ganze Fläche des Spring Ligamentes abdecken (Abb. 314). Kann auf der talaren Seite kein Gewebe gefasst werden und gelingt es nicht, Bohrlöcher anzulegen, empfiehlt sich der Einsatz eines Knochenankers. Dieser wird am Kapselrand in den Taluskopf eingebracht. Die Fäden werden in maximaler Adduktion des Fußes provisorisch verknüpft und der Stabilisierungseffekt überprüft. Erst dann wird definitiv verknüpft. Es folgt der schichtweise Wundverschluss.

Komplikationen

In einigen Fällen wird das Regenerationspontential von sekundären Tendovaginitiden überschätzt. Dann müssen diese sekundären Pathologien separat therapiert werden. Seltenerweise kann es zu einer Lockerung des Knochenankers kommen. Dann muss dieser entfernt und durch transossäre Bohrlöcher ersetzt werden.

Nachbehandlung

Die ersten Tage postoperativ erfolgt die Stockentlastung und Stabilisierung des Fußes mit einer dorsalen Schiene. Nach gesicherter Wundheilung wird ein Unterschenkelgips für vier Wochen angepasst. Mit diesem ist der Übergang in die stockfreie Vollbelastung erlaubt. Dann erfolgt der Wechsel auf eine stabilisierende Rückfußbandage für weitere vier Wochen und Initialisierung der Physiotherapie.

EMPFOHLENE LITERATUR

AAOS. Advanced Reconstruction. Foot and Ankle, 6300 North River Road, Rosemont, IL 60018

Berquist TH (2000) Radiology of the Foot and Ankle. Lippincott Williams and Wilkins

Bruce Scott D (1989) Techniques of Regional Anaesthesia. Mediglobe SA

Coughlin MJ, Mann RA, Salzmann CL (2007) Surgery of the Foot and Ankle. Mosby Elsevier

Brukner P, Kahn K (2002) Clinical Sports Medicine. McGraw-Hill

Cailliet R Foot and Ankle Pain, 3rd Edn. F.A. Davis Company, Philadelphia

De Prado M, Ripoll PL, Golano P (2009) Minimally Invasive Foot Surgery. About Your Health

Garret WE, Speer KP, Kirkendall DT (2000) Orthopeadic Sports Medicine. Lippincott Williams and Wilkins

Hansen ST, Jr (2000) Functional Reconstruction of the Foot and Ankle. Lippincott Williams and Wilkins

Hintermann B (2004) Total Ankle Arthroplasty. Springer, Wien New York

Lohrer H, Alt W, Gollhofer A, Rappe B (2000) Lateral Ankle Ligament Injuries – A Review. Deutsche Zeitschrift für Sportmedizin 51:(6)

Meyerson M (2000) Foot and Ankle Disorders, Vol. 2. W. B. Saunders

Meyerson M (2005) Reconstructive Foot and Ankle Surgery. Elsevier Saunders

Moore DC (1975) Regional Block. Thomas, Springfield

Pfeffer GB, Easley ME, Frey C, Hintermann B, Sands A (2010) Foot and Ankle Surgery. Saunders Elsevier

Sharrock NE, Waller JF, Fiero LE (1986) Midtarsal Block for Surgery of the Forefeet. Br J Anaesth 58: 37

Sommer C (2006) Fußchirurgie – Ein praktischer Leitfaden. Springer Wien New York

Sommer C, Hintermann B, Nigg BM, van den Bogert AJ (1996) Influence of Ankle Ligaments on Tibial Rotation: An In-Vitro Study. Foot and Ankle International 17(2)

Sommer C (1996) Das instabile OSG. Die Behandlung der frischen Bandruptur – eine Literaturübersicht. Sportverletzung-Sportschaden 10: 76–78

The Foot and Ankle (2002) Master Techniques in Orthopaedic Surgery, 2nd Edn. Lippincott Williams and Wilkins

Zölch C, Fialka-Moser V, Quittan M (2003) Rehabilitation of Ligamentous Ankle Injuries: A Review of Recent Studies. Br Sports Med 37: 291–295

ANHANG

Der Hallux-Goniometer

Der Hallux-Goniometer soll helfen, die Analyse der Röntgenbilder in der Praxis zu vereinfachen. Er wurde von Dr. C. Sommer entwickelt und mit freundlicher Unterstützung der Firma Synthes produziert.

Neben klinischen Kriterien beim Hallux valgus entscheiden radiologische Parameter über die Wahl des operativen Vorgehens. Für die korrekte Evaluation werden belastete Röntgenaufnahmen des Vorfußes in dorsoplantarer und seitlicher Projektion benötigt.

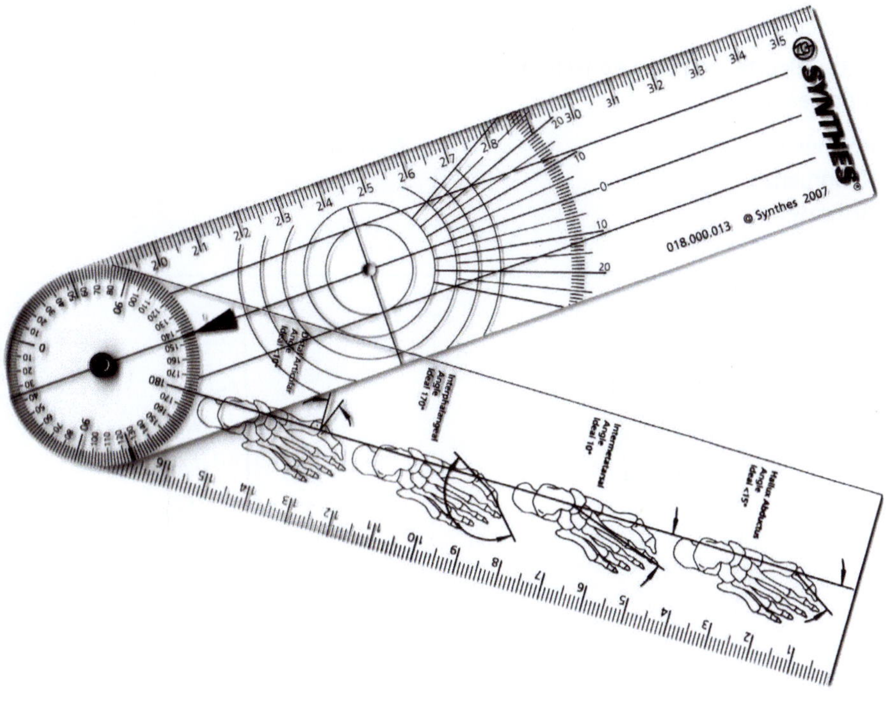

Abb. 315. Hallux-Goniometer

Bei der Beurteilung der Röntgenbilder in der Praxis hat sich folgendes Schema bewährt:

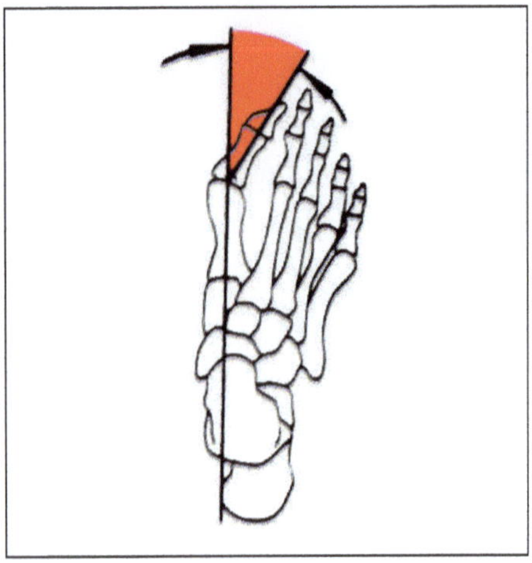

Abb. 316. **Beurteilung des Großzehengrundgelenkes:**

- **Normwert bis 15°**
- **Kongruenz?**
- **Arthrose?**

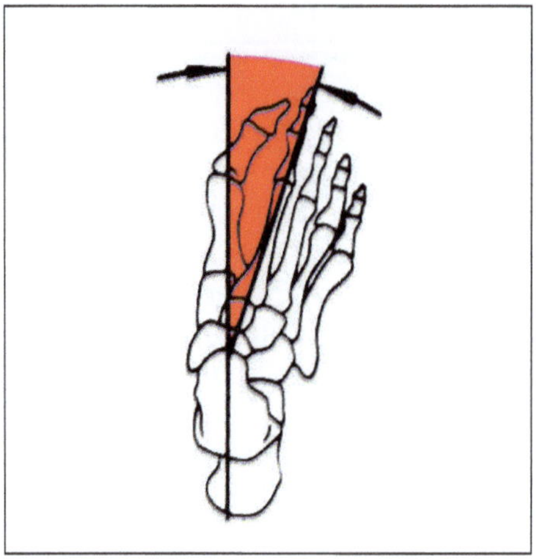

Abb. 317. **Bestimmung des Intermetatarsale-Winkels I/II:**

- **Normwert bis 10°**

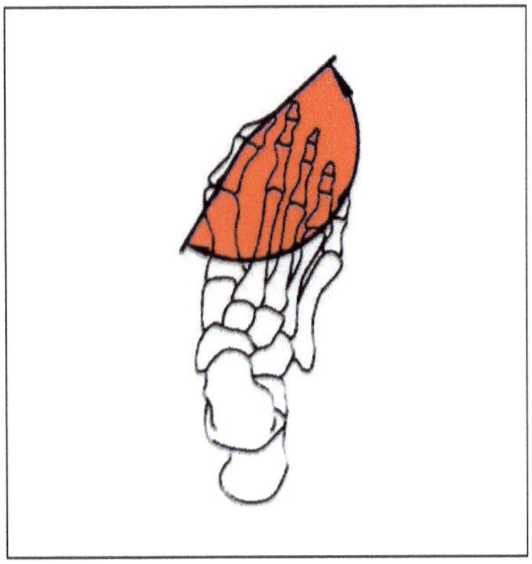

Abb. 318. **Bestimmung des Interphalangealwinkels:**

- **Normwert ca. 170°**
- **Krümmung des Schaftes?**

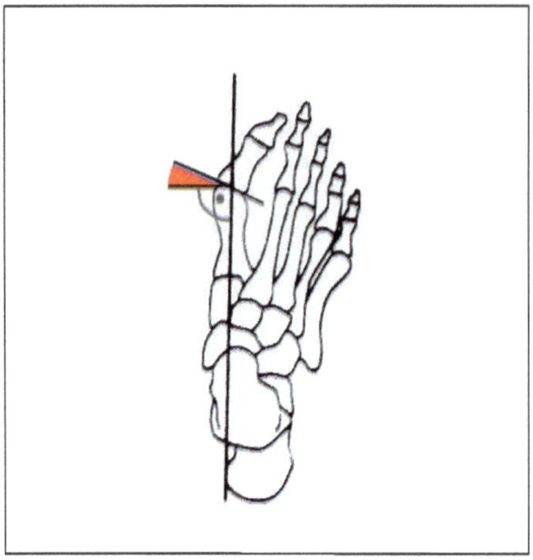

Abb. 319. **Bestimmung des valgischen distalen intraartikulären Gelenkwinkels (DMMA):**

- **Normwert unter 10°**

SACHVERZEICHNIS

Achillessehne 21, 22, 33, 40, 47, 100, 112, 160, 162-164, 166, 167, 201, 203-219, 224-229, 231, 234
Adhäsiolyse 180, 183
Akin 51, 54, 55, 66, 70, 71, 72
Anästhesie 10, 17-20, 30, 89, 185
Aponeurose 95, 98, 99, 208, 211, 219
Arthrodese 38, 54, 59, 64, 73-75, 77-79, 82-86, 89, 95, 96, 98, 112, 128, 129, 131, 135, 140-153, 155-159, 163, 164, 167, 170, 171, 175, 194, 212
Arthrose 73-75, 78, 82, 85, 86, 127, 128, 132, 138-142, 150, 151, 154, 155, 157, 164, 167, 195, 248
Arthroskopie 146, 231
Augmentation 164, 165, 170, 196, 197, 206, 208-211, 214

Balancierung 51, 60, 61, 63, 95-97
Bassett 138-140
Baxter-Nerv 25, 179, 182-184
Blutleere 30, 182, 183, 187
Blutsperre 14, 21, 30, 89
Bunionette 123, 125, 126

Calcaneus 20, 100, 110, 128, 139, 141, 150-152, 156, 163, 164, 167, 171, 203, 205, 207, 209, 210, 212, 214, 219, 231, 233
- Calcaneusfraktur 38
Cellulitis 11
Cheilektomie 73, 74, 76, 77, 82, 83
Chopart 50, 135, 139, 141, 155, 156, 164, 167, 175
- Arthrose Chopart 154

Coalitio 150, 195, 201
Compliance 42, 79, 84, 117, 127, 145, 217
Crepitatio 139

Débridement 12-14, 120, 145, 179, 188, 189, 198, 204
Diastase 78, 84, 231
Dorsalflexion 73, 74, 76, 86, 93, 95, 99, 119, 130, 139-141, 162, 165, 170, 176, 182, 190-193, 196, 205, 215, 218, 238
Dorsalflexionskontraktur 120, 171, 172
Dreibeinprinzip 207, 212

Einklemmphänomen 82
Entlastungsschuh 23, 45
Eversion 44, 150, 172, 173, 231, 232
Exostose 114, 123, 128, 134, 135, 160-162, 223

Faszie 10, 20-22, 98, 99, 179-185, 187
Ferse 75, 154, 164, 166, 179, 182, 195
- Fersenbein 150-152, 166, 238
- Fersensporn 182, 183
Fibula 140, 141, 143, 144, 230, 231, 233, 234, 238
Fußwurzel 34, 37-39, 50, 127, 194

Gastrocnemiusaponeurose 20, 95, 98-100, 112, 166, 171, 206, 210, 211, 215, 216, 233, 234
Gehgips 64, 79, 84, 89, 117, 127, 131
Gelenkstoilette 140, 142, 144-146, 150

Gips 14, 39–47, 100, 120, 127, 145, 154, 170, 175, 194, 215, 217–219, 238
Granulom 177
Großzehengrundglied 54, 55, 59, 60, 62–65, 70, 71, 74, 76–78, 84

Haglund 160–162, 201
Hallux 45, 46, 51, 55, 59, 60, 64, 69, 79, 96, 127, 247
- Hallux rigidus 50, 62, 73, 74, 76, 80, 81, 86
- Hallux valgus 50–59, 65–68, 70, 123, 128, 163, 173, 247
- Hallux valgus interphalangeus 54, 59, 62, 70–72
- Halluxbandage 45

Hammerzehe 93, 94, 102, 170, 179
Henry-Knoten 86, 196, 209, 212, 226
Hitzenekrose 78, 83
Hohlfuß 170
Hyperästhesie 79, 84, 124

Impingement 73, 76, 82, 138–140, 190, 201
Implantat 16, 17, 36–38, 78, 79, 84, 131, 155
Infektion 9–12, 14, 64, 140
Infiltration 9, 21–23, 29, 134, 150, 154, 176, 180, 185, 188, 201, 239
Insertion 38, 63, 64, 77, 162, 182, 207, 212, 231–233
Insertionstendinopathie 154, 182, 203
Insuffizienz 14, 31, 79, 127, 154, 162, 163, 171, 185, 194–196, 203, 238–240
Instabilität 51, 53, 54, 83, 94, 151, 154, 155, 164, 165, 171, 188, 202, 230, 231, 239
Interphalangeal-Gelenk 82, 83, 95
Interpositionsarthrodese 75
Inversion 94, 150, 165, 192, 196, 230, 240

Kallus 117, 120
Kapsulolyse 60, 63, 76, 77, 98, 103, 114, 115, 121, 124, 125
Keller-Brandes 59, 63, 64, 68
Kelly-Keck 160
Keloid 36, 45, 179
Knöchel 22, 42, 44, 150
Knochenklammer 147
Kleinzehendeformation 93, 173, 175
Knick-Senkfuß 150, 162, 170, 173
Knorpel 61, 62, 74, 76, 114
Knoten 34
Köhler'sche Krankheit 117
Kontraktur 76, 95, 124, 171
Kontusion 32
Korrekturosteotomie 38, 52, 53, 61, 74, 96, 113–118, 130, 141, 142, 151, 160, 165, 166, 171
Krallenzehe 93, 94

Lagerungsschiene 41, 43, 44
Lapidus 57, 170
Ligamente 11, 19, 38, 86, 138–140, 151, 188, 197, 230, 233–235
- Ligamentum bifurcatum 154, 155
- Ligamentum calcaneonaviculare (Spring Ligament) 162, 164, 167, 194–197, 201, 238–240, 243
- Ligamentum deltoideum 155, 162, 165, 166, 238
- Ligamentum talofibulare anterius 230–232
- Ligamentum talofibulare posterius 230
- Ligamentum talonaviculare 238
- Ligamentum tibiocalcaneare 196
- Ligamentum tibiofibulare anterius 171, 230

- Ligamentum tibiotalare anterius 194, 196
Lisfranc 21, 37, 50, 115, 128, 129, 131–133, 170
- Arthrose Lisfranc 127
Ludloff 56, 57, 59, 63
Luxation 129, 188–190

Malleolus medialis 21, 22, 165, 195–197, 200
Malleolus lateralis 20, 21, 166, 185, 188
Membrana interossea 143, 230
Meniscoid 138–140
Metatarsalgie 94, 112, 170, 171, 173
Metatarsus 55, 170
Mittelfuß 37, 45
- Mittelfußknochen 23, 61
Mobilisation 14, 17, 30, 39, 40, 64, 79, 84, 127
Morton 29, 46, 50, 94, 118, 175, 176, 178
Muskeln 47, 179, 180, 183, 184, 191–193, 212
- Musculus abductor hallucis 22, 52, 179, 180, 182, 183, 212
- Musculus extensor digitorum brevis 97, 119
- Musculus extensor digitorum longus 97, 98, 114, 119, 120
- Musculus extensor hallucis brevis 75, 193
- Musculus extensor hallucis longus 22, 54, 71, 191–193
- Musculus flexor digitorum longus 95, 97, 98, 164, 165, 196, 198, 199, 202, 209
- Musculus flexor hallucis longus 22, 61, 179, 196, 200–202, 208–214, 219, 225–227, 238, 239
- Musculus gastrocnemius 47, 98, 99, 164, 219, 234
- Musculus peronaeus brevis 154, 171–173, 187–190
- Musculus peronaeus longus 171–174, 187, 188
- Musculus soleus 211
- Musculus tibialis anterior 63, 139, 143, 155, 172, 173, 191–194, 238
- Musculus tibialis posterior 134, 135, 154, 162–165, 170, 179, 194–201, 238–240

Nagelwurzel 84, 89–92
Nahttechnik 31, 33, 61, 193, 211–213
Narbenpflege 31, 36
Narkose 10, 18, 19, 23
Nekrose 52, 73, 81, 87, 117
Nerven 2, 3, 15, 20–22, 30, 60, 63, 76, 79, 83, 84, 87, 94, 97, 98, 112, 115, 117, 119, 123, 124, 129, 131, 143, 147, 156, 166, 175, 177, 179, 180, 182–185, 187, 202
- Nerve-entrapment 152
- Nervus abductor digiti quinti 25, 179, 182, 183, 201
- Nervus cutaneus dorsalis intermedius 25
- Nervus cutaneus dorsalis medialis 25
- Nervus peronaeus superficialis 20, 21, 25, 27, 28, 184–187
- Nervus plantaris lateralis 22, 25
- Nervus plantaris medialis 22, 25
- Nervus saphenus 20, 21, 25, 27, 28, 142, 144
- Nervus suralis 20, 25, 27, 28, 98, 99, 150–152, 154, 156, 164, 166, 173, 174, 189, 190, 211, 216, 217, 232, 234
- Nervus tibialis 20–22, 25, 27, 28, 179, 181, 182, 202, 213
Nervendekompression 32, 180
Neuralgie 50, 118
Neurolyse 186
Neurom 46, 94, 175–178
Non-Union 39, 52, 57, 59, 64, 78, 84, 89, 131, 141, 144, 145, 151, 152, 156

Operationsrisiko 8, 9
Operationssaal 2, 100, 112, 135, 143, 144, 175, 182, 184, 187, 194, 202, 204, 215, 217, 218, 238
Orthese 23, 39, 44, 64, 127, 145, 156, 194, 214, 215, 219
Os 86, 87, 128, 130, 131
- Os cuboideum 172, 173, 175
- Os cuneiforme 128, 130, 131
- Os metatarsale 50–57, 59–64, 73–78, 82, 86, 87, 94, 95, 112–115, 117–120, 123, 124, 130, 131, 154, 170–173, 176, 177
- Os naviculare 32, 134, 135, 154, 155, 163–165, 192, 195–197, 238–240
- Os sesamoideum 50–52, 54, 60, 61, 70, 76–78, 86–88, 134
- Os tibiale externum 134–137, 195, 201
- Os trigonum 201, 202
Osteochondrose 50, 51, 73, 82, 86, 87, 138, 140, 150, 195, 239
Osteochondrosis dissecans 73
Osteomyelitis 11, 12, 94
Osteophyt 61, 73, 77, 82, 83, 117–119, 138, 139, 142, 143, 148, 154
Osteoporose 154
Osteosuture 95, 98, 105
Osteosynthese 14, 38, 53, 56, 58, 61, 70, 72, 74, 75, 78, 83, 84, 87, 89, 96, 100, 113, 115, 134, 135, 138, 233
Osteotomie 51–66, 70–79, 83, 86, 96, 99, 108, 113–115, 117, 123–126, 136, 141, 151, 156, 160, 172, 173, 189, 190, 233

Parästhesie 24
Paratenonitis 203, 205
Periost 166
Peritendineum 210
Pes cavus 75, 170, 171, 173
Pes planovalgus 50, 134, 162–167, 179, 194
Physiotherapie 39, 40, 42, 45, 79, 127, 135, 145, 170, 175, 191, 194, 197, 214, 215, 218, 219, 238, 243
Plantaraponeurose 43, 50, 53, 54, 182
Plantarflexion 86, 93, 139, 140, 171, 206, 210, 212, 215, 217, 239
Pridie-Bohrung 74, 87, 118, 119
Prothese 11, 12, 16, 36, 38, 75, 139–142, 165
Pseudarthrose 10, 14, 16, 78, 79, 86, 87, 120, 131, 134, 135

Redression 217
Regionalanästhesie 10, 18–20, 24, 177
Rekrutierungsphänomen 93, 95, 170–173
Retinaculum 21, 22, 97, 139, 143, 144, 188, 191, 203, 204, 232
Rückfuß 21, 34, 38, 39, 50, 138, 140–143, 145, 150, 163–167, 172, 185, 187, 188, 195, 202, 215, 230–232, 238, 239

Sandwich-Technik 165, 192, 193, 196, 206–209, 211, 213, 222
Scarf 52, 55, 56, 62, 63
Scarifizierung 220, 221
Sehne 2, 11, 22, 30, 32, 34, 38, 47, 51, 52, 54, 60, 61, 63, 71, 75, 76, 86, 87, 89, 93, 95, 97, 98, 114, 119, 120, 134, 135, 139, 143, 154, 155, 160, 162–165, 170–173, 175, 179, 187–219, 221, 225–228, 232–234, 239, 240
- Sehnenluxation 188
- Sehnenscheide 165, 189, 196, 197, 201
- Sehnentransfer 31, 164, 173, 188, 191, 192, 199, 207, 212
- Sehnenverkürzung 191, 192, 206, 207, 212, 214

Seitenband 98, 190
Sesamknöchelchen 50–52, 54, 60, 61, 70, 76–78, 86–88, 134
Silikon 36, 45, 46
Sinus tarsi 150, 151, 185
Skarifizierung 165, 206, 210, 214, 240
Spitzfuß 206, 220
- Spitzfüßigkeit 47
Spongiosa 59, 79, 96, 144, 151, 152, 156, 166, 190
Spongiosaplastik 14, 79, 128, 131, 145, 156
Spreizfuß
- Spreizfüßigkeit 123, 175
Spring Ligament 162, 164, 167, 194–197, 201, 238–240, 243
Sprunggelenk
- oberes Sprunggelenk 21, 22, 38, 40, 98, 138–143, 145, 160, 164, 165, 170, 171, 173, 185, 188, 191, 197, 201, 205, 230–233, 238, 240
- Arthrose des oberen Sprunggelenkes 138, 139, 141, 154, 165
- Bänder des oberen Sprunggelenkes 142, 173, 190, 230
- unteres Sprunggelenk 138, 150, 151, 163, 164, 167, 171, 231
- Arthrose des unteren Sprunggelenkes 150, 167
- Sprunggelenksbandage 44
Subkutis 10, 11, 33, 34, 87, 99, 115, 144, 166, 180, 183, 187, 202–204, 210, 212–214, 217, 232
Subluxation 50, 230
Supination 44, 163
- Supinationstrauma 170, 185, 230, 238
Syndesmose 138, 140, 143, 230, 231, 233, 234, 237
Synovektomie 73, 76, 82, 83, 118, 119, 163, 165, 188, 190
Synovia 142
Synovialis 61, 138, 139
Synovitis 73, 82, 118, 163, 188, 232
Szintigraphie 12, 86

Talonaviculares Gelenk 154, 155, 162–164, 166, 167, 195, 197, 238, 240
Talus 38, 130, 138, 140, 141, 143, 144, 151, 152, 155, 162, 171, 197, 230, 231, 233, 238, 239
Tarsaltunnel 22, 180, 181
- Tarsaltunnelsyndrom 179, 182, 195, 201
Tarsometatarsal-Gelenk 53
Tendinitis 160
Tendinose 205, 206, 218, 219, 222
Tendovaginitis 163, 179, 188, 194, 195, 200, 201, 239, 243
Tenodese 173, 174, 188, 228
Tenotomie 60, 78, 95, 97–99, 102, 119, 173, 199, 209, 212
Thompson-Griff 215, 218
Titan 16, 17, 36–38
Traglinie 139, 164, 166, 231
Transfermetatarsalgie 50, 74, 77, 82, 119
Trophik 160, 165, 187, 200, 206, 218, 231

Umkehrplastik 210
Unguis incarnatus 89, 90
Unterschenkelorthese 23, 44, 64, 79, 84, 100, 112, 127, 131, 145, 154, 156, 170, 175, 194, 215, 219

Vena saphena magna 21, 155
Verbandsschuh 45, 71, 84, 92, 112, 117, 120, 127
Verkürzung 52, 53 55, 57, 59, 74, 75, 77, 95, 96, 113, 114, 118, 130, 183, 206, 209, 211, 216, 222
Verkürzungsplastik 211, 222

Verlängerungsplastik 95, 97, 98, 101
Versteifung 95
Vorfuß 38, 40, 42, 45, 50, 52, 70, 73, 82, 86, 94, 123, 128, 130, 163, 170–172, 195, 196, 247

Walker 44, 194, 205, 214
Weichteillyse 51, 52, 54, 57, 59, 60, 63, 83, 100
Wundheilungsstörung 9–11, 15, 16, 42, 64, 100, 131, 141, 144, 156, 162, 175, 177, 179, 182, 184, 187, 190, 214

Zehenkompressionsbandage 45, 46
Zehennagel 89, 92
Z-Plastik 97, 101, 113

MIX
Papier aus verantwortungsvollen Quellen
Paper from responsible sources
FSC® C105338

If you have any concerns about our products,
you can contact us on
ProductSafety@springernature.com

In case Publisher is established outside the EU,
the EU authorized representative is:
Springer Nature Customer Service Center GmbH
Europaplatz 3, 69115 Heidelberg, Germany

Printed by Libri Plureos GmbH
in Hamburg, Germany